高等院校医学检验专业实验教学系列教材

供医学检验、卫生检验等专业使用

临床免疫学检验实验指导

主　编　李永念
副主编　蒋红梅　渠　巍　曾　浩
编　委　(按姓氏汉语拼音排序)
程　萍(贵阳医学院)
何应中(遵义医学院)
黄　山(贵州省临床检验中心)
蒋红梅(贵阳医学院)
李永念(贵阳医学院)
刘杰麟(贵阳医学院)
渠　巍(贵阳市妇幼保健院儿童医院)
桑圣刚(海南医学院)
汤建中(宁夏医科大学)
王永霞(海南医学院)
曾　浩(第三军医大学)
张　华(贵州省人民医院)
张学宁(昆明医学院)
周　艳(贵阳医学院)

科学出版社

北　京

内 容 简 介

本书是高等院校医学检验专业实验教学系列教材之一，由国内6所高等医药院校和3所临床教学实习医院参与编写而成。本教材在强调医学检验专业基本实验技术和操作的基础上重视综合性实验和创新性实验的开展。全书共分基本实验技术及验证性实验、综合性实验和创新性实验三篇。通过基本实验技术和经典验证性实验的教学可以达到验证理论和培养学生的基本免疫学实验技能的目的。综合性实验的教学一方面可以训练学生组织和驾驭大型综合实验的能力,另一方面可以使学生提前了解临床实验室使用的仪器和开展的实验项目,为临床实习和从事临床免疫学检验工作打下基础。创新性实验设计可为医学检验学生进一步开展科研工作奠定基础。

本书可供高等院校医学检验专业、卫生检验专业学生实验使用,也可供从事临床检验工作和医学研究的技术人员参考使用,并可用做临床医学、医学影像学、麻醉学、法医学、预防医学以及药学等专业实验教学的参考用书。

图书在版编目(CIP)数据

临床免疫学检验实验指导 / 李永念主编. —北京:科学出版社,2012. 2
高等院校医学检验专业实验教学系列教材
ISBN 978-7-03-033519-7

Ⅰ. 临… Ⅱ. 李… Ⅲ. 临床医学-免疫学-实验-医学院校-教学参考资料
Ⅳ. R392-33

中国版本图书馆 CIP 数据核字(2012)第 020310 号

责任编辑:李国红 王 颖 / 责任校对:刘小梅
责任印制:李 彤 / 封面设计:范璧合

科 学 出 版 社 出版
北京东黄城根北街 16 号
邮政编码: 100717
http://www.sciencep.com
北京凌奇印刷有限责任公司 印刷
科学出版社发行 各地新华书店经销
*
2012 年 2 月第 一 版 开本:787×1092 1/16
2022 年 8 月第六次印刷 印张:11 1/2 插页:2
字数:266 000
定价: 39.80 元
(如有印装质量问题,我社负责调换)

《高等院校医学检验专业实验教学系列教材》编写指导委员会

序

医学检验是临床医学与实验医学的有机结合，是运用物理学、化学、分子生物学、免疫学、病原生物学、生物信息学、细胞学等技术，为疾病预防保健、疾病诊断、治疗及科研等提供客观依据的一门学科。医学检验专业的培养目标是培养既具有基础医学、临床医学和检验医学理论知识，又具有实验室基本技能和一定创新能力的高级医学检验人才。

按照《教育部关于“十二五”普通高等教育本科教材建设的若干意见》（教高〔2011〕5号）“充分发挥高等学校在教材建设中的主体作用……高等学校要根据学校特色，促进教材建设与人才培养相结合，与专业建设、课程建设、科研工作、教学方式方法改革和教学辅助资源建设相结合，形成良性互动，建设高质量教材”的精神，我们以贵阳医学院为主体，联合第三军医大学、湖北医药学院、北京大学医学部、湖南师范大学、宁夏医科大学、遵义医学院、昆明医学院、海南医学院、徐州医学院、贵阳中医学院、贵阳护理职业学院等高等医药院校和贵州省临床检验中心、贵州省人口计生科研所、贵州省人民医院、贵州省血液中心、贵阳市妇幼保健院儿童医院、广州军区总医院以及贵州省肿瘤医院的专家教授共同编写了这套《高等院校医学检验专业实验教学系列教材》。这套教材包括了医学检验专业课程的七本实验教材，分别是《临床基础检验学实验指导》、《临床生物化学检验实验指导》、《临床微生物学检验实验指导》、《临床免疫学检验实验指导》、《临床血液学检验实验指导》、《分子诊断学实验指导》及《临床输血学检验实验指导》。本教材可供高等院校医学检验、卫生检验等专业学生实验使用，也可供从事临床检验工作和医学研究的技术人员参考使用。

本书的顺利出版，是各位编者辛勤劳动的结果，也得到各参编单位的大力支持，尤其得到教育部国家级教学团队、高等学校特色专业建设点、贵州省高等学校教学内容和课程体系改革重点项目、贵州省教育厅省级实验教学示范中心和贵州省卫生厅、贵阳医学院及贵阳医学院附属医院专项资金的资助，在此一并致谢。

敬请各位读者在使用中多提宝贵意见，以利修改再版。

《高等院校医学检验专业实验教学系列教材》编写指导委员会

2012年元月

前　言

实验教学作为高等医学教育的重要组成部分，是学生实践能力和创新能力培养的重要途径。目前，传统实验教学以验证理论为主，缺少现代医学实验内容，医学生学习的积极性、主动性不强，不利于大学生创新意识和实践能力的培养，难以培养出高素质、创新型的医学人才。改革传统医学实验教学模式，最大限度地整合有限资源，优化重组教学实验内容，以培养学生的探索精神、科学思维、实践能力和创新能力为目的，在科学出版社的大力支持下，我们联合贵阳医学院、第三军医大学、宁夏医科大学、遵义医学院、昆明医学院、海南医学院6所高等医药院校和贵州省临床检验中心、贵州省人民医院以及贵阳市妇幼保健儿童医院的专家教授共同编写了这本教材。全书分基本实验技术及验证性实验、综合性实验和创新性实验三篇。通过基本实验技术和经典验证性实验的教学可以达到验证理论和培养学生的基本免疫学实验技能的目的。综合性实验的教学一方面可以训练学生组织和驾驭大型综合实验的能力，另一方面可以使学生提前了解临床实验室使用的仪器和开展的实验项目，为临床实习和从事临床免疫学检验工作打下基础。创新性实验设计可为医学检验学生进一步开展科研工作奠定基础。本教材可供高等院校医学检验专业、卫生检验专业学生实验使用，也可供从事临床检验工作和医学研究的技术人员参考使用。敬请各位读者在使用中多提宝贵意见，以利修订再版。

本书的顺利出版，是各位编者辛勤劳动的结果，也得到各参编单位的大力支持，尤其得到教育部国家级教学团队(贵阳医学院医学检验系)建设资金和贵州省卫生厅、贵阳医学院及贵阳医学院附属医院专项资金的资助，在此一并致谢。

编　者

2012年元旦

目　　录

第二篇　综合性实验

第三篇　创新性实验

第一篇 临床免疫学检验基本实验技术及验证性实验

第一章 免疫凝集类实验

凝集试验(agglutination)是指细菌、红细胞等颗粒性抗原或可溶性抗原(或抗体)与载体颗粒结合成致敏颗粒后,再与相应抗体(或抗原)在适当电解质存在下,形成肉眼可见的凝集现象。凝集试验分为直接凝集试验(direct agglutination test)和间接凝集试验(indirect agglutination test)。凝集试验可用于抗原或抗体的检测,方法简便,但灵敏度不高,多用于定性检测,如血型鉴定、细菌鉴定与分型等,也可用于半定量检测,如抗体效价的检测。

实验一 直接凝集试验

直接凝集试验是将颗粒性抗原直接与相应抗体相互作用,在操作方法上分为玻片凝集法和试管凝集法两种。

一、玻片凝集试验

玻片凝集试验指在玻片上直接将红细胞悬液、受检细菌等颗粒性抗原与相应抗体混匀,若两者对应则出现肉眼可见的凝集块,即为阳性;若两者不对应则无凝集块出现,即为阴性。玻片凝集试验主要用于细菌鉴定与分型、ABO 血型鉴定等定性试验。本实验以人类红细胞 ABO 血型鉴定试验(正定型,direct typing)为例,即用已知特异性抗体(标准血清)检测红细胞上的抗原。

【实验目的】

1. 掌握 ABO 血型鉴定(正定型玻片法)的操作方法及结果判定。
2. 熟悉玻片凝集试验的原理及用途。

【实验原理】

在室温条件下、盐水介质中,将受检者红细胞分别与已知的抗 A 血清、抗 B 血清、抗(A+B)血清混合,观察有无红细胞凝集现象,判断受检者红细胞膜表面有无 A 抗原和(或)B 抗原,据此,将人类红细胞 ABO 血型分为:A 型、B 型、O 型、AB 型 4 种。

【实验器材】

1. 抗原(待检标本) 受检者 5%红细胞盐水悬液。

2. 抗体(标准血清) 标准抗 A、抗 B、抗(A+B)分型血清。

3. 生理盐水。

4. 其他 一次性采血针、载玻片、小试管、75%乙醇、消毒棉签、牙签、记号笔、消毒缸、显微镜等。

【实验方法】

1. 配制 5%红细胞悬液

(1) 采血部位以左手无名指为宜,轻轻按摩采血指端,使其自然充血,用 75%乙醇棉签消毒采血部位皮肤,待干。

(2) 操作者用左手拇指和示指紧捏刺血部位两侧,右手持无菌采血针自指尖腹内侧迅速穿刺组织,深 2~3mm,立即出针。

(3) 待血液自行流出后,用消毒干棉签擦去第 1 滴血(因含组织液),如出血不畅,可在针刺四周稍稍加压(勿用力挤压,以免组织液混入影响检测结果)。

(4) 取 1 滴血放入装有 0.5ml 生理盐水的小试管内混匀,制成红细胞悬液(约为 5%)备用。

(5) 采血完毕,立即用消毒干棉签压迫止血。

2. 血型鉴定(正定型玻片法)

(1) 标记玻片:取清洁载玻片 1 张,用记号笔划分为 3 等份,在每格的左上角标明抗 A、抗 B、抗(A+B)。

(2) 加标准抗血清:用毛细滴管分别取抗 A、抗 B 和抗(A+B)分型血清各 1 滴,滴于相应标记区内。

(3) 加受检红细胞悬液:于上述抗血清小格内分别滴加受检者 5%红细胞悬液各 1 滴。

(4) 混匀:分别用牙签搅拌或不断轻轻转动载玻片,使血清与红细胞充分混匀,连续1~5min,静置 10min 以上。

(5) 观察结果:肉眼观察有无凝集(或溶血)现象,如肉眼观察不清,可将载玻片置于低倍显微镜下观察结果。

【实验结果】

1. 定性

(1) 阳性:液体变清亮,出现大小不等的红细胞凝集块(或溶血)。

(2) 阴性:液体仍然混浊,红细胞呈均匀分布,无凝集块出现。

2. 血型判断 按表 1-1 判断受检者红细胞 ABO 血型。

表 1-1 ABO 血型正向定型及结果判定

受检者血型	标准血清 + 受检者红细胞		
	抗 A	抗 B	抗(A+B)
A 型	+	−	+
B 型	−	+	+
O 型	−	−	−
AB 型	+	+	+

注:“+”表示凝集(或溶血);“−”表示不凝集

3. 报告方式　正定血型(玻片法)X型。

【注意事项】

1. 除特殊情况外,不要在耳垂取血。应避免在炎症、水肿、冻疮等部位采血。

2. 严格按无菌技术操作,防止采血部位感染,做到一人一针一管,避免交叉感染。皮肤消毒后,须待酒精挥发、干燥后采血,否则血细胞被乙醇破坏,且血液会四处扩散,不易成滴而造成采血困难。

3. 针刺皮肤应快进快出,穿刺深度一般以2~3mm为宜。

4. 所用分型血清必须在有效期内使用,实验结束后应放置冰箱保存,以免细菌污染,使用前应平衡至室温。

5. 试管、滴管、玻片等必须清洁干燥,防止溶血。

6. 用牙签混匀时,勿混用牙签,以免产生错误结果。

7. 反应时间不得少于10min,以免较弱的凝集不易出现,造成假阴性。

8. 试验结果要及时观察,仔细核对、准确记录。

二、试管凝集试验

试管凝集试验为半定量试验方法,一般均以标准定量抗原(已知抗原)与一系列倍比稀释的免疫血清或患者待检血清混合,经静置保温后,根据试管中颗粒性抗原的凝集程度,判断血清中有无相应的抗体及其效价。临床上常用的直接试管凝集试验有肥达试验(Widal test)、外斐试验(Weil-Felix)和输血前的交叉配血试验等。现以肥达试验为例介绍试管凝集试验。

(一) 肥达试验(传统试管法)

【实验目的】

1. 掌握肥达试验的操作方法(血清连续倍比稀释)及结果的判定。

2. 熟悉肥达试验的原理及用途。

【实验原理】

人类感染伤寒或副伤寒沙门菌后,经1~2周后可在血清中出现相应的菌体(O)抗体和鞭毛(H)抗体,以伤寒沙门菌O、H抗原和甲、乙、丙型副伤寒沙门菌H抗原,与一系列倍比稀释的患者血清作试管凝集试验,在适当电解质参与下,可出现肉眼可见的凝集现象,借以检测患者血清中是否存在相应的伤寒沙门菌或甲、乙、丙型副伤寒沙门菌的抗体及其效价,用于伤寒、副伤寒的辅助诊断。

【实验器材】

1. 抗原(诊断菌液)　伤寒沙门菌菌体抗原(TO)及鞭毛抗原(TH),甲型副伤寒沙门菌鞭毛抗原(PA),乙型副伤寒沙门菌鞭毛抗原(PB),需要时可增加丙型副伤寒沙门菌鞭毛抗原(PC)。

2. 抗体　待检血清,已知伤寒、副伤寒沙门菌诊断血清。

3. 生理盐水。

4. 其他　小试管、中试管、大试管、1ml吸管、5ml吸管、试管架、水浴箱等。

【实验方法】

1. 编号标注 取 28 只小试管,在试管架上 4 排 7 列排放,编号标明。

2. 倍比稀释待检血清 先将待检血清做 1∶20 稀释,方法是取中试管 1 支,加入生理盐水 3.8ml 及待检血清 0.2ml,充分混匀,总量 4ml。然后取 2ml 1∶20 稀释血清按每管 0.5ml 分别加入第 1 列的 4 个试管中。再在剩余 2ml 稀释血清的中试管中加生理盐水 2ml,混匀,此时血清由 1∶20 稀释为 1∶40,再取此稀释度的血清 2ml,按每管 0.5ml 分别加入第 2 列的 4 个试管中。如此将中试管中剩余血清做倍比稀释,并依次将稀释血清加至第 3 至第 6 列各试管中,则第 1 列至第 6 列试管的血清稀释度依次为 1∶20、1∶40、1∶80、1∶160、1∶320、1∶640。第 7 列各管只加 0.5ml 生理盐水,不加血清,作为抗原对照。

3. 稀释诊断菌液 取 4 支大试管,分别标记 TO、TH、PA、PB,以生理盐水将相应诊断菌液稀释成每毫升含 7 亿个菌的悬液备用(具体稀释倍数参考试剂说明书)。

4. 加诊断菌液

第 1 排各管加入 TO 稀释菌液 0.5ml。

第 2 排各管加入 TH 稀释菌液 0.5ml。

第 3 排各管加入 PA 稀释菌液 0.5ml。

第 4 排各管加入 PB 稀释菌液 0.5ml。

此时,各管的血清因加入等量的诊断菌液又被稀释 1 倍,第 1 列至第 6 列血清最终稀释度为 1∶40~1∶1280。

5. 温育观察 振荡混匀,置 37℃温箱或水浴 18~24h(或 56℃ 2~4h),观察记录结果见表 1-2。

表 1-2 肥达试验方法(试管法) (单位:ml)

	试验管(每管稀释血清 0.5)						对照管
	1∶20	1∶40	1∶80	1∶160	1∶320	1∶640	生理盐水(0.5)
TO 抗原	0.5	0.5	0.5	0.5	0.5	0.5	0.5
TH 抗原	0.5	0.5	0.5	0.5	0.5	0.5	0.5
PA 抗原	0.5	0.5	0.5	0.5	0.5	0.5	0.5
PB 抗原	0.5	0.5	0.5	0.5	0.5	0.5	0.5
血清最终稀释浓度	1∶40	1∶80	1∶160	1∶320	1∶640	1∶1280	抗原对照
放置时间	振荡混匀,置 37℃温箱或水浴 18~24h(或 56℃2~4h)						

【实验结果】

1. 观察方法 从孵箱或水浴箱中取出试管架后,不要振荡试管,先观察第 7 列各对照管,应均不发生凝集,再依次逐排观察各试验管凝集情况。观察时将试管举起仔细观察试管内上清液的透明度和下沉凝集块的大小、性状,然后再轻轻晃动试管使凝集块从管底升起,最后根据上清液的透明度和凝集块的大小,即反应强度记录结果。

2. 凝集现象 “O”凝集呈颗粒状,以较坚实凝集片沉于管底,轻摇试管不易荡起,且不易散开。“H”凝集呈絮状,以松散大团沉于管底,轻摇试管即荡起,且极易散开。

3. 凝集强度 以 4+、3+、2+、+、-等符号表示。

4+:上清液完全透明,细菌全部凝集成块沉于管底。

3+:上清液透明度达75%,大部分细菌凝集成块沉于管底。

2+:上清液透明度达50%,约50%细菌凝集成块沉于管底。

+:上清液混浊,透明度仅达25%,仅小部分细菌凝集成块沉于管底。

-:液体均匀混浊,无凝集块形成。若静置时间较长,部分细菌沉于管底呈圆点状,边缘整齐,轻轻摇动后细菌分散呈云雾状升起,但很快即消失。

4. 凝集效价　一般以出现2+凝集的血清最高稀释倍数作为该血清的凝集效价(表1-3);也可取0.25ml试验菌液加0.75ml生理盐水混匀,制备与50%透明度相当的比浊管,有助凝集效价的判定。

表1-3　肥达试验凝集效价判定

试管号	1	2	3	4	5	6	7	
血清稀释度	1∶40	1∶80	1∶160	1∶320	1∶640	1∶1280	抗原对照	效价判定
TO抗原	4+	3+	2+	2+	+	-	-	1∶320
TH抗原	4+	3+	3+	2+	2+	+	-	1∶640
PA抗原	2+	+	+	-	-	-	-	1∶40
PB抗原	+	+	-	-	-	-	-	<1∶40

5. 参考区间　一般认为未经预防接种,具有诊断意义的凝集效价是:

TO>1∶80、TH>1∶160、PA>1∶80、PB>1∶80。

若取双份血清,效价≥4倍更有诊断意义。

【注意事项】

1. 血清倍比稀释应仔细、准确加量,勿跳管。

2. 观察结果时切勿先振荡试管,以免破坏试管内上清液的透明度及凝集块的大小和性状,影响结果判定。

3. 若对照管出现非特异性凝集,本试验无效。

4. 加诊断菌液时,应从对照管开始由后向前加入,以免影响稀释血清的浓度。

(二) 肥达试验(大孔反应板法)

实验目的、实验原理同肥达试验传统试管法。

【实验器材】

1. 吸管、微量加样器、大孔U型孔反应板、振荡器、20.0g/L亚甲蓝溶液、水浴箱等。

2. 诊断菌液、诊断血清、待检血清等同肥达试验传统试管法。

【实验方法】

1. 编号标注　在4排×10孔,孔径15mm的U型孔反应板上分别标以TO、TH、PA、PB。

2. 倍比稀释待检血清　取1支试管加生理盐水1.44ml,待检血清0.16ml,先做血清1∶10稀释;然后取1∶10稀释血清0.8ml按每孔0.2ml加入第1列各孔中;再取生理盐水0.8ml加入试管中,使血清1∶20稀释,取该稀释血清0.8ml按每孔0.2ml加入第2列各孔中;按此法连续稀释到第 7 列的 4 孔中,则第 1 列至第 7 列试管的血清稀释度依次为1∶10、1∶20、1∶40、1∶80、1∶160、1∶320、1∶640。第 8 列各孔加生理盐水 0.2ml,不加血清,作为抗原对照。另设阳性血清对照。

3. 稀释诊断菌液　取 TO、TH、PA、PB 诊断菌液(70×10^8个/ml),分别用生理盐水稀释成 10×10^8个/ml。每 10ml 稀释菌液中加 20.0g/L 亚甲蓝溶液 5μl,便于观察。

4. 加诊断菌液　各排分别加相应的染色菌液 0.1ml,再补加生理盐水 0.1ml。使各孔液体总量为 0.4ml,各孔血清稀释度增加 1 倍,各排 1~7 孔血清最终稀释度为1∶20~1∶1280。

5. 温育观察　于振荡器上混匀 1min,反应板加盖玻板,置 37℃ 水浴过夜,次日观察结果。

【实验结果】

阳性:液体澄清,蓝色细颗粒平铺于整个孔底。

阴性:蓝色菌体集中于一点,沉积于孔底,与抗原菌液对照相同。

效价:以出现 50%(2+)凝集,即凝集块明显,上清液半透明的血清最高稀释倍数为待检血清的凝集效价。

参考区间:与肥达试验试管法相同。

【注意事项】

1. 基本同肥达试验试管法。
2. 每排均需用诊断血清作阳性对照。

实验二　间接凝集试验

间接凝集试验是将可溶性抗原先吸附于一种与免疫无关、大小均匀的载体颗粒表面形成致敏颗粒(即免疫微球),再与待检标本中相应的抗体相互作用,在适宜的电解质参与下,出现肉眼可见的特异性凝集现象。同理也可将抗体吸附于载体颗粒,以检测标本中相应的抗原,此时称为反向间接凝集试验。间接凝集试验常用于检测针对细菌、病毒、螺旋体等病原微生物的抗体或某些自身抗体如类风湿因子、抗核抗体(antinuclear antibody,ANA)等。现以胶乳凝集试验检测类风湿因子为例加以介绍。

【实验目的】

1. 掌握胶乳凝集试验检测类风湿因子的操作方法及结果判定。
2. 熟悉间接凝集试验的原理及应用。

【实验原理】

类风湿关节炎患者可产生一种抗变性 IgG 的自身抗体,即类风湿因子,多为 IgM 类,具有与人变性 IgG 结合的能力,利用人变性 IgG 和聚苯乙烯胶乳颗粒结合而成的致敏颗粒与患者血清直接反应,若血清标本中含有 RF,则与 IgG 致敏的胶乳颗粒作用出现凝集,结果为阳性;反之,若血清标本中无 RF,则不出现凝集,结果为阴性,用于类风湿关节炎的辅助诊断。

【实验器材】

1. 抗原　类风湿胶乳诊断试剂(人变性 IgG 胶乳颗粒),有商品出售。

2. 抗体 待检血清，类风湿因子阳性对照血清、阴性对照血清（试剂盒带有）。

3. 生理盐水。

4. 黑色分格反应板、微量加样器、牙签、污物桶等。

【实验方法】

1. 定性试验

(1) 试剂自冰箱取出后预置至室温（18~25℃），轻轻混匀胶乳试剂，并核对阴性和阳性对照。

(2) 取反应板 3 孔，做好标记，分别加待检血清 20μl，阳性对照、阴性对照各 1 滴（50μl）。

(3) 分别向 3 格内加类风湿胶乳诊断试剂 1 滴，用牙签充分混匀，2min 后观察结果。

2. 半定量试验

(1) 倍比稀释待检血清：定性试验阳性时，取 4 支小试管分别加生理盐水 100μl，在第 1 管中加入待检血清 100μl，混匀后取 100μl 加入第 2 管，混匀后取 100μl 加入第 3 管，如此稀释至第 4 管，各管稀释比例依次为：1∶2、1∶4、1∶8、1∶16（表 1-4）。

(2) 加待检血清：取反应板 6 孔，分别加入不同稀释度的血清各 20μl，阴性对照血清 1 滴，阳性对照血清 1 滴。

(3) 加胶乳试剂：于 6 孔中分别加入胶乳试剂各 1 滴，混匀，2min 后观察结果。

表 1-4 胶乳间接凝集半定量试验血清稀释方法 （单位：μl）

稀释倍数	1∶2	1∶4	1∶8	1∶16
生理盐水	100	100	100	100
待检血清	100	100	100	100
标本用量	20	20	20	20
U/ml	40	80	160	320

【实验结果】

1. 定性试验

阳性（≥20U/ml）：胶乳颗粒凝集（出现细小白色凝集颗粒）且液体澄清。

阴性（<20U/ml）：胶乳颗粒不凝集，仍为白色均匀胶乳液。

待检血清：与对照比较判断结果，出现凝集为 RF 阳性，不出现凝集为 RF 阴性。

2. 半定量试验

(1) 1∶2 稀释血清出现凝集者滴度为 40U/ml；1∶8 稀释血清出现凝集者滴度为 80U/ml；1∶16稀释血清出现凝集者滴度为 160U/ml；1∶320 稀释血清出现凝集者滴度为≥320U/ml。

(2) 凝集效价：以出现凝集现象的血清最高稀释倍数为 RF 的效价。

3. 参考区间 正常人血清 RF：阴性（<20U/ml）。

【注意事项】

1. 血清标本应新鲜，储存于 2~8℃，48 小时内使用，时间过长须置-20℃保存。不得使用血浆。

2. 牙签勿混用，以免出错。

3. 加试剂、阴性对照、阳性对照时,应保证液滴大小一致。
4. 若阴性对照、阳性对照结果出现异常,则试剂不可使用。
5. 试剂保存在4℃,切勿冻存。过期不得使用,不同批次试剂不得混用。
6. 实验毕将反应板弃于污物桶中,注意生物安全。

实验三 间接凝集抑制试验

间接凝集抑制试验是以已知抗原致敏的颗粒载体及相应的抗体作为诊断试剂,检测标本中是否存在与致敏抗原相同的抗原,若标本中不存在相同的抗原,则先行加入的抗体试剂游离,可与随后加入的抗原载体颗粒结合而出现凝集现象,结果为阴性;若标本中存在相同的抗原,则凝集反应可被先行加入的抗体试剂所抑制而不出现凝集现象,结果为阳性。同理可用抗体致敏的载体及相应的抗原作为诊断试剂,检测标本中的抗体,此时称为反向间接凝集抑制试验。间接凝集抑制试验主要用于检测可溶性抗原,常用于某些传染病的辅助诊断或妊娠早期绒毛膜促性腺激素(HCG)的检测。本试验以胶乳妊娠试验为例。

【实验目的】

1. 掌握间接凝集抑制试验的操作方法及结果判定。
2. 熟悉间接凝集抑制试验的原理及用途。

【实验原理】

将含HCG待测孕妇尿液与已知抗HCG抗体作用,再加入吸附有HCG的胶乳颗粒,因抗HCG抗体已先行与尿液中HCG结合,没有多余的抗体再与胶乳抗原结合,即胶乳凝集被抑制而不出现凝集,结果为阳性;反之,将抗HCG抗体加入不含HCG的待测尿液中时,因抗HCG抗体不被消耗,则与随后加入的致敏胶乳颗粒上的HCG结合,使胶乳出现凝集,结果为阴性。

【实验器材】

1. 抗原 孕妇阳性尿液(含HCG)、胶乳试剂(吸附有HCG的聚苯乙烯胶乳颗粒)。
2. 抗体 诊断血清(兔抗人HCG抗体)。
3. 待检尿液(含或不含HCG)、生理盐水(或正常尿液)。
4. 黑格反应板、毛细滴管、牙签、记号笔等。

【实验方法】

1. 编号标注 在黑格反应板上取3格,标明记号。
2. 加标本及对照 用毛细滴管分别加待检尿液、生理盐水(或正常尿液)、孕妇阳性尿液各1滴。
3. 加诊断血清 于上述3格中各加诊断血清1滴,分别用牙签混匀后,连续摇动1~2min。
4. 加胶乳试剂 于上述3格中各加诊断胶乳试剂1滴,分别用牙签混匀后,连续摇动2~3min,观察结果(表1-5)。

表 1-5　胶乳妊娠试验　（单位：滴）

	待检尿液（1 滴）	生理盐水（1 滴）（或正常尿液 1 滴）	孕妇尿液（1 滴）
诊断血清	1	1	1
胶乳试剂	1	1	1
现象	凝集/不凝集	凝集	不凝集
结果	非妊娠尿/妊娠尿	阴性对照	阳性对照

【实验结果】

1. 阴性对照　出现明显均匀一致的凝集颗粒，液体澄清，否则试验无效。

2. 阳性对照　呈均匀一致的胶乳状，无凝集颗粒出现。

3. 待检尿液　与对照对比，出现凝集颗粒为阴性，即 HCG 阴性，为非妊娠尿；不出现凝集颗粒，即 HCG 阳性，为妊娠尿。

【注意事项】

1. 试剂应在有效期内使用，用前应摇匀。
2. 待检尿液以晨尿为宜，应按规定的步骤加待检标本和试剂，以免影响结果判定。
3. 勿混用滴管、牙签等，以免混淆产生错误结果。
4. 实验毕将反应板弃于污物桶中，注意生物安全。

实验四　抗球蛋白试验

抗球蛋白试验又称 Coombs 试验，是用于检测抗红细胞不完全抗体的一种血凝试验。机体受某些抗原刺激后，可产生不完全抗体，这类抗体多为分子量较小的 IgG 单价抗体，体积小、长度短（2. 5nm×105nm），虽能与相应的颗粒抗原（如红细胞）结合使之致敏，但不出现可见的凝集反应，故常称为不完全抗体。此时，若加入用该抗体免疫动物获得的抗 IgG 球蛋白血清（抗球蛋白抗体）作为桥联抗体，连接红细胞上黏附的不完全抗体 IgG，则可使致敏红细胞聚集出现可见的凝集现象，称为抗球蛋白试验。该试验分为直接抗球蛋白试验（DAT）和间接抗球蛋白试验（IAT）两种。

实验中常用：①AB 型血清作为阴性对照，因该血清中无此种不完全抗体，不与抗球蛋白血清发生反应；②抗 D（Rh）血清作为阳性对照，因抗 D 血清中含抗 D 抗体，可被正常 Rh（D）阳性 O 型红细胞所吸附，与抗人球蛋白抗体发生反应，使红细胞凝集。

一、直接抗球蛋白试验

【实验目的】

1. 掌握直接抗球蛋白试验的操作方法及结果判定。
2. 熟悉直接抗球蛋白试验的原理及应用。

【实验原理】

直接抗球蛋白试验用以检测结合于红细胞表面的不完全抗体。其原理是直接将抗人球蛋白抗体加到患者的红细胞悬液中，可使体内已被不完全抗体致敏的红细胞出现凝集现象。直接抗球蛋白试验可用玻片法作定性测定，也可用试管法作半定量分析。

【实验器材】

1. 待检标本 待检5%红细胞悬液，即取患者EDTA抗凝全血，离心弃血浆，以生理盐水洗涤3次(2000r/min离心，每次10min)，取压积配成5%红细胞盐水悬液。

2. 诊断血清 抗人球蛋白血清(广谱、单价)，按说明书使用最适稀释度。

3. 阴性对照与阳性对照 取数名Rh(D)阳性O型抗凝血离心弃血浆，用生理盐水离心洗涤3次，①配成5%红细胞盐水悬液，是为阴性对照；②取压积红细胞加等量抗D血清，置37℃水浴致敏30min，离心弃上清，以生理盐水洗涤3次，再配成5%红细胞盐水悬液，为阳性对照。

4. 试管(10mm×60mm)、毛细管、离心机等。

【实验方法】

1. 标注 取3支干燥的小试管，分别标记待检管、阳性对照管、阴性对照管。

2. 加样 各取1滴待检标本、阳性对照、阴性对照的5%红细胞悬液，依次加入3个小试管中，各管再加入1滴抗人球蛋白诊断血清，混匀。

3. 离心 将3个试管1000r/min离心1min。

4. 观察 轻轻倾斜摇动，观察凝集现象，并按凝集程度记录结果(表1-6)。

表1-6 直接抗球蛋白试验操作方法 (单位:滴)

	待检管	阳性对照管	阴性对照管
待检标本	1		
阳性对照		1	
阴性对照			1
抗人球蛋白血清	1	1	1
混匀、1000r/min离心1min，观察结果			

【实验结果】

判断结果须持一定的角度轻轻摇动试管直到松动所有的细胞，然后反复倾斜试管，直到出现均匀的细胞悬液或凝集物为止。当阳性对照管凝集、阴性对照管不凝集时，待检管出现凝集者为直接抗球蛋白试验(DAT)阳性，不凝集者为阴性。

【注意事项】

1. 红细胞一定要用大量的生理盐水充分地洗涤，除去混杂的血清蛋白，以免出现假阴性。

2. 红细胞洗涤应迅速，用盐水用力冲入管底，使压积于管底的红细胞松解分离。切勿用手指堵住管口，颠倒混匀，以防污染来自于皮肤的蛋白。

3. 血液标本需要当天检测，延迟或中途停止试验可使红细胞上的抗体丢失。

4. 离心速度及时间一般应以最小的离心力和最短的时间能使阳性对照管出现阳性反应为宜。

二、间接抗球蛋白试验

【实验目的】

1. 掌握间接抗球蛋白试验的操作方法及结果判定。

2. 熟悉间接抗球蛋白试验的原理及应用。

【实验原理】

间接抗球蛋白试验用以检测游离于血清中的不完全抗体，即用已知抗原的红细胞测定待检者血清中相应的不完全抗体。其原理是将 Rh(D)阳性 O 型正常人红细胞与待检血清混合孵育，若待检血清中含有相应不完全抗体，则可使红细胞致敏，再加入抗球蛋白抗体即可出现肉眼可见的红细胞凝集现象。

【实验器材】

1. 诊断血清　抗人球蛋白血清(广谱、单价)，按说明书使用最适稀释度。
2. 待检标本　待检血清(含或不含不完全抗体)。
3. 5%红细胞悬液　5% Rh(D)阳性 O 型正常人红细胞悬液，制备同前述。
4. 不完全抗 D 血清。
5. AB 型血清。
6. 生理盐水。
7. 37℃水浴箱、试管、毛细吸管、离心机、滤纸等。

【实验方法】

1. 标注　取试管 3 支，分别标记待检管、阳性对照管及阴性对照管。

2. 加样　在 3 管中分别加 5% Rh(D)阳性红细胞悬液 1 滴，并于待检管中加待检血清 2 滴，阳性对照管中加不完全抗 D 血清 2 滴，阴性对照管中加 AB 型血清 2 滴，充分混匀。

3. 水浴洗涤　置 37℃水浴 1h，用生理盐水洗涤 3 次，末次洗涤后，将上清液除尽，用滤纸将附着于管口的盐水拭去。

4. 配制悬液　每管加入生理盐水 1 滴，混匀成红细胞悬液。

5. 加诊断血清　分别向各管加入抗人球蛋白血清 1 滴，混匀。

6. 离心观察　以 1000r/min 离心 1min，观察凝集现象(表 1-7)。

表 1-7　间接抗球蛋白试验操作方法　(单位:滴)

反应物	待检管	阳性对照管	阴性对照管	
待检血清	2	–	–	混匀，置 37℃水浴 1h，用生理盐水洗涤 3 次，末次洗涤后，将上清液除尽，用滤纸将附着于管口的盐水拭去
5%红细胞悬液	1	1	1	
不完全抗 D 血清	–	2	–	
AB 型血清	–	–	2	
生理盐水	1	1	1	每管加生理盐水 1 滴，混匀
抗人球蛋白血清	1	1	1	分别向各管加入抗人球蛋白血清 1 滴，混匀，1000r/min，1min，观察

【实验结果】

1. 如阳性对照管凝集、阴性对照管不凝集、待检管凝集者为阳性，表明待检者血清中有不完全抗体，IAT 阳性。

2. 效价滴定　如待检者血清中有不完全抗体，可将待检者血清以盐水作倍比稀释后，再按表 1-7 方法进一步测定不完全抗体的效价。

3. 如3管均不出现凝集,不能判定为阴性结果,可能是抗人球蛋白血清,或抗D血清失效,应更换试剂重新试验。

4. 如3管均出现凝集,不能判定为阳性结果,可能是抗人球蛋白血清中含有非特异性抗人球蛋白,应更换试剂重新试验,或用37℃生理盐水充分洗涤阳性对照之红细胞。

【注意事项】

致敏时间影响抗体与红细胞的结合,在37℃水浴中,致敏1h,抗体吸附于红细胞达75%,致敏2h,抗体吸附达95%;如以低离子强度盐水溶液(LISS)代替生理盐水配制5%红细胞悬液,致敏时间可缩短,大多数抗体经致敏15~30min即可。

【思考题】

1. 玻片法血型鉴定中,若红细胞悬液浓度过高或过低会对实验结果有何影响?
2. 比较肥达试验试管法与大孔反应板法的特点。
3. 在肥达试验中如增加丙型副伤寒沙门菌抗体的检测,如何做血清倍比稀释。
4. 胶乳凝集试验如何进行半定量分析?
5. 间接凝集抑制试验中为什么凝集了反而为阴性?
6. 抗球蛋白试验直接法与间接法有何异同?
7. 在间接抗球蛋白试验中,能否用已知抗体的抗血清检测受检红细胞上的相应抗原?为什么?如何设计试验?

(汤建中)

第二章　免疫沉淀类试验

沉淀试验(precipitation)是指可溶性抗原与相应的抗体发生特异性结合,在适当条件下,形成肉眼可见的沉淀物。该反应在液相或凝胶内均能进行。液相沉淀试验可分为环状沉淀试验、絮状沉淀试验和免疫浊度分析;凝胶内沉淀试验(gel phase precipitation)可分为单向免疫扩散试验和双向免疫扩散试验,以及与电泳结合的对流免疫电泳和免疫电泳技术等。常用的凝胶有琼脂、琼脂糖、葡聚糖或聚丙烯酰胺凝胶。

实验一　单向免疫扩散试验

单向免疫扩散试验(single radial immunodiffusion test)是指在抗原抗体反应时,只有其中一种成分(抗原或抗体)在凝胶介质中发生扩散的试验。单向免疫扩散试验包含试管法和平板法两种,目前最常用的是平板法。本试验以平板法为例。

【实验目的】

1. 掌握单向免疫扩散试验的原理、技术要点、结果判断。
2. 熟悉单向免疫扩散试验的应用范围及方法评价。

【实验原理】

将一定量的抗体混合于融化的琼脂中,混合均匀后倾注在玻片上,待凝固后于琼脂上打孔,然后将抗原加入孔中。孔中的定量抗原向四周的介质中扩散并与其中抗体发生反应,在与凝胶中抗体含量比例适宜的区域内形成白色沉淀环。因孔内的抗原溶液向孔周琼脂中呈放射状扩散,故本试验又称放射状免疫扩散。沉淀环之直径大小与孔中抗原的浓度成正相关,如事先用不同浓度的标准抗原制成标准曲线,则未知标本中所含抗原的量即可从标准曲线中求出。

单向免疫扩散试验是一种定量血清学检测方法,一般用已知抗体测未知量的相应可溶性抗原。临床常用于血清中 IgG、IgA、IgM、补体成分、前白蛋白、白蛋白、蛋白酶等多种蛋白质的定量测定,帮助临床诊断或分析疾病。

【实验器材】

1. 抗原　待检人血清、已知含量的人 IgG 参考血清。
2. 抗体　抗人 IgG 抗体(以单扩效价 1∶60 为例)。
3. 生理盐水、15g/L 生理盐水琼脂。
4. 三角烧瓶、吸管、微量加样器、载玻片、打孔器、湿盒、温箱等。

【实验方法】

1. 含抗体凝胶的准备　按单扩效价对抗人 IgG 抗体进行适当稀释。以单扩效价1∶60的抗人 IgG 抗体为例,吸取已热融化琼脂 5. 9ml 于三角烧瓶中,置 56℃ 水浴保温。吸取预温的抗人 IgG 抗体 0. 1ml 与 5. 9ml 融化琼脂充分混匀,继续保温于 56℃水浴中待用。

2. 制板 取混有抗人 IgG 抗体的琼脂液 4ml,浇注于载玻片上,静置(10~15min)待冷却凝固。

3. 打孔 用打孔器在凝胶板上打孔,使孔径为 3~4mm,孔间距为 12~15mm。

4. 加样 将待检血清用生理盐水作 1∶40 稀释,用微量加样器取稀释血清 10μl,加入板上相应的试验孔中。若同时测定多个样品,应注意做好标记。

5. 温育 将加好样的凝胶板放入湿盒内,置 37℃温育 24h,观察结果(图 2-1)。

6. 绘制标准曲线 取已知含量的人 IgG 参考血清 1 支加 0.5ml 蒸馏水溶解,用生理盐水作系列稀释。以人 IgG 含量为 10mg/ml 为例:

参考血清稀释度	1∶10	1∶16	1∶20	1∶32	1∶40
相应 IgG 的含量(μg/ml)	1000	625	500	312.5	250

将上述系列稀释参考血清各取 10μl 加入相应孔中,37℃温育 24h 后,观察并测量结果。

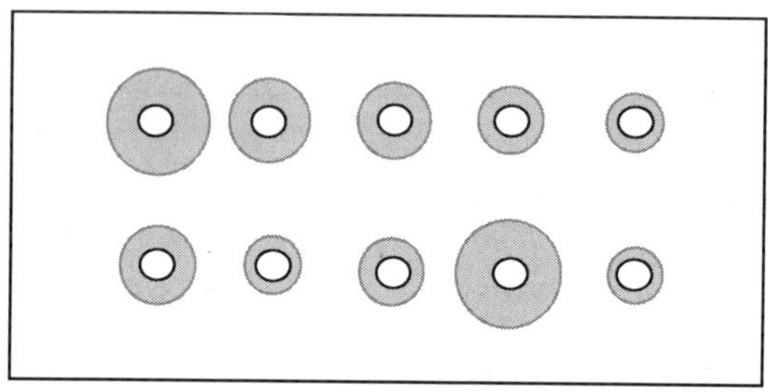

图 2-1 单向琼脂扩散试验示意图

上排为 5 个不同浓度的参考血清,下排为待检血清

【实验结果】

取出凝胶板,可见清晰的乳白色沉淀环。用尺子精确测量各试验孔沉淀环直径大小,如果沉淀环不太圆,则取最大直径和最小直径的平均值。本法稳定、简便,不需特殊仪器设备,重复性和线性好,但灵敏度较低(约 1.25mg/L)。

【结果计算】

1. Fehcy 曲线的绘制 一般适用于小分子抗原。以所加系列稀释参考血清的沉淀环直径为横坐标,相应孔中 IgG 的含量为纵坐标,在半对数纸上绘制 Fehcy 标准曲线。

2. 待测血清 IgG 含量的计算 以待测血清孔的沉淀环直径查标准曲线,将查得的对应 IgG 含量乘以待检血清的稀释倍数,即得该待检血清的 IgG 含量。

【注意事项】

1. 应首选抗体敏感度高的抗血清,实验证明兔来源抗血清优于羊和马来源的抗血清。

2. 抗体与融化琼脂混合时,琼脂的温度应控制在 56℃,温度过高会使抗体变性,温度过低则会使琼脂凝固,不能浇板或浇板不均匀、不平整。

3. 浇制凝胶板时,抗体与琼脂要充分混匀,浇板要平整、厚薄一致,无气泡,均匀铺满整张玻片。

4. 孔要打得完整光滑,边缘不能破裂,勿使凝胶底部与载玻片脱离。

5. 加样量要准确,加样孔内不能混入气泡。

6. 沉淀环的直径以毫米为单位,尽量采用游标卡尺进行测量,以保证结果准确,若有误差，再乘以稀释倍数，则误差将成倍增加。

7. 有时可出现双重沉淀环现象，可能由于存在抗原性相同而扩散率不同的两个组分所致。

8. 每批实验应同步绘制标准曲线，绝不可一次做成，长期使用。

9. 待测品含量应在 μg/ml 级水平以上，方可测出。

实验二　双向免疫扩散试验

抗原和相应抗体双方都在凝胶中自由扩散，当二者相遇，在浓度比例适当处可形成沉淀线的方法称为双向免疫扩散试验（double immunodiffusion test）。双向免疫扩散试验分为试管法和平板法两种，目前最常用的是平板法。本试验以平板法为例。

【实验目的】

1. 掌握双向免疫扩散试验的原理、技术要点、结果观察与分析。
2. 熟悉该技术的应用范围。

【实验原理】

将可溶性抗原与其相应抗体分别加在含有电解质的琼脂凝胶板上相对应的孔内，两者都各自在凝胶介质中向周围自由扩散。在对应的抗原和抗体孔之间，扩散的抗原与相应抗体相遇，则发生特异性结合反应，在含量比例合适处出现可见的白色沉淀线。由于沉淀线的性状特征和位置与反应物的特异性、浓度、分子大小及扩散速度等有关，故根据沉淀线的有无、位置、数量、形状等，可利用已知抗原（抗体）检测和分析未知抗体（抗原）。

【实验器材】

1. 抗原　待检人血清、甲胎蛋白（AFP）阳性对照品。
2. 抗体　抗 AFP 抗体。
3. 生理盐水、15g/L 生理盐水琼脂。
4. 三角烧瓶、吸管、微量加样器、载玻片、打孔器、湿盒、温箱等。

【实验方法】

1. 制凝胶板　15g/L 生理盐水琼脂隔水煮融，用吸管吸取 4ml，浇注在洁净的载玻片上，静置待凝（10～15min），制成厚薄均匀的凝胶板。

2. 打孔　用打孔器打孔，使孔径为 3～4mm，孔间距为 5mm，根据实验目的可采用成对打孔、梅花型孔、双排孔或三角型孔等（图 2-2）。本试验中作三角型打孔。

3. 加样　用微量加样器将待检血清、阳性对照品和抗 AFP 抗体各 10μl 分别加入三角型孔中。如果做抗体效价测定，则可采用梅花型打孔，将抗原置中间孔，抗体系列稀释后加入周围孔。

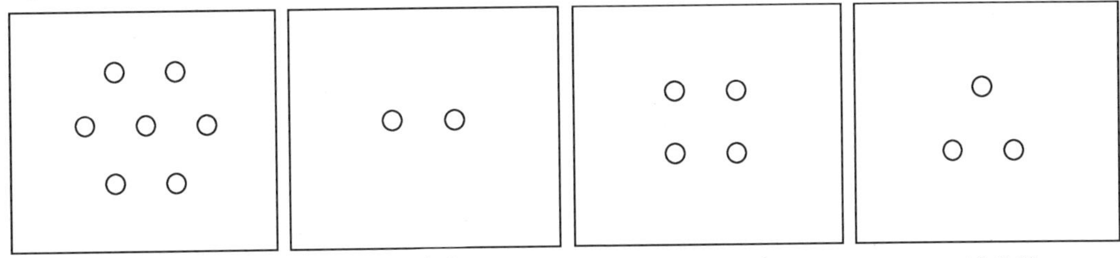

图 2-2　双向扩散试验打孔模型示意图

4. 温育 将已加样的凝胶板放入湿盒中,37℃温育24h,观察结果。

【实验结果】

根据沉淀线有无定性,若待检血清标本与抗体孔之间出现肉眼可见的乳白色沉淀线,并与阳性对照所产生的沉淀线完全融合,则结果为阳性(即标本中含有AFP);如无沉淀线或与阳性对照沉淀线呈交叉状,则结果为阴性(即标本中不含AFP)。

双扩散试验中,在抗原和抗体的对应孔和临近孔之间,由于加入的抗原和抗体的成分不同,沉淀线的位置、数目、形状特征等也可有差别,这些都有助于分析抗原或抗体的成分。

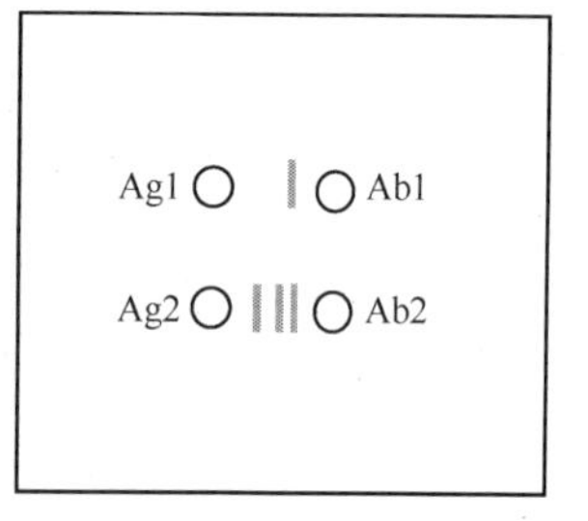

图2-3 抗原或抗体纯度鉴定示意图
上:单一的抗原抗体系统反应结果;
下:多个抗原抗体系统反应结果

1. 根据沉淀线位置估计抗原或抗体的相对含量 当抗原与抗体浓度相等时,在两孔中间形成沉淀线;如抗体的浓度比抗原低,沉淀线靠近抗体一方;如抗原浓度比抗体低,沉淀线则靠近抗原一方。

2. 抗原或抗体纯度鉴定 一对抗原抗体系统只形成一条沉淀线;如果含有若干对抗原抗体系统,则因其含量及分子大小不同,扩散速度不同,可在琼脂中形成多条沉淀线(图2-3)。

3. 在三角型孔中,若两抗原孔所加抗原相同,与同一种抗体反应,两条沉淀线顶端吻合(即完全一致);若两孔所加抗原不相同,与各自抗体反应,两条沉淀线相交(即不一致);若一抗原孔含有两种不同的抗原,另一种抗原孔只有其中一种抗原,抗体孔有两种相应的抗体,则所形成的沉淀线既能连接,又出现一小支带(相切,即部分一致)(图2-4)。

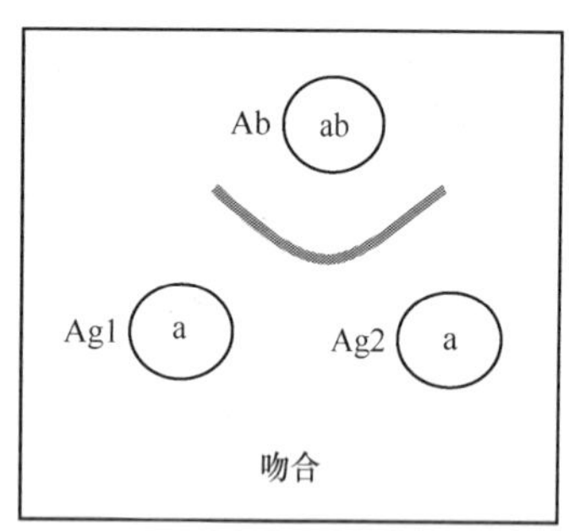

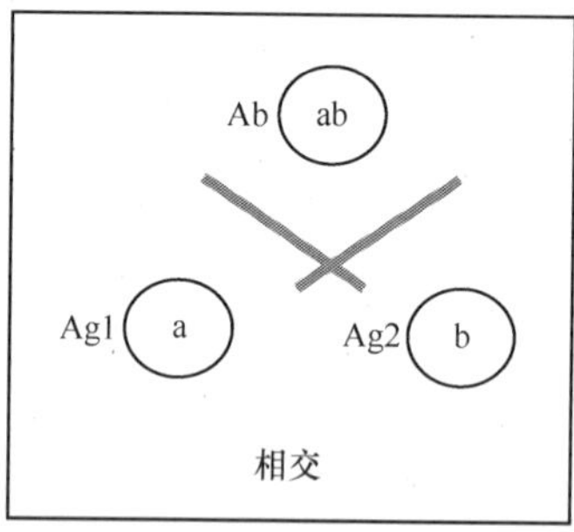

Ab ab Ag1 ab Ag2 a

相切

图2-4 抗原性质分析示意图

4. 抗原、抗体分子质量的分析 如二者分子质量大致相同,沉淀线为一直线;如抗体分子质量较大,沉淀线弯向抗体孔;如抗原分子质量较大,沉淀线则弯向抗原孔(图2-5)。

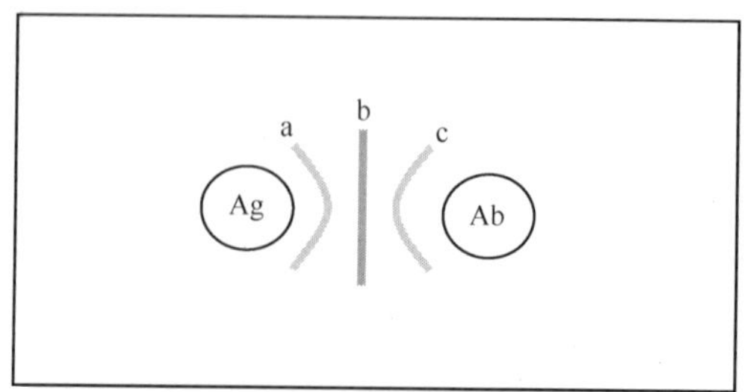

图2-5 抗原或抗体相对分子质量分析示意图
a:抗原分子质量较大;b:抗原抗体分子质量相近;c:抗体分子质量较大

5. 抗体效价滴定　将固定浓度的抗原加入中间孔，周围孔中加入系列稀释的抗体，以能出现沉淀线的抗体最高稀释度作为抗体的双向免疫扩散效价（图 2-6）。

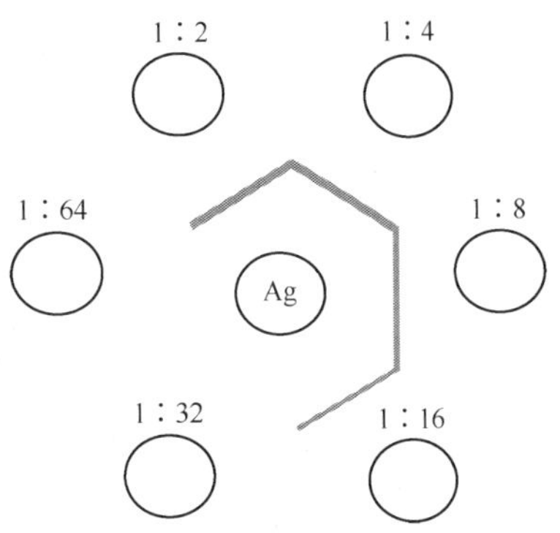

图 2-6　抗体效价滴定示意图
周围为不同稀释度 Ab（图示效价为 1∶16）

【注意事项】

1. 玻片要清洁，边缘无破损。

2. 浇制凝胶板要求厚度均匀、无气泡。动作要匀速，过快易使琼脂溢出玻片，过慢则易导致边加边凝，使凝胶表面凹凸不平。

3. 打孔时避免水平移动，否则易使凝胶板脱离载玻片或使琼脂裂开，从而可导致随后加入的样品顺裂缝或琼脂底部散失。

4. 根据实验目的不同，可采用不同的打孔形式。一般而言，双孔型用于抗原与抗体分子质量的分析；三角孔型常用于抗原性质的分析；梅花孔型则常用于抗体效价滴定。

5. 加样时应尽量避免产生气泡或加至孔外，以保证结果的准确性。

6. 加抗原和抗体时，应注意更换微量加样器吸头。

7. 扩散的时间要适当，时间过短，沉淀线不能出现；时间过长，可能使已形成沉淀线解离或散开而出现假阴性现象。

8. 37℃扩散后，可于冰箱放置一定时间后观察结果，此时沉淀线更清晰。

实验三　对流免疫电泳试验

对流免疫电泳试验（counter immunoelectrophoresis test）是在直流电场中进行的双向免疫扩散试验。蛋白质抗原与其相应抗体在电场中作定向加速免疫双扩散，从而加快了沉淀线的形成。本试验以测定血清 AFP 为例。

【实验目的】

1. 掌握对流免疫电泳试验的原理、技术要点、结果观察及分析。

2. 熟悉应用范围及方法评价。

【实验原理】

多数蛋白质抗原在偏碱性的缓冲液中，由于羧基发生电离而带负电荷，在适当的直流电场作用下，从阴极向阳极泳动；抗体大多属于 IgG 型球蛋白，暴露的极性基团极少，其等电点较高（pH 6~7），与环境 pH 接近，因而极性基团解离也很少，且分子量较大，移动较慢，电泳时在琼脂电渗力的作用下，主要是顺着电子流的方向缓慢地向阴极移动，这样就使得抗原和抗体呈定向对流，并于短时间内，在抗原抗体含量比例适合处相遇并反应形成乳白色沉淀线。

【实验器材】

1. 抗原　待检人血清、甲胎蛋白（AFP）阳性对照血清。

2. 抗体　抗 AFP 抗体。

3. 0. 05mol/L 巴比妥缓冲液（pH 8. 6）　巴比妥 1. 84g，巴比妥钠 10. 3g。先将巴比妥置

于三角烧瓶中,加入200ml蒸馏水,加热溶解后,再加入巴比妥钠,最后加蒸馏水至1000ml。

4. 12g/L琼脂巴比妥溶液 按需要量称取琼脂粉,加入0.05mol/L巴比妥缓冲液(pH 8.6),使琼脂浓度为12g/L,隔水煮沸溶解至澄清,置56℃水浴备用。

5. 载玻片、打孔器、微量加样器、电泳槽、电泳仪等。

【实验方法】

1. 制凝胶板 用吸管吸取融化的12g/L琼脂巴比妥溶液4ml,浇注在洁净载玻片上,静置待琼脂凝固(10~15min)。

2. 打孔 用打孔器成对打孔,使孔径为3~4mm,孔距为5mm,行距为4~5mm(图2-7)。

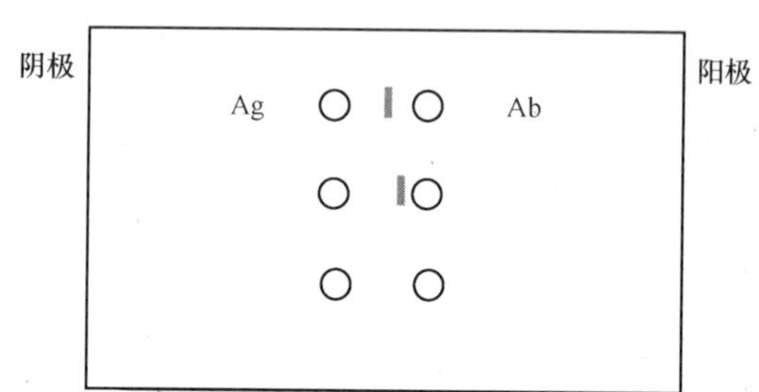

图2-7 对流免疫电泳打孔示意图

3. 加样 将凝胶板置于盛有0.05mol/L巴比妥缓冲液(pH 8.6)的电泳槽中,板两端用滤纸或纱布做盐桥与缓冲液相接,每端约贴上1cm。取待检血清和阳性对照血清各10μl分别加在阴极侧孔内,对应阳极侧孔各加10μl抗AFP抗体。

4. 电泳 接通电源,控制电压为4~6V/cm板长,或控制电流强度在3~4mA/cm板宽,电泳30~90min。

【实验结果】

抗原与抗体孔之间或抗体孔的另一侧出现乳白色沉淀线为阳性,否则为阴性。如作抗体(或抗原)效价滴定,则抗原和抗体孔之间出现乳白色沉淀线的抗体(或抗原)最高稀释度即为抗体(或抗原)的效价。

【注意事项】

1. 必须选用有高电渗作用的琼脂作支撑介质。

2. 浇制凝胶板时要求厚度应均匀,无气泡。动作要匀速,过快易使琼脂溢出玻片,过慢则易导致边加边凝,使凝胶表面凹凸不平。

3. 搭桥时注意使纱布或滤纸与凝胶接触紧密,否则会使电流不均匀,导致沉淀线歪斜、不规则。

4. 抗原抗体要根据所标效价进行适当稀释,二者相对浓度要适当,否则不易出现沉淀线。

5. 抗原和抗体的电极方向不能加反。电泳所用电流不宜过大,以免蛋白质变性。电泳所需时间与孔间距离有关,孔间距越大,电泳时间越长。

6. 电泳完毕先断开电源,再取出电泳板,以防积蓄电压触电。

7. 如果沉淀线不够清晰,可在37℃放置数小时,以增强线条清晰度。

实验四　火箭免疫电泳

火箭免疫电泳(rocket immunoelectrophoresis,RIE)是将单向免疫扩散和电泳相结合的一种定量检测技术。

【实验目的】

1. 掌握火箭免疫电泳的实验原理、技术要点、结果分析。
2. 熟悉火箭免疫电泳的临床应用及方法评价。

【实验原理】

将一定量的已知抗体掺入凝胶介质中,打孔后加入抗原,在电场作用下定量的抗原泳动遇到凝胶内的抗体,形成抗原抗体复合物,在二者比例适当的部位形成沉淀。由于电泳继续进行,样品孔中抗原不断移向沉淀的抗原抗体复合物,因抗原过剩使沉淀溶解而在前面又形成新的抗原抗体复合物的沉淀峰,如此反复向前,直到再无游离抗原时反应终止,凝胶内形成锥形的沉淀峰,形似火箭,故称火箭电泳。火箭峰的高低与抗原浓度呈正相关,与已知浓度的标准抗原比较,可对待测抗原进行定量测定。本法简便,重复性好,敏感性较高,可测出 mg/L 以上的抗原。

【实验器材】

1. 抗原　待测抗原、已知浓度标准抗原。
2. 抗体　已知对应抗体。
3. 0.05mol/L pH 8.6 巴比妥缓冲液　配制方法同本章实验三。
4. 15g/L 琼脂糖巴比妥溶液　按需要量称取琼脂糖粉,加入 0.05mol/L pH 8.6 巴比妥缓冲液,使琼脂糖浓度为 15g/L,隔水煮沸溶解至澄清,置 56℃ 水箱备用。
5. 吸管、玻璃板(7×10cm)、打孔器、微量加样器、电泳槽、电泳仪等。

【实验方法】

1. 含抗体凝胶的准备　在已融化并预温至 56℃ 的 15g/L 琼脂糖巴比妥溶液(用量约为板的每平方厘米 0.15ml)中,根据效价加入适量抗体,充分混匀后,立即倒板,静置待凝固(10~15min)。
2. 打孔　用打孔器在距凝胶板边 10mm 处打孔一排,使孔径为 3mm,孔间距大于 5mm。
3. 加样　置凝胶板于水平电泳槽内,两极用滤纸或纱布搭桥,抗原一端接阴极,另一端接阳极,以板端电压 2~5V/cm 通电,用微量加样器准确加入不同稀释度的待测抗原及标准抗原 10μl。
4. 电泳　将板端电压调至 8~10V/cm 或电流强度 3mA/cm 电泳 6h,关闭电源。
5. 制作标准曲线　测量沉淀峰的高度(自孔中央至峰尖),以 mm 计,以峰高做纵坐标,抗原浓度为横坐标绘制标准曲线。以测得的待测抗原峰的高度查标准曲线即可得待测抗原浓度。

【实验结果】

观察峰形可判断电泳终点,如电泳顶端呈不清晰的云雾状或圆形,表示抗原未达到终点,应继续电泳。电泳结束在黑色背景下测量峰高(图 2-8)。

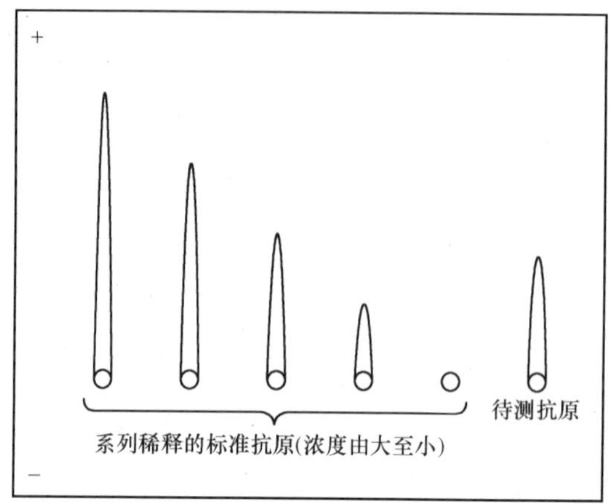

图 2-8 火箭免疫琼脂糖电泳图

【注意事项】

1. 多用琼脂糖凝胶,减少电渗作用的影响。

2. 待检标本数量多时,应采用通电后加样,否则易形成宽底峰形。

3. 用低电压、低离子强度、电泳时间长些效果更好。

4. IgG 在 pH 8.6 的缓冲条件下所带净电荷为零,因此需经甲酰化处理,即用甲醛和 IgG 上的氨基结合,使其只带负电荷,可形成伸向正极的沉淀峰。

实验五 免疫电泳试验

免疫电泳试验(immonoelectrophoresis test)是将电泳技术和双向免疫扩散相结合,用于分析抗原组成的一种定性检测方法。

【实验目的】

1. 掌握免疫电泳的实验原理、技术要点、结果分析。

2. 熟悉免疫电泳的临床应用及方法评价。

【实验原理】

本法包括以下两个步骤:

1. 区带电泳 将待检抗原液中多个抗原成分在琼脂凝胶板上进行电泳分离,由于样品中不同抗原成分所带电荷、分子量及构型不同,电泳迁移率各异,因而可被分离成肉眼不可见的若干区带。

2. 双向扩散 电泳停止后,在与电泳方向平行的琼脂槽内加入相应抗体,进行双向免疫扩散。分离成若干区带的各种抗原成分与相应抗体在琼脂介质中扩散后相遇,在二者含量比例合适处形成肉眼可见的弧形沉淀线。根据沉淀线的数量、位置和形状等,可对样品中所含成分的种类及其性质进行分析、鉴定。

【实验器材】

1. 抗原 正常人血清,纯化人 IgG。

2. 抗体 兔抗人全血清。

3. 0.05mol/L 巴比妥缓冲液(pH 8.6) 配制方法同本章实验三。

4. 12g/L 琼脂巴比妥溶液　配制方法同本章实验三。

5. 电泳仪、电泳槽、电热恒温箱。

6. 吸管、载玻片、打孔器、0.2cm×0.6cm×5.0cm 的聚苯乙烯塑料条(或挖槽刀)、毛细滴管、湿盒、水平台等。

【实验方法】

1. 制板　将洁净载玻片置于水平台上,如图 2-9 所示,将塑料条放置于玻片正中,吸取热融化的 12g/L 琼脂液(按 0.16~0.17ml/cm^2 计算琼脂液用量,使琼脂厚度 1.6~1.7mm),加于载玻片上,静置待凝固(10~15min)后打孔,孔径 3~4mm。如没有适当的塑料条,可用挖槽刀片画制,槽内琼脂暂不挑出。

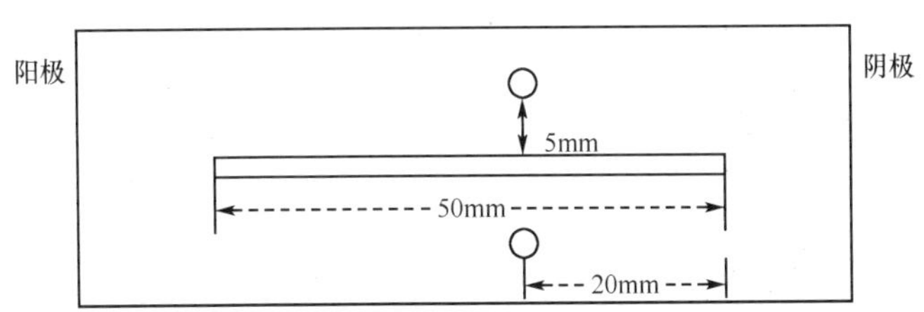

图 2-9　免疫电泳用凝胶孔槽示意图

2. 加样　先用巴比妥缓冲液将样品血清做 1∶2 稀释,再用毛细滴管(或微量加样器)将稀释血清加入其中一个样品孔中,注意不要外溢。另一孔加入纯化人 IgG。为便于观察样品泳动的位置,可在正常人血清中加入微量氨基黑染液,使白蛋白着色,观察被染为蓝色的白蛋白的电泳速度和位置。

3. 电泳　电泳槽中充以 0.05mol/L 巴比妥缓冲液(pH 8.6),将加样后的凝胶板置于电泳槽上,样品孔靠近阴极端,用缓冲液浸湿双层纱布搭桥,电泳时一般稳定电压 4~6V/cm 板长,当白蛋白泳动至距槽端 1.0cm 时即可终止电泳(50~90min)。

4. 双向扩散　取出电泳完毕的凝胶板,取出塑料条(或挑出中间槽内的琼脂),用毛细滴管将兔抗人全血清充满槽内,注意不要外溢。将琼脂板放于湿盒中,水平置于 37℃温箱行双向扩散,24h 后观察结果。

【实验结果】

1. 在黑色背景下观察结果更清楚,可见已分离的各血清成分与相应抗体形成的沉淀弧。根据各蛋白所处的电泳位置可分为白蛋白,球蛋白 α_1、α_2、β 和 γ。高质量的免疫血清与正常血清经免疫电泳后可出现二十多条沉淀弧(图 2-10)。

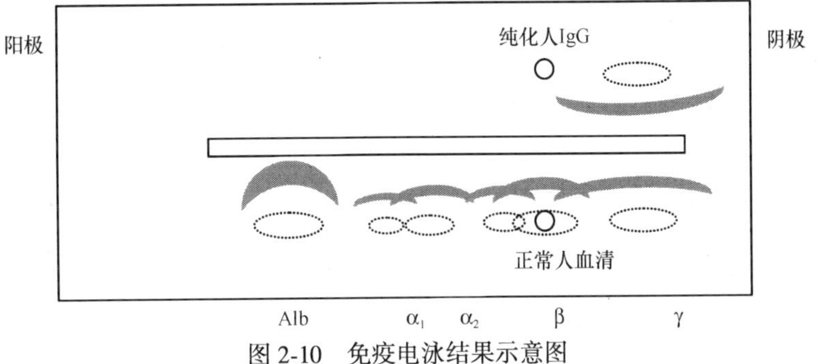

图 2-10　免疫电泳结果示意图

2. 根据沉淀弧的数量、位置和形状等,可对混合物中抗原的组分及各组分的性质做出鉴定。每种抗原与相应抗体起沉淀反应,呈现一条沉淀线,故可从沉淀弧的数目初步判断混合物中抗原成分的数量(但不排除两条以上沉淀弧重叠的情况)。沉淀弧的位置及形态与抗原的电泳迁移率、扩散率和抗原性有关,因此可对各种组分的性质做出判断。

【注意事项】

1. 凝胶板要求厚度均匀,无气泡。打孔挖槽时要求内壁整齐,防止琼脂破裂。

2. 所用抗血清最好采用免疫两只或两只以上动物的混合抗血清,增加抗血清的抗体谱。

3. 抗原与抗体浓度比例要适当。抗体明显过剩可出现多条同心沉淀弧。抗原明显过剩则可使沉淀弧增宽,边缘不清甚至消失。当蛋白质抗原浓度高于 20g/L 时,可用缓冲液适当稀释后再进行电泳和扩散。

4. 纱布搭桥时应完全紧密接触,以免因电流不均使沉淀弧歪曲。

5. 电泳完毕先断开电源,再取出电泳板,以防积蓄电压触电。

6. 每次电泳后,应倒转正负极或将两槽缓冲液混合后再使用。

7. 扩散过程中需要在不同时间进行结果观察,做好记录,当抗原明显过剩时,在最初几小时内会出现沉淀弧,扩散时间延长则可以消失。

8. 凝胶内沉淀试验结果可直接观察,也可干燥染色后观察保存。

附:凝胶板染色法

【试剂配制】

1. 氨基黑染液　氨基黑 10B 1.0g,1mol/L 冰醋酸溶液 500ml,0.1mol/L 醋酸钠溶液 500ml。将染料溶于冰醋酸溶液中,充分溶解后再加入醋酸钠溶液,保存于棕色瓶。

2. 脱色液　取 2~5ml 冰醋酸,加蒸馏水补足 100ml。

【染色方法】

1. 脱盐和去除游离蛋白　用湿滤纸盖于凝胶表面,再依次加盖数张吸水纸(或废报纸)与一块玻璃板,上压 1~5kg 的重物,挤压 15~30min,用生理盐水将凝胶板浸泡 30~40min。如此反复挤压、浸泡 3~4 次,最后一次挤压后将凝胶板置于烤箱 50~60℃烘干,待染。

2. 染色　将干凝胶板于染液中浸泡 10~20min,再用脱色液反复脱色至背景无色,水中清洗,干燥,室温中可保存数年。干燥前将染色片于 5%~10%甘油中浸泡 30min,保存效果更好。

【思考题】

1. 简述单向免疫扩散试验的基本原理和技术要点。

2. 如何利用双向琼脂扩散试验检测抗体效价?

3. 对流免疫电泳试验中,电渗现象起了什么作用?

4. 对流免疫电泳试验中,抗原端为何接负极?

5. 往凝胶中加入抗体时凝胶的温度应是多少? 为什么?

6. 为何每次电泳后应倒换正负电极或将两槽缓冲液混合后再使用?

(蒋红梅)

第三章　免疫标记技术

免疫标记技术是将已知抗体或抗原标记上易显示的物质,通过检测标记物来反应抗原、抗体反应的情况,从而间接地测出被检抗原或抗体的存在与否或量的多少。常用的标记物有荧光素、酶、放射性核素及胶体金等。免疫标记技术具有快速、定性或定量甚至定位的特点,是目前应用最广泛的免疫学检测技术。

实验一　酶联免疫吸附试验

酶联免疫吸附试验(enzyme-linked immunosorbent assays,ELISA)自从 Engvall 和 Perlman 于 1971 年首次报道并建立以来,现已是免疫诊断中的一项常用技术,已成功地应用于多种病原微生物所引起的传染病、寄生虫病及非传染病等方面的免疫诊断。ELISA 法具有灵敏、特异、简单、快速、稳定及易于自动化操作等特点。不仅适用于临床标本的检查,也适合于血清流行病学调查。本法不仅可以用来测定抗体,而且也可用于测定体液中的循环抗原,所以也是一种早期诊断的良好方法。

ELISA 是应用酶标记的抗体(或抗原)在固相支持物表面检测未知抗原(或抗体)的方法。酶与抗体(或抗原)交联后,再与结合在固相支持物表面的相应抗原或抗体反应,形成酶标记抗体-抗原复合物,此时加入酶底物和显色剂,在酶催化底物液体后呈现显色反应,液体显色的强弱和酶标记抗体-抗原复合物的量成正比,借此反映出待检测的抗原或抗体量。

ELISA 利用抗原-抗体的免疫学反应和酶的高效催化底物反应的特点,具有生物放大作用,所以反应灵敏,可检出浓度在 ng 水平。在免疫反应部分,抗原-抗体的亲和力、抗原和半抗原的性质、测定方法的实验条件、酶标记物的性质等因素可影响反应的敏感性。在酶学反应部分,酶的浓度、底物的浓度、反应 pH 和温度、酶的抑制剂和激活剂等因素也影响着反应的敏感性。

ELISA 所使用的试剂都比较稳定,按照一定的实验程序进行测定,实验结果重复性较好,有较高的准确性。酶联免疫吸附法成本低,操作简便,可同时快速测定多个样品,不需要特殊的仪器设备。ELISA 法测定技术与其他技术结合发展成为专门的分析方法,如与电泳技术结合的免疫印迹技术,与层析技术结合的层析-ELISA 技术等已成为生物实验室的常规技术。

一、双抗夹心法

【实验目的】

掌握双抗夹心法的原理及操作方法。

【实验原理】

以检测抗原为例,方法的基本原理可见图 3-1。

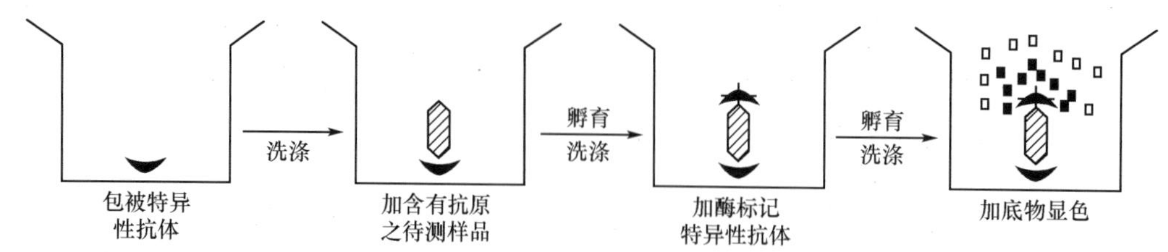

图 3-1　双抗夹心法测抗原示意图

本法首先是用特异性抗体包被于固相载体,经洗涤后加入含有抗原之待测样品,如待检样品中有相应抗原存在,即可与包被于固相载体上的特异性抗体结合,经保温孵育洗涤后,即可加入酶标记特异性抗体,再经孵育洗涤后,加底物显色进行测定,显色程度与待测抗原的量呈正相关关系。

这种方法检测的抗原必须有两个可以与抗体结合的部位,因为其一端要包被于固相载体上的抗体作用,而另一端则要与酶标记特异性抗体作用。因此,不能用于分子量小于5000 的半抗原测定,常用于霍乱肠毒素、HbSAg 等的检测。

【实验器材】

1. 聚苯乙烯微量细胞培养板(平板,48、96 孔)。
2. 酶联免疫检测仪。
3. 辣根过氧化物酶标记的针对抗原的另一抗体(酶标二抗),工作稀释度 1∶1000。
4. 包被液　0.05mol/L 碳酸缓冲液(pH 9.6),4℃保存。Na_2CO_3 0.15g,$NaHCO_3$ 0.293g,蒸馏水稀释至 100ml。
5. 稀释液　0.01mol/L PBS-Tween-20(pH 7.4),4℃保存。NaCl 8g,KH_2PO_4 0.2g,$Na_2HPO_4 \cdot 12H_2O$ 2.9g,Tween-20 0.5ml。蒸馏水加至 1000ml。
6. 洗涤液　同稀释液。
7. 封闭液　0.5%鸡卵白蛋白,PBS(pH 7.4)。
8. 邻苯二胺溶液(底物)　临用前配制 0.1mol/L 枸橼酸(2.1g/100ml),6.1ml 0.2mol/L $Na_2HPO_4 \cdot 12H_2O$(7.163g/100ml)6.4ml,蒸馏水 12.5ml,邻苯二胺 10mg,溶解后,临用前加 30% H_2O_2 40μl。
9. 终止液　2mol/L H_2SO_4。

【实验方法】

1. 包被抗体　用包被液将特异性抗体作适当稀释,一般为 1~10μg/孔,每孔加 100μl,37℃温育 1h 后,4℃冰箱放置 16~18h。
2. 洗涤　倒尽板孔中液体,加满洗涤液,静放 3min,反复三次,最后将反应板倒置在吸水纸上,使孔中洗涤液流尽。
3. 加封闭液 100μl,37℃放置 1h。
4. 洗涤同步骤 2。
5. 加被检抗原　用稀释液将被检抗原做几种稀释,每孔 100μl。同时做稀释液对照。37℃放置 2h。
6. 洗涤同步骤 2。
7. 加辣根过氧化物酶标记的针对抗原的另一抗体(酶标二抗),每孔 100μl,放置

37℃ 1h。

8. 洗涤同步骤 2。

9. 加底物　邻苯二胺溶液加 100ml，室温暗处 10~15min。

10. 加终止液　每孔 50μl。

11. 观察结果　肉眼观察或用酶联免疫检测仪记录 490nm 读数。

【实验结果】

肉眼观察结果：反应孔内颜色越深，阳性程度越强，阴性反应为无色或极浅，依据所呈颜色的深浅，以"+"、"-"号表示。

酶联免疫检测仪测 OD 值：490nm 处，以空白对照孔调零后测各孔 OD 值，若大于规定的阴性对照 OD 值的 2.1 倍，即为阳性；比值小于 2.1 而大于 1.5 为可疑；<1.5 为阴性。

二、竞　争　法

【实验目的】

掌握竞争法的原理及操作方法。

【实验原理】

方法的基本原理可见图 3-2。

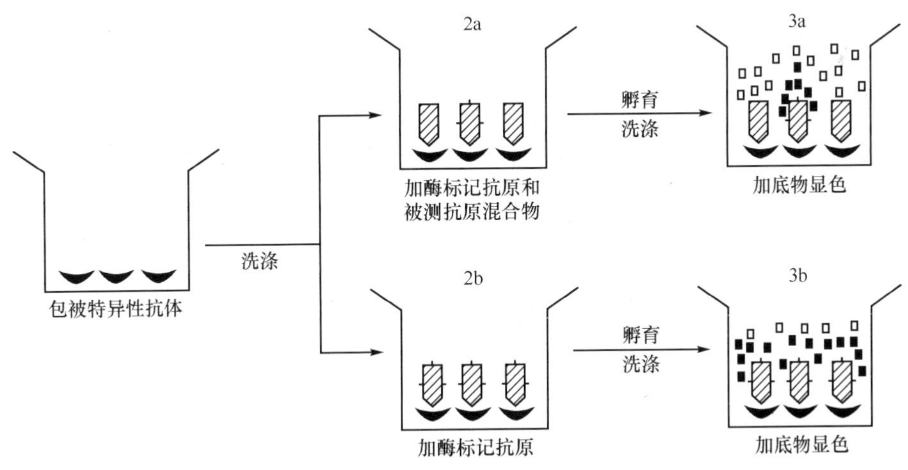

图 3-2　竞争法测抗原示意图

本法首先将特异性抗体吸附于固相载体表面，我们把抗原和抗体吸附到固相载体表面的这个过程，称为包被（coating）。经洗涤后分成两组：一组加酶标记抗原和被测抗原的混合液，而另一组只加酶标记抗原，再经孵育洗涤后加底物显色，这两组底物显色程度之差，与待测抗原的量呈正相关。

这种方法所测定的抗原只要有一个结合部位即可，因此，对小分子抗原如激素和药物之类的测定常用此法。该法的优点是快，因为只有一个保温洗涤过程。但需用较多量的酶标记抗原。

【实验器材】

1. 聚苯乙烯微量细胞培养板（平板，48、96 孔）。

2. 酶联免疫检测仪。

3. 辣根过氧化物酶标记的与被检抗原相同的抗原(酶标抗原),工作稀释度1∶1000。

4. 包被液 0.05mol/L碳酸缓冲液(pH 9.6),4℃保存。Na_2CO_3 0.15g,$NaHCO_3$ 0.293g,蒸馏水稀释至100ml。

5. 稀释液 0.01mol/L PBS-Tween-20(pH 7.4),4℃保存。NaCl 8g,KH_2PO_4 0.2g,$Na_2HPO_4 \cdot 12H_2O$ 2.9g,Tween-20 0.5ml,蒸馏水加至1000ml。

6. 洗涤液 同稀释液。

7. 封闭液 0.5%鸡卵清蛋白,PBS(pH 7.4)。

8. 邻苯二胺溶液(底物) 临用前配制0.1mol/L枸橼酸(2.1g/100ml)6.1ml,0.2mol/L $Na_2HPO_4 \cdot 12H_2O$(7.163g/100ml)6.4ml,蒸馏水12.5ml,邻苯二胺10mg,溶解后,临用前加30% H_2O_2 40μl。

9. 终止液 2mol/L H_2SO_4。

【实验方法】

1. 包被抗体 用包被液将特异性抗体做适当稀释,一般为1~10μg/孔,每孔加100μl,37℃温育1h后,4℃冰箱放置16~18h。

2. 洗涤 倒尽板孔中液体,加满洗涤液,静放3min,反复三次,最后将反应板倒置在吸水纸上,使孔中洗涤液流尽。

3. 加封闭液100μl,37℃放置1h。

4. 洗涤同步骤2。

5. 加被检抗原和用辣根过氧化物酶标记的与被检抗原相同的抗原(酶标抗原)。用稀释液将被检抗原做几种稀释,每孔100μl。同时加入酶标抗原,每孔100μl。同时做稀释液对照。37℃放置2h。

6. 洗涤同步骤2。

7. 加底物 邻苯二胺溶液加100ml,室温暗处10~15min。

8. 加终止液 每孔50μl。

9. 观察结果 肉眼观察或用酶联免疫检测仪记录490nm读数。

【实验结果】

肉眼观察结果:反应孔内颜色越深,阳性程度越强,阴性反应为无色或极浅,依据所呈颜色的深浅,以"+"、"-"号表示。

酶联免疫检测仪测OD值:490nm处,以空白对照孔调零后测各孔OD值,若大于规定的阴性对照OD值的2.1倍,即为阳性;比值小于2.1而大于1.5为可疑;<1.5为阴性。

三、间 接 法

【实验目的】

掌握间接法的原理及操作方法。

【实验原理】

方法的基本原理可见图3-3。

间接法首先用抗原包被于固相载体,这些包被的抗原必须是可溶性的,或者至少是极

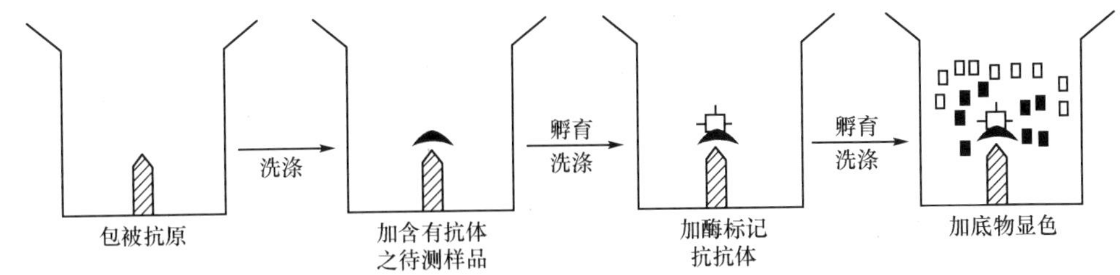

图 3-3 间接法测抗体示意图

微小的颗粒，经洗涤，加入含有被测抗体之标本，再经孵育洗涤后，加入酶标记抗抗体（对人的标本来说即加酶标抗人球蛋白 IgG、IgM），再经孵育洗涤后，加底物显色，可用目测或用分光光度计定量测定，显色强度与待测抗体的量呈正相关。本法用不同抗原包被固相载体后，只要用一种酶标记抗人球蛋白，即可作多种人的传染病、寄生虫病以及其他疾病的血清学诊断。如用酶标记抗人 IgM，则可用于早期诊断。

【实验器材】

1. 聚苯乙烯微量细胞培养板（平板，48、96 孔）。

2. 酶联免疫检测仪。

3. 辣根过氧化物酶羊抗兔 IgG，工作稀释度 1：1000。

4. 包被液 0.05mol/L 碳酸缓冲液（pH 9.6），4℃保存。Na_2CO_3 0.15g，$NaHCO_3$ 0.293g，蒸馏水稀释至 100ml。

5. 稀释液 0.01mol/L PBS-Tween-20（pH 7.4），4℃保存。NaCl 8g，KH_2PO4 0.2g，$Na_2HPO_4 \cdot 12H_2O$ 2.9g，Tween-20 0.5ml，蒸馏水加至 1000ml。

6. 洗涤液 同稀释液。

7. 封闭液 0.5%鸡卵白蛋白，PBS（pH 7.4）。

8. 邻苯二胺溶液（底物） 临用前配制 0.1mol/L 枸橼酸（2.1g/100ml）6.1ml，0.2mol/L $Na_2HPO_4 \cdot 12H_2O$（7.163g/100ml）6.4ml，蒸馏水 12.5ml，邻苯二胺 10mg，溶解后，临用前加 30%H_2O_2 40μl。

9. 终止液 2mol/L H_2SO_4。

【实验方法】

1. 包被抗原 用包被液将抗原做适当稀释，一般为 1～10μg/孔，每孔加 100μl，37℃温育 1h 后，4℃冰箱放置 16～18h。

2. 洗涤 倒尽板孔中液体，加满洗涤液，静放 3min，反复三次，最后将反应板倒置在吸水纸上，使孔中洗涤液流尽。

3. 加封闭液 100μl，37℃放置 1h。

4. 洗涤同步骤 2。

5. 加被检血清 用稀释液将被检血清做几种稀释，每孔 100μl。同时做稀释液对照。37℃放置 2h。

6. 洗涤同步骤 2。

7. 加辣根过氧化物酶羊抗兔 IgG，每孔 100μl，放置 37℃ 1μl。

8. 洗涤同步骤 2。

9. 加底物 邻苯二胺溶液加 100ml，室温暗处 10~15min。

10. 加终止液 每孔 50μl。

11. 观察结果 肉眼观察或用酶联免疫检测仪记录 490nm 读数。

【实验结果】

肉眼观察结果：反应孔内颜色越深，阳性程度越强，阴性反应为无色或极浅，依据所呈颜色的深浅，以“+”、“-”号表示。

酶联免疫检测仪测 OD 值：在 ELISA 检测仪上，于 490nm 处，以空白对照孔调零后测各孔 OD 值，若大于规定的阴性对照 OD 值的 2. 1 倍，即为阳性；比值小于 2. 1 而大于 1. 5 为可疑；<1. 5 为阴性。

四、捕 获 法

【实验目的】

掌握捕获法的原理及操作方法。

【实验原理】

血清中针对某些抗原的特异性 IgM 类抗体常和特异性 IgG 类抗体同时存在，后者会干扰 IgM 类抗体的测定，因此测定 IgM 类抗体多用捕获法。先将所有血清 IgM（包括异性 IgM 类抗体和其他非特异性 IgM）固定在固相上，再测定特异性 IgM 类抗体。方法的基本原理可见图 3-4。

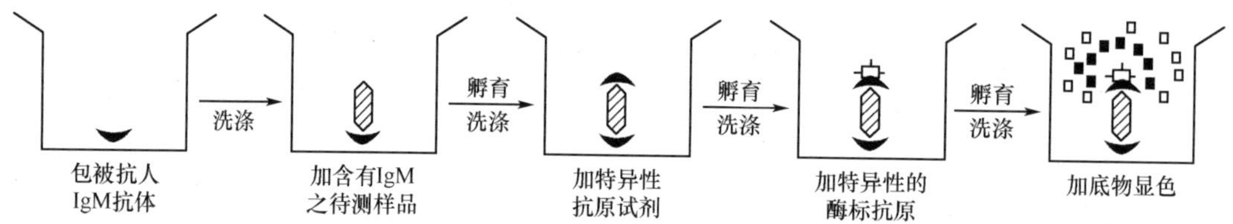

图 3-4 捕获法测抗体示意图

【实验器材】

1. 聚苯乙烯微量细胞培养板（平板，48、96 孔）。

2. 酶联免疫检测仪。

3. 辣根过氧化物酶标记的针对特异性抗原的抗体（特异性的酶标抗体），工作稀释度1：1000。

4. 特异性抗原试剂。

5. 包被液 0. 05mol/L 碳酸缓冲液（pH 9. 6），4℃保存，Na_2CO_3 0. 15g，$NaHCO_3$ 0. 293g，蒸馏水稀释至 100ml。

6. 稀释液 0. 01mol/L PBS-Tween-20（pH 7. 4），4℃ 保存，NaCl 8g，KH_2PO_4 0. 2g，$Na_2HPO_4 \cdot 12H_2O$ 2. 9g，Tween-20 0. 5ml，蒸馏水加至 1000ml。

7. 洗涤液 同稀释液。

8. 封闭液 0. 5%鸡卵白蛋白，pH 7. 4 PBS。

9. 邻苯二胺溶液（底物） 临用前配制 0. 1mol/L 枸橼酸（2. 1g/100ml）6. 1ml，0. 2mol/L $Na_2HPO_4 \cdot 12H_2O$（7. 163g/100ml）6. 4ml，蒸馏水 12. 5ml，邻苯二胺 10mg，溶解后，临用前加

30% H_2O_2 40μl。

10. 终止液　2mol/L H_2SO_4。

【实验方法】

1. 包被抗体　用包被液将抗人 IgM 抗体做适当稀释，一般为 1～10μg/孔，每孔加 100μl，37℃温育 1h 后，4℃冰箱放置 16～18h。

2. 洗涤　倒尽板孔中液体，加满洗涤液，静放 3min，反复三次，最后将反应板倒置在吸水纸上，使孔中洗涤液流尽。

3. 加封闭液 100μl，37℃放置 1h。

4. 洗涤同步骤 2。

5. 加被检血清　用稀释液将被检血清做几种稀释，每孔 100μl。同时做稀释液对照。37℃放置 2h。

6. 洗涤同步骤 2。

7. 加特异性抗原试剂　每孔 100μl，37℃放置 2h。

8. 洗涤同步骤 2。

9. 加辣根过氧化物酶标记的针对特异性抗原的抗体（特异性的酶标抗体），每孔 100μl，放置 37℃ 1h。

10. 洗涤同步骤 2。

11. 加底物　邻苯二胺溶液加 100ml，室温暗处 10～15min。

12. 加终止液　每孔 50μl。

13. 观察结果　用肉眼观察或酶联免疫检测仪记录 490nm 读数。

【实验结果】

肉眼观察结果：反应孔内颜色越深，阳性程度越强，阴性反应为无色或极浅，依据所呈颜色的深浅，以“+”、“-”号表示。

酶联免疫检测仪测 OD 值：490nm 处，以空白对照孔调零后测各孔 OD 值，若大于规定的阴性对照 OD 值的 2.1 倍，即为阳性；比值小于 2.1 而大于 1.5 为可疑；<1.5 为阴性。

【影响因素】

1. 标本的采集和保存　ELISA 试验所用标本主要为血清，也有以唾液、尿液、粪便等生物材料为标本，以测定其中某种抗体或抗原成分。血清标本可直接测定，而粪便和某些分泌物等标本需要经过预处理。

在血液采集和运输过程时，应注意避免溶血。否则，红细胞溶解时会释放出血红蛋白，血红蛋白中的亚铁血红素具有过氧化物酶活性的物质，在以 HRP 为标记的 ELISA 试验测定中，可能会增加非特异性显色而出现假阳性结果。血清标本适宜在新鲜时检测，若推迟检测需将标本低温保存。一般说来，在 5 天内检测的血清标本，可放置于 4℃，超过 1 周检测的需低温冻存。因为反复冻融会使抗体效价降低，所以，对需要做多次抗体测定的血清标本，应少量分装并冻存。同时应注意，从标本采集开始就应注意无菌操作，避免标本被污染。因为菌体中可能含有内源性 HRP，会导致假阳性结果的出现。

2. 试剂的准备　应选择质量优良、有批准文号且在有效期内的检测试剂，严格按照试剂说明书进行实际操作。从冰箱中取出的试剂应放在室温下 30～60min 冻融，再进行测试。试剂使用前应摇匀。

3. 加样　在 ELISA 试验操作中，依次有 3 次加样，即加标本、加酶结合物、加底物。加标本一般采用微量加样器。每次加样必须更换吸头，以避免交叉感染，且应避免吸样量过多或过少。

4. 温育　温育是影响检测结果的最关键因素，应注意避免孵育时间过长，否则可出现非特异性结合紧附于反应孔周围，难以清洗彻底。

5. 洗涤　洗涤是决定 ELISA 试验成败的一个基本步骤。通过洗涤，可以清除残留在板孔中没有与固相抗原或抗体结合的物质，以及在反应过程中非特异性地吸附于固相载体的干扰物质。采用自动洗板机洗板，要保证洗液注满各孔，洗板结束后，最好在干净、无尘的吸水纸上轻轻拍干。如洗液量不足，可致洗板不彻底；洗板针堵塞，抽吸不完全；洗板不畅，导致洗板效果差。

6. 显色　显色是 ELISA 试验中最后一步温育反应，此时酶催化无色的底物生成有色的产物。反应的温度和时间仍是影响显色的因素。适当提高温度，有助于加速显色。在一定时间内，阴性孔可保持无色，而阳性孔则随时间的延长而呈色加强。应注意加显色剂时，要保持显色剂不外流。OPD 底物液受光照会自行变色，因此，显色反应应避光。加终止液时产生较多气泡，可能使假阳性结果的出现概率增加。

7. 比色　比色的方法有目视法和酶标比色法 2 种，目视法简单明了，但对同一标本，操作者的不同有时会出现不同的结果，具有一定的主观性。比色的结果通常用光密度（optical density，OD）表达，现按规定用吸光度（absorbance，A）。由于处理过程的准确性高、精密度好和重复性强等优点，全自动酶免分析系统越来越多地被用于 ELISA 试验检测中。在条件允许的情况下，应该用全自动酶免分析系统测定吸光度，这样可以得到相对客观的数据。酶标仪不应安置在阳光或强光照射下，操作时的适宜室温在 15～30℃之间，使用前要先预热仪器 15～30min，使测得结果更为准确。比色前，应先用洁净的吸水纸擦拭干净板底附着的液体，然后将板正确放在酶标比色仪的比色架上。

实验二　酶免疫印迹技术

酶免疫印迹技术又称蛋白质印迹（Western blotting）或酶联免疫电转移印迹法（enzyme linked immunoelectrotransfer blot，EITB）。该法是在蛋白质电泳分离和抗原抗体检测的基础上发展起来的一项蛋白质检测技术，可将 SDS 聚丙烯酰胺凝胶电泳的高分辨率与抗原抗体反应的高特异性相结合。

【实验目的】

通过本实验了解酶免疫印迹技术的方法和操作要点。

【实验原理】

酶免疫印迹技术一般由凝胶电泳；样品的印迹和固定化；各种灵敏的检测手段如抗体、抗原反应等三大实验部分组成。

1. 生物大分子凝胶电泳分离蛋白质印迹法的第一步一般是将蛋白质进行 SDS-聚丙烯酰胺凝胶电泳，使待测蛋白质在电泳中按相对分子质量大小在板状胶上排列。

2. 分子区带的转移和固定“第二步”就是把凝胶电泳已分离的分子区带转移并固定到一种特殊的载体上，使之形成稳定的、经得起各种处理并容易检出的，即容易和各自的特异性配体结合的固定化生物大分子。现用得最多的载体材料为硝酸纤维素膜(NC 膜)和一种尼龙衬底的膜(ZB 膜),它们和生物大分子都是非共价结合。

3. 特异性谱带的检出　印迹在载体上的特异抗原的检出依赖于抗体、抗原的特异性反应。即将酶、荧光素或同位素标记的特异蛋白分别耦联在此特异性抗体的二抗上,再分别用底物直接显色,测荧光、放射自显影等方法检测出特异性抗原。可用一般的蛋白染料(如丽春红)检测转移到膜上的蛋白,验证转移是否成功(图 3-5)。

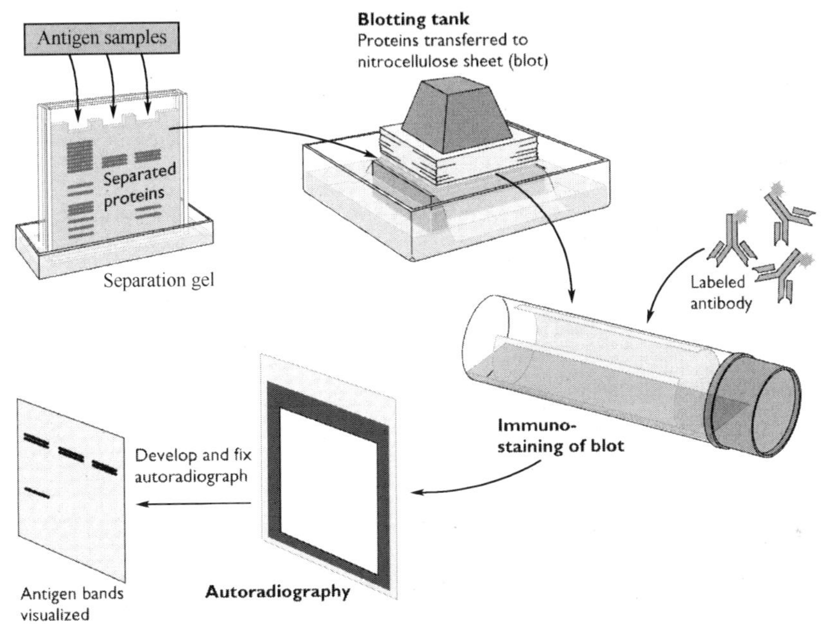

图 3-5　酶免疫印迹技术原理示意图

【实验器材】

1. 材料　海绵块,滤纸,小塑料盒,乳胶手套,镊子。
2. 仪器　电泳仪,电泳转移槽及转移夹,水平摇床。
3. 试剂

(1) 印迹缓冲液:25mmol/L Tris,192mmol/L 甘氨酸,20% 甲醇,pH 8.3。

(2) PBS 储存液(10×PBS):0.2mol/L K_2HPO_4,KH_2PO_4,5mol/L NaCl,pH 7.45。

(3) PBS 缓冲液:取 10×PBS 储存液,临用前用重蒸水 10 倍体积稀释。

(4) 封闭液:PBS+3%牛血清白蛋白。

(5) 漂洗液:PBS+1% Tween-20。

【实验方法】

1. 电转

(1) 戴乳胶手套将 NC 膜裁成和需印迹凝胶相似而略大的小块。

(2) 将 SDS-PAGE 后准备印迹的凝胶块和 NC 膜分别放入装有印迹缓冲液的小塑料盒里漂洗 10min。

(3) 将滤纸裁成比凝胶和 NC 膜略大的小块,按电转仪要求的顺序做成“三明治”状,放入转移夹中。

(4) 印迹槽中倒入印迹液,将印迹夹放入,胶朝负极,NC 膜朝正极,印迹时电流从负极到正极,即将胶上的蛋白质印迹到 NC 膜上。

(5) 电印迹:接通电源,使电流达 300mA,同时通冷凝水,印迹 2h 后,切断电源。

2. 非特异性蛋白染色 印迹完毕,用镊子小心取出 NC 膜,放置于塑料盒中。用丽春红染色至出现明显电泳条带,立即用大量水轻轻漂洗数次至背景红色消失。剪取目的条带或标记后,置 37℃用漂洗液洗至染色条带消失,进行特异性抗体检测。

3. 特异性抗体检测

(1) 印迹完毕,用镊子小心取出 NC 膜,放置小塑料盒中,加入封闭液,37℃振摇封闭 2h。

(2) 倒出封闭液,用漂洗液洗 3 次,每次 5min。加入特异性抗体。用封闭液稀释(如已测效价,可按效价比例稀释,一般情况可先试 1∶500),在 4℃下振摇过夜,或 37℃振摇 2h。

(3) 用漂洗液洗 3 次,每次 5min,其间振摇。

(4) 加入用封闭液按商品要求稀释的酶标二抗,在 37℃振摇孵育 30min。

(5) 用漂洗液洗涤(同步骤 3)。

(6) 用显色液显色,到显色清晰时,用蒸馏水漂洗终止反应。

【实验结果】

1. 蛋白印迹后用丽春红染色可见各电泳条带均显色。
2. 蛋白印迹后抗体检测可见特异性条带显色。

【注意事项】

1. 裁剪 NC 膜时一定要戴乳胶手套,不然会将手上的蛋白印到 NC 膜上。
2. 漂洗要充分,否则会出现本底显色过高或有非特异显色,影响结果观察。

实验三 荧光免疫染色技术

荧光抗体技术的应用范围十分广泛,常用于测定细胞表面抗原和受体;各种病原微生物的快速检查和鉴定;组织内抗原的定性和定位研究;以及各种自身抗体的检测等。因此,可供检查的标本种类很多,包括各种细胞、细菌图片、组织印片或切片以及感染病毒的单层细胞等。近年来,随着一系列新仪器和新方法的建立,IFA 技术亦有很大改进和发展。荧光偏振免疫分析技术和流式细胞仪的日益推广应用,以及应用稀土元素(Eu^{3+})作为标记物建立的时间分辨荧光免疫分析(TRFIA)等方法,使免疫荧光分析技术的标准化、定量化和自动化进入一个崭新的阶段。下面着重介绍直接法和间接法两种方法,并以间接法 T 细胞亚群检测为例,以使读者对免疫荧光技术有所了解。

【实验目的】

1. 了解 T 淋巴细胞亚群检测的临床应用。
2. 理解荧光免疫染色技术检测 T 淋巴细胞的步骤。
3. 掌握间接免疫荧光法的原理。

【实验原理】

免疫荧光染色技术可分为直接荧光抗体法、间接荧光抗体法两种。

1. 直接法 即直接荧光抗体(一抗)于待检标本片上,经反应和洗涤后在荧光显微镜下观察。标本中如有相应抗原存在,即与荧光抗体特异性结合,在镜下可见有荧光的抗原-抗体复合物。此法是荧光抗体技术最简单和基本的方法。

2. 间接法　系根据抗球蛋白试验原理,用荧光物质标记的抗球蛋白抗体(简称二抗)。此法即将待测抗体(一抗)加到含有已知抗原的标本片上,作用一段时间后,洗去未结合的抗体。而后滴加标记抗体,此时二抗即可与结合在抗原上的一抗结合,形成抗原-抗体-二抗复合物,并显示荧光。如图 3-6,彩图 3-1 所示。

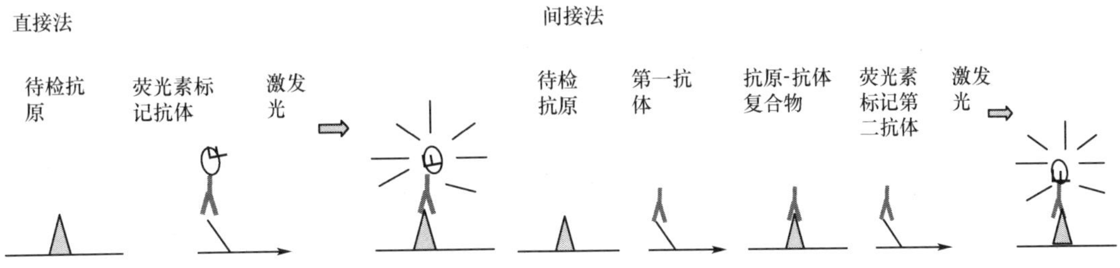

图 3-6　荧光免疫染色技术原理示意图

【实验器材】

1. 肝素抗凝血。
2. 淋巴细胞分层液　相对密度(1.077±0.001)g/L。
3. 鼠抗人 T 淋巴细胞 McAb(Ab_1) 抗 CD3、抗 CD4、抗 CD8。
4. 荧光标记羊抗鼠 IgG(Ab_2)。
5. 含 5%胎牛血清的 Hanks 液。
6. 试管、EP 管、吸管、离心管、离心机、荧光显微镜、载玻片、盖玻片等。

【实验方法】

1. 取肝素抗凝血 2ml,分离淋巴细胞,用含 5%胎牛血清的 Hanks 液配成 1.5×10^6 个细胞/ml 的淋巴细胞悬液。

2. 取 4 个 EP 管,每管加 100μl 淋巴细胞悬液,3000r/min 离心 10min。

3. 弃上清,每管加 CD3、CD4、CD8 的鼠抗人 McAb 各 25μl(1∶25 稀释),对照管加 Hank 液 25μl。混匀,4℃作用 30min。

1#管——CD3 McAb
2#管——CD4 McAb
3#管——CD8 McAb
4#管——含 5%胎牛血清的 Hanks 液(对照管)

4. 用含 5%胎牛血清的 Hanks 液洗涤 3 次,每次 1500r/min 离心 10min。

5. 弃上清,每管加 1∶20 荧光标记羊抗鼠 IgG 50μl,混匀,4℃避光作用 30min。

6. 同步骤 4。

7. 弃上清,每管加 20μl 含 5%胎牛血清的 Hanks 液,混匀,取一滴细胞悬液于载玻片,加盖玻片,荧光显微镜观察。

【实验结果】

在荧光显微镜下,细胞膜上发荧光的为阳性细胞。计数 200 个淋巴细胞,计算出各 T 淋巴细胞亚群的百分率。

T 淋巴细胞亚群参考值为:CD3 阳性 T 细胞 70%~80%、CD4 阳性 T 细胞 40%~60%、

CD8 阳性 T 细胞 20%~30%。

【注意事项】

1. 荧光标记抗体应置于4℃冰箱保存,避免反复冻融,使用前新鲜配制。
2. 荧光染色后一般在 1h 内完成,时间过长会使荧光减弱。
3. 各 T 淋巴细胞亚群的正常范围随各实验室的实验方法、条件的不同稍有不同。

实验四 胶体金免疫层析技术

胶体金免疫层析技术是将胶体金标记技术和蛋白质层析技术相结合的、以硝酸纤维素膜为载体的快速的固相膜免疫分析技术。该技术主要是将特异性的抗原或抗体以条带状固定在 NC 膜上,胶体金标记试剂吸附在结合垫上,当待测样品加到试纸条一端的样品垫上后,通过毛细作用向前移动,溶解结合垫上的胶体金标记试剂后相互反应,再移动至固定的抗原或抗体的区域时,待测物和金标试剂的复合物又与之发生特异性结合而被截留,聚集在检测带上,通过可目测的胶体金标记物得到直观的显色效果。本法除层析条装置外,不需要任何仪器设备。

目前该技术已经在临床医学检验广泛应用,如激素(HCG、LH 等),传染病病原的抗体和抗原(甲型肝炎病毒、乙型肝炎病毒、丙型肝炎病毒、人类免疫缺陷病毒、乙型脑炎病毒、流感病毒等),性病(梅毒螺旋体、淋球菌等),细菌(结核分枝杆菌、沙门菌等),寄生虫(弓形虫、包虫、血吸虫等),肿瘤标记物(甲胎蛋白、血清癌胚抗原等),心血管病检测标记物(血清心肌钙蛋白等)以及大麻,吗啡,二醋吗啡(海洛因)等。本实验以基于双抗夹心法的试纸条测定 HCG 为例。

【实验目的】

1. 了解胶体金制备原理以及胶体金技术在免疫学中的应用。
2. 熟悉胶体金免疫层析的实验原理。
3. 掌握胶体金免疫层析技术的操作过程。

【实验原理】

用胶体金标记技术,检测尿中有无 HCG。首先将鼠抗人 HCG 的单克隆抗体吸附在胶体金颗粒上(胶体金呈紫红色散在颗粒状,肉眼可见),将此标记的抗体松散地附着玻璃纤维上(胶体金致敏抗体)。鼠抗人 HCG(一抗)以及兔抗鼠 Ig(二抗)分别吸附在硝酸纤维膜上的检测线处及阳性对照线处。如图 3-7 所示。

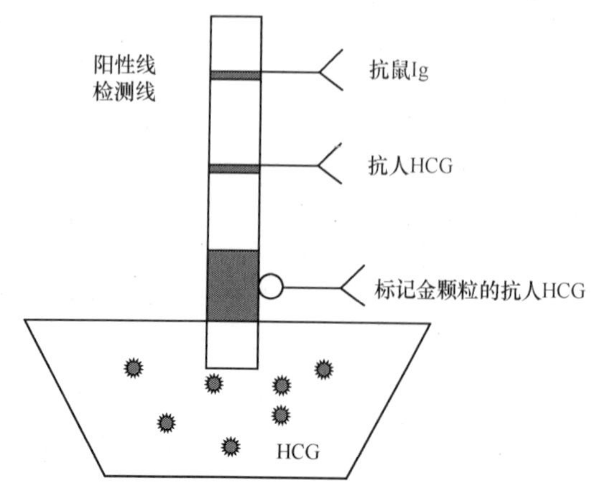

图 3-7 胶体金免疫层析技术原理示意图

当尿液通过毛细血管作用上行时,尿中的 HCG 与玻璃纤维上的抗 HCG 的胶体金发生致敏抗体结合,并且 HCG-抗 HCG-胶体金继续上行至检测线处,并与该处的抗 HCG 发生反应,形成双抗体夹心免疫复合物,抗体 Fc 段标有胶体金,即呈清晰的紫红色。未结合 HCG 的或已结合 HCG 的胶体金致敏抗体会继续上行,胶体金致敏抗体的鼠 Ig 与阳性对照线处的兔抗鼠 Ig 发生结合,固定致敏胶体金颗粒,形成一条清晰的紫红色线,即无论尿液中有无 HCG,在阳性对照线处均应出现清晰的紫红色线。

【实验器材】

1. 胶体金试纸条　为商品化的试剂,所用试剂全部为干试剂被组合在试纸条。

2. 样品　待测尿液和 HCG 阳性样品溶液。

【实验方法】

1. 将试剂条标记线一端浸入待测样品 2~5s 或在样品加入一定量的待测样品,平放在水平桌面上。

2. 室温下 5~15min,目测观察结果。

【实验结果】

1. 阳性　测试纸条出现两条紫红色反应线。

2. 弱阳性　测试纸条检测线的颜色弱于阳性对照线。

3. 阴性　测试纸条仅在阳性对照线处出现一条紫红色线。

4. 无效　测试纸条上阳性对照线处无紫红色线出现,说明测试条无效或其他原因的实验失败。如图 3-8 所示。

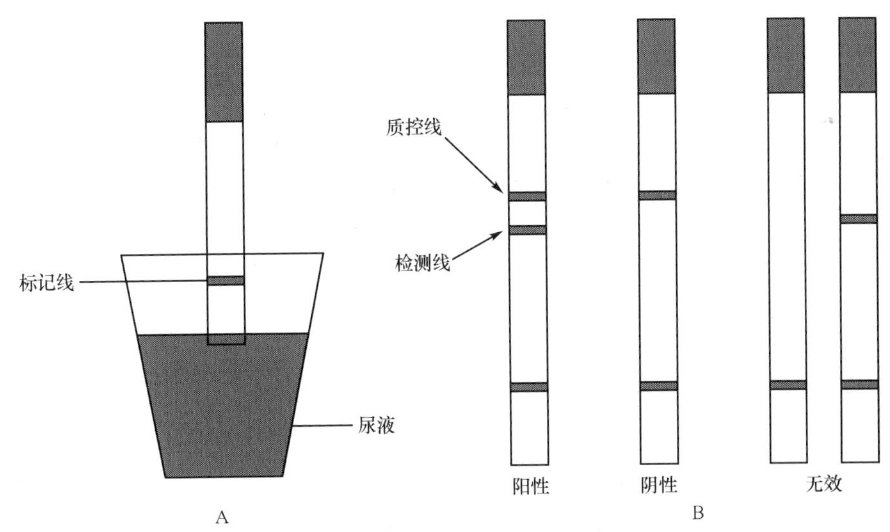

图 3-8　胶体金免疫层析试验操作及结果判断

【注意事项】

1. 试纸条虽然可在室温保存,但大批暂时不用的试纸条应该放在 4℃ 保存,以免抗体失效,从冰箱刚取出的试纸条则应待其恢复至室温,然后才打开密封,可避免反应线模糊不清。

2. 正确操作,避免给试剂带来污染。

3. 将试剂条插入样品中时,样品的液面不能超过试剂条的标记线。

实验五　斑点金免疫渗滤技术

斑点金免疫渗滤技术(dot immunogold filtration assay,DIGFA)是以硝酸纤维素膜(nitrocellulose filter membrane, NC)为固相载体，以胶体金作为示踪标记物，用于抗原抗体检测的一种免疫标记定性检测技术。最初由 Spielberg 等于 1989 年通过检测抗人类免疫缺陷病病毒(human immunodeficiency virus, HIV)建立。该法可以用肉眼观察直接进行判定，具有灵敏度高、简便、快速、经济、结果直观等特点，因而得到广泛的发展和应用。

【实验目的】

1. 了解斑点金免疫渗滤技术的基本原理及特点。
2. 掌握斑点金免疫渗滤技术的操作及应用。

【实验原理】

斑点金免疫渗滤技术是胶体金免疫技术与固相膜相结合的快速检测方法。DIGFA 渗滤装置及操作如图 3-9 所示。它以微孔滤膜为固相载体，其上包被已知的抗原或抗体，加入待测样本后，待测样本中的抗体或抗原与膜上包被的抗原或抗体结合，再通过胶体金标记物与之反应形成红色的可见斑点。整个实验在一个充满吸水填料的渗滤装置(塑料小盒)内完成，小盒分为底和盖，盖上一般有直径 0.5~0.8 cm 的小孔。小孔用于显露位于其下方的硝酸纤维素膜以判读结果。根据待测物的不同，可以选择不同的实验方法。如双抗夹心法用于检测抗原，间接法用于检测抗体等。反应一般需要 3~5 步，所需时间仅 3~15min。以下用大肠埃希菌的检测为例进行说明。如图 3-10，彩图 3-2 所示。

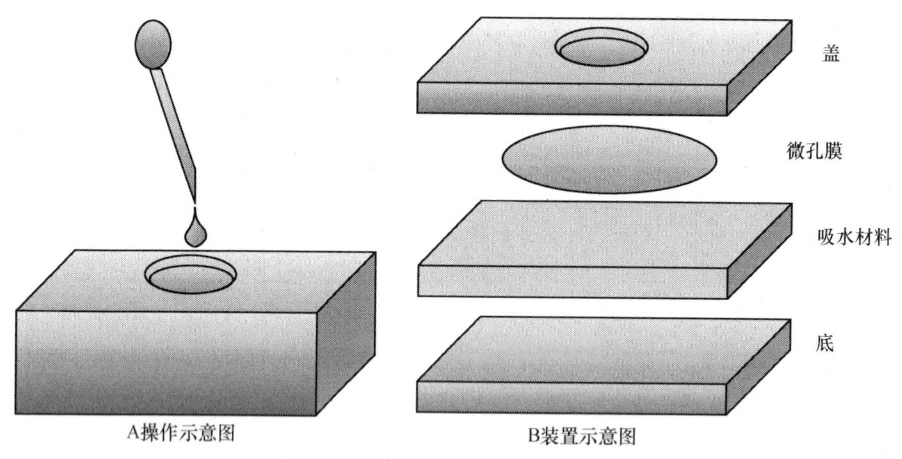

图 3-9　DIGFA 渗滤装置及操作示意图

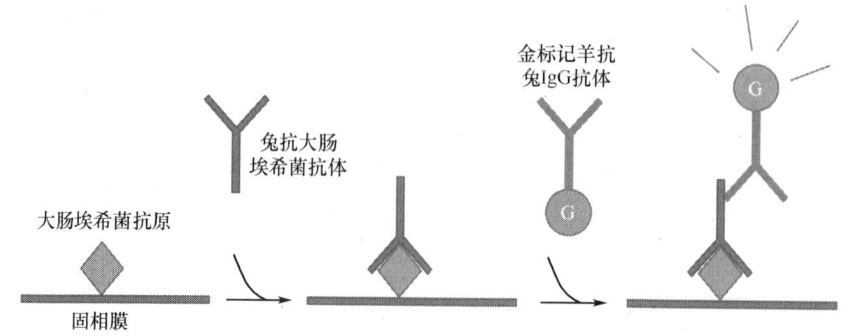

图 3-10　大肠埃希菌的 DIGFA 检测原理示意图

【实验器材】

氯金酸（$HAuCl_4 \cdot 4H_2O$）；枸橼酸三钠；碳酸钾；牛血清白蛋白（BSA）；洗涤液（含 0.05% Tween-20 的 0.01mol/L 的 PBS 缓冲液（pH 7.2））；塑料小盒；吸水垫料；大肠埃希菌；兔抗大肠埃希菌类脂 A 抗体；羊抗兔 IgG 抗体；硝酸纤维素膜等。

【实验方法】

1. 胶体金的制备　向一定浓度的金溶液内加入一定量的还原剂使金离子变成金原子，形成金颗粒悬液。最常用的制备方法为枸橼酸盐还原法：

（1）配制 0.01%的氯金酸溶液 100ml，加热至沸腾。

（2）搅拌下快速准确地加入 1%枸橼酸三钠水溶液 1.6ml 进行还原。

（3）继续加热煮沸一定时间，此时可观察到淡黄色的氯金酸溶液在枸橼酸三钠加入后很快变灰色，继而转成黑色，随后逐渐稳定成红色，全过程 2~3min。

（4）冷却至室温后加蒸馏水恢复至原体积。

2. 免疫金的制备　免疫金是指胶体金与抗原（抗体）的结合物。胶体金颗粒在弱碱性环境中带负电荷，可与蛋白质分子的正电荷基团因静电吸附而形成牢固结合。这种结合是静电结合，不影响蛋白质的生物特性。

（1）用 0.2mol/L 的 K_2CO_3溶液调节胶体金溶液至 pH 9.0。

（2）在快速搅拌下，以体积比为 1/50 的羊抗兔 IgG/胶体金比例加入适量的羊抗兔 IgG，搅拌 15min。

（3）加入质量终浓度为 1%的 BSA，继续搅拌 5min。

（4）20000r/min 离心 1h，小心吸去上清液。

（5）将沉淀悬浮于含 0.5% PEG20000 的 PBS 缓冲液中，恢复至原体积后再离心。如此洗涤 2~4 次，以彻底除去未结合的蛋白质。

（6）沉淀用 0.5% PEG20000 的 PBS 缓冲液稀释，4℃冰箱保存备用。

3. 大肠埃希菌的检测

（1）大肠埃希菌的制备：将培养过夜的大肠埃希菌灭活、离心、计数，制备成 1.0×10^7 个/ml 的大肠埃希菌悬液。

（2）点样：取 2μl 抗原点在 NC 膜表面中央形成斑点，室温下自然干燥，43℃温育 1 h，同时以溶剂作空白对照。

（3）封闭：将渗滤装置平放于实验台面上，于小孔内滴加 4μl 的 1% BSA 溶液进行封闭，室温干燥。

（4）加特异性一抗：加入兔抗大肠埃希菌抗体 20μl，完全渗滤后，用洗涤液 100μl 冲洗。

（5）加金标二抗：于小孔内加入金标羊抗兔 IgG 抗体 100μl，待完全渗入。

【实验结果】

5min 内在膜中央显示清晰的淡红色或红色斑点者判为阳性，反之为阴性。斑点呈色的深浅相应地提示阳性强度。

【注意事项】

1. 胶体金的配制　金颗粒的大小关系到检测信号的强度，但是随着金颗粒直径的增大，又增加了生物大分子与金颗粒结合的空间位阻。胶体金制备中加入还原剂浓度越高所合成的胶体金颗粒就越小。质量较好的胶体金在日光下观察清亮透明，并且经分光光度计检测为单一吸收峰。胶体金在配制时要注意：

（1）玻璃器皿必须彻底清洗，最好是经过硅化处理的玻璃器皿，或用第一次配制的胶体金稳定的玻璃器皿，再用双馏水冲洗后使用。否则影响生物大分子与金颗粒结合和活化后金颗粒的稳定性，不能获得预期大小的金颗粒。

（2）试剂配制必须保持严格的纯净，所有试剂都必须使用双馏水或三馏水并去离子后配制，或者在临用前将配好的试剂经超滤或微孔滤膜（0.45μm）过滤，以除去其中的聚合物和其他可能混入的杂质。

（3）配制胶体金溶液的 pH 原则上选择待标记蛋白质的等电点，也可略为偏碱性。

（4）氯金酸的质量要求上乘，杂质少。

（5）氯金酸配成 1%水溶液在 4℃可保持数月稳定，由于氯金酸易潮解，因此在配制时，最好将整个小包装一次性溶解。

2. 抗原（或抗体）的浓度的选择　包被 NC 膜所用抗原（或抗体）的量直接影响到检测的敏感性，适度提高包被蛋白的浓度可提高检测的敏感性，但要避免前带现象或钩状效应的发生。

3. 膜的处理　在抗原（或抗体）与膜结合后还要进行处理，主要有：

（1）干燥或烘干：使抗原（或抗体）能够维持免疫反应活性并与膜牢固结合。充足的干燥与整个试验的稳定性密切相关。

（2）封闭剂的使用：封闭剂能够将膜上未结合位点封闭以防非特异性吸附，常用的封闭剂有各种蛋白质，如凝胶、脱脂奶粉、干酪素、BSA；人工多聚物如聚维酮（PVP）、聚乙烯醇（PVA）、聚乙二醇（PEG）以及表面活性剂如 Tween-20、Triton X-100。

【思考题】

1. 请指出 ELISA 测抗原和抗体各有什么方法？各种方法在操作上有什么异同？应用有什么异同？

2. 免疫印迹试验应注意哪些事项？免疫印迹技术有哪些临床应用？

3. 如何用间接免疫荧光法检测 T 淋巴细胞亚群？

4. 胶体金免疫层析试验类型方法学有哪些类型？

5. 胶体金免疫层析技术用于检测时应该注意哪些事项？

6. 酶联免疫吸附试验（ELISA）与斑点金免疫渗滤试验的异同点？

7. 斑点金免疫渗滤试验与斑点金免疫层析试验有何不同？

（曾　浩）

第四章　免疫细胞分离技术

实验一　外周血单个核细胞分离

人外周血单个核细胞(peripheral blood mononuclear cells，PBMC)包括淋巴细胞和单核细胞，PBMC是免疫学实验最常用的细胞，也是分离纯化T、B细胞的重要环节，因此，进行许多免疫学实验的前提条件是获取高纯度、高活性的PBMC。PBMC中各种细胞的大小、密度、形态均存在差异，借助这些差异可将不同的细胞分离，本次试验主要介绍最常用的聚蔗糖-泛影葡胺(Ficoll-Hypaque)密度梯度离心法。

【实验目的】

1. 熟悉免疫细胞分离的常用方法。
2. 掌握聚蔗糖-泛影葡胺(Ficoll-Hypaque)密度梯度离心法分离外周血单个核细胞的实验原理、操作方法及注意事项。

【实验原理】

外周血中单个核细胞(淋巴细胞和单核细胞)的相对密度与红细胞、粒细胞及血小板不同，介于1.075~1.090之间，红细胞及粒细胞在1.092左右，血小板在1.030~1.035之间。因而可利用一种相对密度介于1.075~1.092之间而近于等渗的溶液作密度梯度离心，不同相对密度的细胞在分离液中将呈不同的梯度分布。

市售的淋巴细胞分离液由聚蔗糖(Ficoll)和泛影葡胺(Hypaque)按一定比例混合而成，分子量大而无化学活性，20℃时相对密度为1.075~1.077，与单个核细胞的相近，通过离心，单个核细胞位于分离液上层，而红细胞与粒细胞沉于管底，从而将单个核细胞分离出来。

【实验器材】

1. 聚蔗糖-泛影葡胺分离液(商品名为淋巴细胞分离液)　相对密度为1.075~1.077。
2. 200U/ml肝素溶液。
3. 5g/L台盼蓝染液。
4. Hanks液(无Ca^{2+}、Mg^{2+}，pH 7.2~7.4)，含10%小牛血清(BSA)的RPMI 1640细胞培养液。
5. 其他　注射器、刻度离心管、吸管、滴管、血细胞计数板、水平离心机、显微镜等。

【实验方法】

1. 抽取静脉血2ml，去掉针头后注入含肝素的无菌试管中摇匀，先作白细胞计数，加入等量的Hanks液稀释血液，混匀备用。
2. 取淋巴细胞分离液2ml于无菌离心管内，用吸管吸取3~4ml稀释血液沿管壁缓缓加入到分层液上，形成一清晰界面，注意避免冲散界面。稀释血液与分层液的体积比例为

2∶1~3∶1为宜。

3. 将试管置于水平离心机中,2000r/min 离心 20min。离心结束后,小心取出试管,可见管内液体分为四层,最上层为血浆层(内含血小板);第二层为乳白色混浊的淋巴细胞层;第三层为分离液层;最下层为红细胞和粒细胞层(图 4-1,彩图 4-1)。

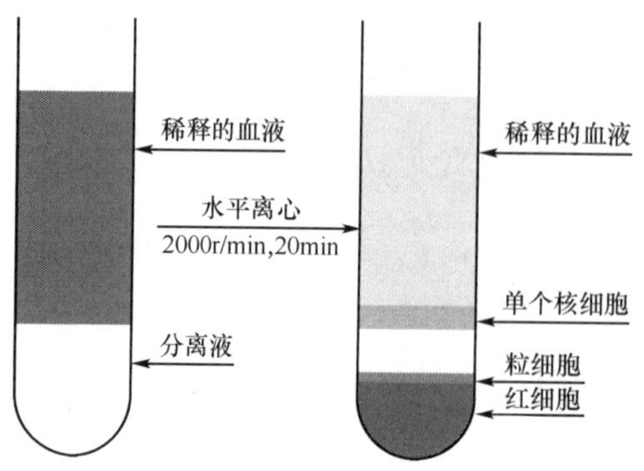

图 4-1 Ficoll 分离液分离单个核细胞示意图

4. 吸取单个核细胞有两种方法,一是先用毛细吸管将血浆层吸去后再吸取单个核细胞;二是用毛细吸管轻轻插到白膜层,沿试管壁吸取单个核细胞。将吸取的单个核细胞置于另一试管中。

5. 加入 5 倍体积的 Hanks 液,混匀后离心(1500r/min 离心 10min),弃上清后,沉淀用 Hanks 液再洗涤两次。

6. 弃上清,加入含 10% BSA 的 RPMI 1640 细胞培养液使细胞重悬。

7. 取 0. 1ml 细胞悬液置血细胞计数板内计数,计算单个核细胞的回收率。

8. 取 1 滴细胞悬液置于载玻片上,加入 1 滴台盼蓝染液混匀,盖上盖玻片,在显微镜下观察,检测细胞活力。

【实验结果】

细胞活力检测:台盼蓝不能通过活细胞的完整细胞膜,因此活细胞不着色,折光性强;死亡细胞的细胞膜通透性增加,染液可进入死亡细胞内使其呈蓝色。

【实验计算】

1. 细胞计数

淋巴细胞总数=四个大方格的淋巴细胞总数/4×10^4×稀释倍数×细胞悬液量(ml)

2. 淋巴细胞纯度(%)=分离后淋巴细胞总数/分离后细胞总数×100%

3. 单个核细胞回收率

细胞回收率(%)=(分离后细胞悬液毫升数×每毫升悬液单个核细胞数)/(原全血毫升数×每毫升全血单个核细胞数)×100%

4. 细胞活力检测 计数 200 个淋巴细胞,计算活细胞百分率。

活细胞百分率=活细胞数/总细胞数×100%

用本方法分离淋巴细胞,纯度在 90%以上,细胞回收率达 80%~90%,活细胞百分率在 95%以上。

【注意事项】

1. 抽取人外周血时应注意无菌操作,分离液启封后应置 4℃保存,避免微生物的污染。

2. 操作应轻柔，细胞悬液应混匀，整个操作过程应尽量短时间完成，以免死亡细胞数增加。

3. 将血液稀释可降低血液的黏稠度，可提高单个核细胞的获得量。

4. 将稀释的血液加入分层液时，动作一定要轻缓，避免冲散分层液面而影响分离。

5. 用淋巴细胞分离液分离 PBMC 时，离心机转速的增加与减少要均匀、平稳，以免冲散界面。

6. 在收集单个核细胞时，沿管壁轻轻旋转吸取细胞，要求操作者手法要轻、稳、准。

7. 温度变化会影响分层液的相对密度，故应在室温（18~25℃）下进行实验，温度过低，淋巴细胞丢失过多，温度过高，影响淋巴细胞活性。分层液应避光 4℃保存，使用前应预温至室温，混匀后使用。

实验二 外周血 T、B 细胞的分离

淋巴细胞包括 T 细胞、B 细胞及 NK 细胞，根据这些细胞的表面标志及功能的不同，建立了许多分离纯化技术。目前常用的分离方法有 E 花环分离法、免疫磁珠分离法、尼龙毛柱分离法、补体细胞毒法、流式细胞仪分离法等。本次试验主要介绍 E 花环分离法及免疫磁珠分离法。

【实验目的】

1. 熟悉 T、B 细胞分离的常用方法。

2. 掌握采用 E 花环分离法及免疫磁珠分离法分离 T、B 细胞的实验原理、操作方法及注意事项。

3. 掌握 E 花环形成试验的结果观察。

一、E 花环形成试验

【实验原理】

外周血 T 细胞表面具有绵羊红细胞（SRBC）受体，即 E 受体，T 细胞与 SRBC 在体外一定条件下能直接结合形成 E 花环，而 B 细胞应没有 E 受体，故不能形成 E 花环。据此特性可将 T 细胞与 B 细胞分离开来。由于 T 细胞对 SRBC 的亲和力不同，将 T 细胞与 SRBC 在 4℃放置 2h 以上所形成的花环数代表 T 细胞总数，称为总 E 花环（Et 花环）；若将 T 细胞与 SRBC 混合后不经 4℃作用立即反应形成的花环称为活性花环（Ea 花环）。

【实验器材】

同第六章实验一：T 细胞数量检测（E 花环形成试验）。

【实验方法】

同第六章实验一：T 细胞数量检测（E 花环形成试验）。

【实验结果】

同第六章实验一：T 细胞数量检测（E 花环形成试验）。

【注意事项】

同第六章实验一：T 细胞数量检测（E 花环形成试验）。

二、免疫磁珠分离法

【实验原理】

免疫磁珠是包被有抗原(或抗体)的磁性微粒,与待测样品中相应的抗体(或抗原)特异性结合,可作为免疫反应的载体,包括直接法和间接法。直接法是将特异性抗体与磁性微粒交联,形成免疫磁珠(IMB),IMB与表达相应膜表面标志的细胞结合,用强磁场分离磁珠结合细胞与磁珠未结合细胞,从而对特定细胞进行分离。间接法是用羊(或兔)抗鼠IgG抗体包被磁性微粒,可与任何已结合鼠源性单克隆抗体的细胞结合,从而对细胞进行分离。本实验根据T淋巴细胞具有膜表面标志CD3分子,T细胞通过CD3分子与鼠抗人CD3单克隆抗体结合,然后与包被有羊抗鼠IgG的免疫磁珠结合,从而将T淋巴细胞分离出来。

【实验器材】

1. 包被羊抗鼠IgG免疫磁珠(市售)。
2. 鼠抗人CD3单克隆抗体(市售)。
3. 淋巴细胞分离液。
4. 磷酸缓冲液(PBS)。
5. 含1%小牛血清(BSA)的PBS(pH 7.2)。
6. 木瓜蛋白酶。
7. 5g/L台盼蓝染液。
8. 其他　磁性细胞分离器、旋涡振荡器、离心管、吸管等。

【实验方法】

1. 配制淋巴细胞悬液　吸取淋巴细胞层(见本章实验一)置一离心管中,用含1% BSA的PBS液洗涤2~3次,每次1000r/min离心5min,弃上清,沉淀细胞用1% BSA的PBS配制成1×10^7/ml。

2. 取淋巴细胞悬液0.1ml置于一离心管中,加入0.1ml鼠抗人CD3单克隆抗体4℃孵育30min。用1% BSA的PBS洗涤两次,每次1500r/min离心5min,弃上清,加入0.1ml 1% BSA的PBS重悬沉淀细胞。

3. 在重悬沉淀细胞中加入0.1ml羊抗鼠IgG免疫磁珠,4℃孵育10~15min,注意轻轻旋转离心管以促进复合物与磁珠均匀结合。

4. 在离心管中加入1ml 1% BSA的PBS,混匀后置于磁性细胞分离器上2min,磁珠将被磁力吸附于管壁,吸取液体置另一离心管,加入1ml 1% BSA的PBS,混匀后再置于磁性细胞分离器上2min,磁珠将被磁力吸附于管壁,再吸取液体重复1次,吸弃液体后,将吸附了磁珠的3只离心管离心(500r/min,5~10min),分别加入1ml 1% BSA的PBS,在旋涡振荡器上混匀2s后旋转混匀30min,将3只离心管的液体吸至另一离心管。

5. 在该离心管中加入3ml木瓜蛋白酶,旋涡混匀2s,轻轻旋转混匀30min后,木瓜蛋白酶作用于鼠抗人CD3单克隆抗体Fab段与Fc段的连接处,将其切断,借此使细胞与羊抗鼠IgG免疫磁珠解离下来。将离心管置于磁性细胞分离器上2min,磁珠将被磁力吸附于管壁,而结合了鼠抗人CD3单克隆抗体的T淋巴细胞分布于液体中,吸取液体到新的离心管中,再次将离心管置于将离心管置于磁性细胞分离器上,反复3次后,磁珠将被吸附到管壁中,吸取液体到离心管中,加入3ml 1% BSA的PBS 500r/min离心5~10min,吸弃上清,沉淀加入 1ml 1% BSA 的 PBS 重悬细胞。

6. 取 1 滴细胞悬液置于载玻片上，加入 1 滴台盼蓝染液混匀，盖上盖玻片，在显微镜下观察，检测细胞活力。

【实验结果】

1. T 淋巴细胞纯度检测　在流式细胞仪上检测（实验见免疫自动化检测技术）。

2. 细胞活力检测　台盼蓝不能通过活细胞的完整的细胞膜，因此活细胞不着色，折光性强；死亡细胞的细胞膜通透性增加，染液可进入死亡细胞内使其呈蓝色。

【实验计算】

细胞活力检测：计数 200 个 T 淋巴细胞，计算活细胞百分率。

活细胞百分率＝活细胞数/总细胞数×100%

用本方法分离 T 淋巴细胞，纯度在 90%以上，活细胞百分率在 95%以上。

【注意事项】

1. 不同厂家生产的磁珠的大小、性能不同，如小磁珠，可用具有较大接触面的分离柱分选；中号或较大的磁珠，因磁力大，不用分离柱，普通离心管加上分离器就可与分离细胞，因此应选择大小、磁力合适的磁珠进行分离。

2. 如果分离的细胞要进行培养，全过程应在超净台中完成。

3. 上磁性细胞分离器前，应充分混匀细胞，打散细胞团块。

4. 每次用滴管吸取液体时，应将滴管伸至管底，避免将已吸附的磁珠脱离管壁。

5. 淋巴细胞悬液与鼠抗人 CD3 单克隆抗体及与免疫磁珠结合时，应在低温 4℃进行，温度过高，时间过长会增加非特异结合。

实验三　外周血中性粒细胞分离

【实验目的】

1. 熟悉外周血中性粒细胞分离的常用方法。

2. 掌握 Ficoll-Hypaque 密度梯度离心法与右旋糖酐沉降法分离外周血中性粒细胞的实验原理、操作方法及注意事项。

一、Ficoll-Hypaque 密度梯度离心法

【实验原理】

密度梯度离心法是根据细胞自身密度的差别来分离各种细胞。外周血中红细胞及粒细胞相对密度介于 1.092~1.110 之间，淋巴细胞和单核细胞的相对密度介于 1.075~1.090 之间，血小板在 1.030~1.035 之间。因而可利用一种相对密度介于 1.075~1.092 之间而近于等渗的溶液作密度梯度离心，不同密度的细胞在分离液中将呈不同的梯度分布，从而将各种血细胞分离出来。Ficoll-Hypaque 是目前市售的主要细胞分离液，20℃时相对密度为 1.075~1.077，通过离心，血液应该分为 6 层：血浆、单核细胞层、分离液、中性粒细胞、其余的分离液、红细胞沉淀层，从而将中性粒细胞分离出来。

【实验器材】

1. 中性粒细胞分离液（市售）　相对密度为 1.077。

2. 淋巴细胞分离液。

3. 200U/ml 肝素溶液。

4. 5g/L 台盼蓝染液。

5. Hanks 液，含 10%小牛血清(BSA)的 RPMI 1640 细胞培养液。

6. 其他　注射器、刻度离心管、吸管、滴管、血细胞计数板、水平离心机、显微镜等。

【实验方法】

1. 抽取静脉血 2ml，去掉针头后注入含肝素的无菌试管中摇匀，先作白细胞计数，加入等量的 Hanks 液稀释血液，混匀备用。

2. 取中性粒细胞分离液 2ml 于无菌离心管内，用吸管吸取 2ml 稀释血液沿管壁缓缓加入到分层液上，形成一清晰界面，注意避免冲散界面。

3. 将试管置于水平离心机中，500r/min 离心 10min，离心结束后，小心取出试管，血液此时应该分为 6 层：血浆、单核细胞层、分离液、中性粒细胞、其余的分离液、红细胞沉淀层。

4. 用吸管吸取单核细胞层、分离液、中性粒细胞、其余的分离液置另一离心管内，加入 Hanks 液，混匀后 1000r/min 离心 10min，吸弃上清，沉淀用 2ml Hanks 液重悬细胞。

5. 在另一离心管中加入 2ml 淋巴细胞分离液，将混匀的细胞悬液轻轻叠加在淋巴细胞分离液上，形成一清晰界面，注意避免冲散界面。

6. 将离心管置于水平离心机中，2000r/min 离心 20min。离心结束后，小心取出离心管，沉于管底的即为中性粒细胞。吸取该层细胞置另一离心管内，加入 5 倍体积的 Hanks 液，混匀后 1500r/min 离心 10min，弃上清后，沉淀用 Hanks 液再洗涤两次。弃上清，加入含 10% BSA 的 RPMI 1640 细胞培养液使细胞重悬。

7. 取 0. 1ml 细胞悬液置血细胞计数板内计数，计算中性粒细胞的回收率。

8. 取 1 滴细胞悬液置于载玻片上，加入 1 滴台盼蓝染液混匀，盖上盖玻片，在显微镜下观察，检测细胞活力。

【实验结果】

细胞活力检测：台盼蓝不能通过活细胞的完整的细胞膜，因此活细胞不着色，折光性强；死亡细胞的细胞膜通透性增加，染液可进入死亡细胞内使其呈蓝色。

【实验计算】

1. 细胞计数

中性粒细胞总数＝四个大方格的中性粒细胞总数/4 $\times 10^4\times$稀释倍数×细胞悬液量(ml)

中性粒细胞纯度(%)＝分离后中性粒细胞总数/分离后细胞总数×100%

2. 中性粒细胞回收率

细胞回收率(%)＝(分离后细胞悬液毫升数×每毫升悬液中性粒细胞数)/(原全血毫升数×每毫升全血中性粒细胞数)×100%

3. 中性粒细胞活力检测　计数 200 个中性粒细胞，计算活细胞百分率。

活细胞百分率＝活细胞数/总细胞数×100%

用本方法分离中性粒细胞，纯度在 90%以上，细胞回收率达 90%以上，活细胞百分率在 90%以上。

【注意事项】

1. 分离液启封后应置 4℃保存避免微生物的污染，细胞分离液从冰箱取出后，不可立即使用，需待溶液温度升至室温时，摇匀后使用。

2. 将血液稀释可降低血液的黏稠度，可提高细胞的获得量。

3. 将稀释的血液加入分层液时，动作一定要轻缓，避免冲散分层液面而影响分离。

4. 用中性粒细胞分离液分离细胞时，要低速离心。离心后若分层不明显，需要重复离心，否则会导致分离的细胞不纯。

5. 温度变化会影响分层液的密度，故应在室温（18~25℃）下进行实验。

二、右旋糖酐沉降法

【实验原理】

人外周血中红细胞与白细胞的比例约为（600~1000）：1，两种细胞相对密度不同，其沉降速度也不同。红细胞的沉降与红细胞的聚集性密切相关，某些高分子聚合物如右旋糖酐（dextran）、明胶、聚乙烯吡咯烷酮（PVP）等可使红细胞凝集成串，加速其沉降，使之更易与白细胞分离。本试验主要介绍右旋糖酐沉降法分离中性粒细胞。

【实验器材】

1. 右旋糖酐溶液　选用大分子量右旋糖酐（dextran，分子量 7 万~40 万），用生理盐水配成 6%右旋糖酐溶液。

2. 200U/ml 肝素溶液。

3. 中性粒细胞分离液。

4. Hanks 液（无 Ca^{2+}、Mg^{2+}，pH 7.2~7.4），含 10%小牛血清（BSA）的 RPMI 1640 细胞培养液。

5. 1.8%NaCl 溶液，蒸馏水。

6. 其他　注射器、刻度离心管、吸管、滴管、血细胞计数板、水平离心机、显微镜、水浴箱等。

【实验方法】

1. 抽取静脉血 2ml，去掉针头后注入含肝素的无菌试管中摇匀，先作白细胞计数。加入 2ml 6%右旋糖酐溶液混匀。

2. 将试管在室温或 37℃水浴箱直立静置 30~60min，沉降红细胞。可见血液分为三层，上层为淡黄色血浆，底层为红细胞，中间是乳白色的白细胞层。

3. 于一试管中加入 2ml 中性粒细胞分离液，用吸管吸取乳白色的白细胞层轻轻叠加于中性粒细胞分离液上，保持清晰界面。将试管置于水平离心机中，500r/min 离心 10min，离心结束后，小心取出试管，底层为中性粒细胞与少量红细胞。

4. 吸弃上清，加入 Hanks 液洗涤，1000r/min 离心 10min，弃上清加入 1ml Hanks 液重悬沉淀。

5. 沉淀细胞中含有少量红细胞，加入 1ml 蒸馏水后轻轻振荡 30s，待红细胞低渗裂解后，加入 1.8% NaCl 溶液调至等渗。加入 5 倍体积的 Hanks 液洗涤，1000r/min 离心 10min，吸弃上清，反复洗涤两次，弃上清，沉淀加入 10% BSA 的 RPMI 1640 细胞培养液使细胞重悬。

【实验结果】

结果观察同 Ficoll-Hypaque 密度梯度离心法。

【实验计算】

结果计算同 Ficoll-Hypaque 密度梯度离心法。

用本方法分离中性粒细胞,细胞纯度与细胞回收率低于 Ficoll-Hypaque 密度梯度离心法,纯度在 85%~90%,细胞回收率 80%~85%,活细胞百分率在 90%以上。

【注意事项】

1. 用右旋糖酐沉降红细胞时,也会使少量白细胞一起沉降下去,所以用本法分离中性粒细胞的回收率低于其他方法。

2. 将白细胞层加入分层液时,动作一定要轻缓。

3. 温度变化会影响分层液的密度,故应在室温(18~25℃)下进行实验。

【思考题】

1. Ficoll- Hypaque 分离法分离 PBMC 的原理是什么?分离时有哪些注意事项?

2. 常用的分离外周血 T、B 细胞的方法有哪些?简述免疫磁珠法分离 T 淋巴细胞的原理。

3. 简述 E 花环形成试验的原理。

4. 常用的分离外周血中性粒细胞的方法有哪些?简述右旋糖酐沉降法的原理。

(周 艳)

第五章　固有免疫功能检测

实验一　中性粒细胞趋化功能测定

趋化功能是指具有趋化作用的细胞如中性粒细胞、单核-吞噬细胞和淋巴细胞等在趋化因子的作用下产生的定向运动，趋化功能检测可反映细胞的趋化能力和趋化活性。具有趋化作用的物质称为趋化剂，如微生物的细胞成分和某些补体裂解片段（C3a、C5a）等。测定细胞趋化功能的方法有多种，常用的方法有两种，即琼脂糖平板法和滤膜渗透法（Boyden 小室法）。本实验以中性粒细胞为例介绍细胞趋化功能的检测方法。

一、琼脂糖平板法

【实验目的】

1. 掌握琼脂糖平板法检测中性粒细胞趋化功能的原理。
2. 熟悉琼脂糖平板法检测中性粒细胞趋化功能的实验方法及应用。

【实验原理】

琼脂糖平板法是将含小牛血清的 1%琼脂糖倾倒在载玻片上制成凝胶平板，按图 5-1 打 A、B、C 三个等距离的孔，中央孔（B 孔）加中性粒细胞悬液，两侧孔分别加趋化因子（A 孔）和对照培养液（C 孔），37℃温育一定时间后固定、染色，分别测量中性粒细胞向两侧孔移动的距离，计算趋化指数，从而判断中性粒细胞的趋化能力。

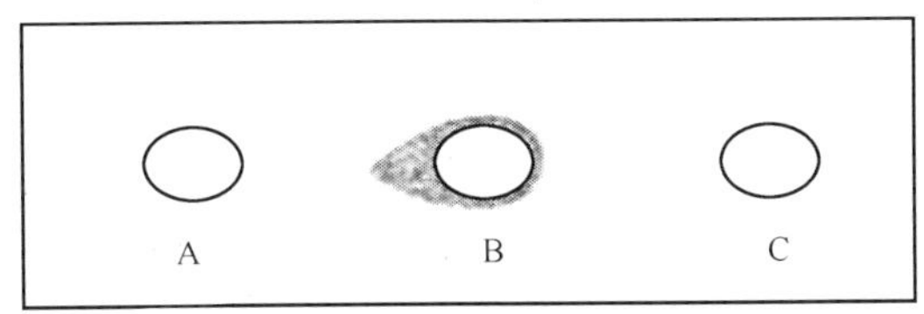

图 5-1　中性粒细胞趋化运动示意图

【实验器材】

1. 试剂　3×10^5个/ml 中性粒细胞悬液、趋化因子、琼脂糖、甲醇、37%甲醛、Giemsa 染色液、蒸馏水等。

2. 器材　洁净载玻片、打孔器、微量移液器、吸头、水浴箱、CO_2培养箱、显微测微器等。

【实验方法】

1. 制备琼脂糖平板　将 0.18g 琼脂糖加入 10ml 蒸馏水中，煮沸融化，置 50℃水浴槽中保温。取 10ml 融化的琼脂糖加 10ml 细胞培养液，于 50℃水浴槽中混匀倒板，室温放置 30min 自然凝固。

2. 打孔　用打孔器在琼脂糖凝胶板上打孔，孔径 3mm，孔间距 2～3mm，置于 37℃、5%

CO_2培养箱中预温。

3. 趋化实验 取10μl $3×10^5$个/ml中性粒细胞悬液加入琼脂糖凝胶板的中央孔,左侧孔内加10μl趋化因子,右侧孔内加10μl对照培养液,将平板放入湿盒内,37℃、5% CO_2条件下温育4~8h。待孔中液体干后用甲醇固定30min,小心移去琼脂糖层,琼脂糖膜用Giemsa染色,显微测微器测量中性粒细胞由中央孔向左侧孔的移动距离A,和向右侧孔移动的距离B,计算趋化指数。

【实验结果】

趋化指数$=A/B$

【注意事项】

1. 为使结果有较好的可比性和可重复性,需进行预实验摸索出最佳的细胞浓度和趋化剂浓度。

2. 琼脂糖凝胶板打孔时孔间距应均匀一致。

3. 凝胶染色透明的过程中应注意不能损坏凝胶。

二、滤膜渗透法(改良Boyden小室法)

【实验目的】

1. 掌握改良Boyden小室法检测中性粒细胞趋化功能的原理。

2. 熟悉改良Boyden小室法检测中性粒细胞趋化功能的方法。

【实验原理】

趋化小室为一具有特殊装置的小盒,盒中以一片3~5μm孔径的微孔滤膜将其分为上下两室。上室中加中性粒细胞悬液,下室加趋化因子。在趋化因子的作用下上层小室中的中性粒细胞向下层小室迁移,穿过滤膜微孔进入滤膜内,滤膜经固定、干燥、染色、脱色等步骤,计数下层膜面的迁移细胞数即可测出趋化因子的趋化活性或中性粒细胞的趋化能力。

【实验器材】

1. 趋化剂 趋化因子如IL-18以无血清RPMI 1640培养液做适当稀释,也可用大肠埃希菌培养物作为趋化剂。

2. 中性粒细胞悬液 中细粒细胞悬液以RPMI 1640培养液调整浓度至$3×10^5$个/ml备用。

3. 试剂 70%甲醇、瑞氏或Giemsa染色液、无血清RPMI 1640培养液等。

4. Boyden小室、微量移液器、吸头、显微镜等。

【实验方法】

1. 准备下层小室并注入趋化因子

(1)将Boyden小室底层板平放于台面上,将经RPMI 1640培养液连续10倍系列稀释的趋化因子加入孔中,每孔25μl,使液面稍微隆起,阴性对照孔加RPMI 1640培养液,每一样品均设三个复孔,所用试剂在使用前需经37℃预温,可避免加样时出现气泡。

(2)将适当孔径的滤膜取出,将其左上角剪去一个小角,并将滤膜光泽的一面朝向趋化因子盖在孔上,使滤膜中间部分最先接触小室液面,滤膜与小室液面完全接触,不应有气泡,也不能使各孔中的液体互相流通。依次铺上硅胶垫,装上上层板,用固定器夹紧。

2. 加入细胞　将 3×10^5个/ml 中性粒细胞悬液加入上层板孔中，每孔 50μl，避免出现气泡，因气泡妨碍细胞移动。各孔注入细胞后覆盖 25mm×80mm 的载玻片，使全部 48 孔都覆盖到。

3. 孵育　将小室置于 37℃、5% CO_2培养箱中，孵育 30min，诱导细胞趋化运动。

4. 染色　取出小室，松开固定器，将小室倒置在预先准备好的纸垫上，取出滤膜。此时迁移细胞位于滤膜朝上的一面，此面称为细胞面，另一面称为非细胞面，将事先切下一角的滤膜一边用大夹子固定，另一侧用小夹子夹好。在盛有 PBS 缓冲液的平皿中沾湿非细胞面，细胞面不能接触 PBS。在橡皮刮上刮去非细胞面的细胞，靠近大夹子处的滤膜先接触细胞刮，再与细胞刮呈 30°角的方向上轻拉，重复 2 次。小心地将滤膜浸入 70%甲醇中，室温固定 10min，取出，塑料夹夹住，自然干燥。将干燥后的滤膜进行瑞氏或 Giemsa 染色，显微镜下观察。

【实验结果】

1. 在染过色的滤膜上划线成格状，用低倍镜确认移动细胞后，换用高倍镜观察，每孔随机选择 5 个视野，累积细胞数，求得 3 个复孔的平均值，作为该稀释度趋化因子趋化的细胞数。同样方法计数对照孔趋化的细胞数。

2. 计算趋化指数(chemotactic index，CI)　实验孔趋化细胞数与阴性对照孔趋化细胞数的比值即为 CI。

【实验计算】

趋化指数=实验组细胞数/阴性对照组细胞数

【注意事项】

1. 实验前要通过预实验确定最适宜的细胞浓度和趋化剂浓度。

2. 加样时避免产生气泡，放膜时要对准位置，不要过多调整，因易发生样品间的交叉污染。洗膜时注意不要把细胞面和非细胞面弄反。

3. 滤膜的孔径和材质应根据靶细胞的大小选择，中性粒细胞用 3μm 孔径的聚碳酸膜，趋化时间为 30min；单核细胞用 8μm 孔径的聚碳酸膜，趋化时间为 90min；黏附力弱的淋巴细胞用表面覆以明胶或纤黏素的 5μm 或 8μm PVPF 聚碳酸膜，以免淋巴细胞穿过滤膜后落入下室，趋化时间为 180min。

实验二　中性粒细胞吞噬杀菌功能测定

中性粒细胞是白细胞中数量最多的一种，占血液白细胞总数的 60%～70%，在固有免疫应答中发挥重要作用。中性粒细胞具有活跃的趋化和吞噬功能，当病原体在局部引起感染时，它们可迅速穿越血管内皮细胞进入感染部位，对入侵的病原体发挥吞噬杀伤和清除作用。通过检测中性粒细胞的吞噬杀伤功能可判断中性粒细胞的功能状态。

一、中性粒细胞吞噬功能检测

【实验目的】

1. 掌握中性粒细胞吞噬功能检测的实验原理。

2. 熟悉中性粒细胞吞噬功能检测的操作方法。

【实验原理】

中性粒细胞具有吞噬细菌和其他颗粒性异物的能力,在体外将中性粒细胞和细菌或其他颗粒性异物共同孵育后,显微镜下可观察到中性粒细胞内吞噬有细菌或其他颗粒性异物,计数吞噬有细菌或异物颗粒的中性粒细胞占所计数中性粒细胞的百分比和每个中性粒细胞平均吞噬的细菌或异物颗粒数,可反映中性粒细胞的吞噬功能。

【实验器材】

1. 白色葡萄球菌悬液 白色葡萄球菌接种于5ml肉汤培养基中,置37℃培养12h后计数;100℃水浴10min杀死细菌,用无菌生理盐水调整菌液浓度至6×10^8个/ml,置4℃备用。

2. 肝素抗凝管 内含25U/ml肝素20μl。

3. 主要试剂 瑞氏染色液、碘酒、75%乙醇等。

4. 主要器材 恒温培养箱、水浴箱、显微镜、吸管、微量移液器、吸头、一次性采血针、血红蛋白吸管、载玻片等。

【实验方法】

1. 采血 先后用碘酒和酒精棉签消毒受试者耳垂或左手无名指指端内侧皮肤,一次性采血针刺破皮肤,轻轻揉挤出血,用血红蛋白吸管吸取40μl,置肝素抗凝管内混匀。

2. 孵育 取6×10^8个/ml白色葡萄球菌悬液40μl加入肝素抗凝全血中,轻摇混匀,置37℃恒温培养箱孵育30min,期间每15min摇匀一次。

3. 制片 吸取沉淀于红细胞表层的白细胞悬液40μl滴于载玻片的一端,推成薄涂片,晾干。

4. 染色 将瑞氏染色液滴加于血涂片上染色10min,加PBS轻轻吹打混匀,染色5min后水洗,干燥,镜检。

【实验结果】

油镜下见中性粒细胞核和被吞噬的细菌染成紫色,胞质染成淡红色。计数200个中性粒细胞,并分别计数吞噬细菌的中性粒细胞数和每个中性粒细胞吞噬的细菌数。

【实验计算】

吞噬率=200个中性粒细胞中吞噬细菌的细胞数/200×100%

吞噬指数=200个中性粒细胞吞噬的细菌总数/200

【注意事项】

1. 所用器材要清洁,血涂片应薄厚均匀适中,避免过薄或过厚。

2. 瑞氏染色时间不能过长,以免染色过重。

3. 血涂片越接近尾部细胞数越多,计数时应取前、中、后三段计数,以提高准确率。

二、中性粒细胞杀菌功能检测

【实验目的】

1. 掌握中性粒细胞杀菌功能测定的实验原理。

2. 熟悉中性粒细胞杀菌功能测定的实验方法。

【实验原理】

中性粒细胞吞噬细菌或颗粒后被激活，能量消耗剧增，耗氧量也随之增加，糖代谢活跃，磷酸己糖旁路代谢活性增强，6-磷酸葡萄糖脱氢酶使葡萄糖的中间代谢产物6-磷酸葡萄糖氧化脱氢转变为戊糖，如加入硝基四氮唑蓝（nitroblue tetrazolium，NBT），则可渗透或被吞噬至中性粒细胞胞质中接受所脱的氢，使原来淡黄色的NBT还原成蓝色的甲臜，该物质以折光性很强的点状或斑块状颗粒沉积于细胞内，显微镜下观察甲臜阳性细胞（NBT）的阳性百分率，即可判断中性粒细胞的杀菌功能。

NBT还原试验可协助诊断急性感染性疾病，鉴别细菌性感染和病毒性感染，急性细菌性感染时NBT还原能力往往增强，病毒感染或非感染性低热患者NBT还原能力往往变化不大或降低。NBT还原试验还能协助鉴定抗生素的药效、白血病分类、发热病因探讨等，在临床实践中有实用价值。

【实验器材】

1. 待检标本　新鲜肝素抗凝静脉血。

2. NBT溶液　称取0.2g NBT和聚蔗糖20mg，溶于100ml生理盐水中，80℃水浴搅拌助溶。过滤，小量分装，4℃保存备用。

3. 肝素溶液　用生理盐水将肝素配制成浓度为20U/ml的肝素溶液备用。

4. 瑞氏-姬姆萨染色液、甲醇、pH 7.2磷酸盐缓冲液，生理盐水等。

5. 器材　血红蛋白吸管、一次性采血针、酒精棉签、试管、载玻片、湿盒、恒温培养箱、显微镜等。

【实验方法】

1. 于洁净载玻片上滴加20U/ml的肝素溶液20μl。

2. 酒精棉签消毒受试者耳垂或左手无名指指端内侧皮肤，自然干燥后用一次性采血针迅速刺破消毒部位的皮肤，轻轻揉挤出血，血红蛋白吸管吸取40μl与载玻片上的肝素溶液混合，滴加NBT溶液一滴，轻轻吹吸混匀。

3. 将载玻片置于湿盒中放入恒温培养箱，37℃孵育15min。

4. 取出载玻片，室温下放置15min，并轻轻摇匀。

5. 吸取载玻片上的待检样品1滴推成血涂片，晾干后甲醇固定3min。

6. 于血涂片上滴加瑞氏-姬姆萨染色液染色3min，流水轻轻冲洗，自然干燥后镜检。

【实验结果】

油镜下观察，凡中性粒细胞胞质内含有蓝色甲臜颗粒者为NBT阳性细胞。计数100个中性粒细胞，计算NBT阳性细胞的百分率。

【实验计算】

NBT阳性细胞百分率（%）= NBT阳性细胞数/100×100%

正常参考值为40%~50%。

【注意事项】

1. 实验应设对照，NBT还原试验是由中性粒细胞内多种酶诱发的，因此必须使用在0℃下的细胞作对照，以排除因细胞溶解或其他原因释放的酶所引起的非特异性反应。

2. NBT不易溶解，应过滤除掉未溶解的染料颗粒，否则被吞噬细胞吞噬，将会影响试验结果。配制好的溶液应妥善保存，避免细菌污染。

3. 若血涂片中有10%以上的中性粒细胞能还原NBT，则为阳性反应。单核细胞还原NBT的能力很强，在计数NBT阳性细胞时应除外。另外，血涂片要薄，以便清楚地看到沉积的甲臜，并能更好地区别中性粒细胞和单核细胞。

4. 慢性肉芽肿患者的中性粒细胞缺乏6-磷酸葡萄糖脱氢酶和烟酰胺腺嘌呤二核苷酸，因此NBT还原试验阴性。

实验三　巨噬细胞吞噬功能测定

【实验目的】

1. 掌握巨噬细胞吞噬功能测定的原理及结果计算方法。
2. 熟悉巨噬细胞吞噬功能测定的操作方法及应用。

【实验原理】

巨噬细胞具有较强的吞噬功能，能吞噬比细菌大的颗粒性异物，如鸡红细胞、白假丝酵母菌等。实验室常用比细菌大的细胞性抗原作为被吞噬颗粒，检测吞噬细胞的吞噬功能。检测原理是将受检者巨噬细胞与适量的颗粒性抗原混合，置37℃温育一定时间，离心后取细胞涂片、染色、镜检，计算吞噬百分率和吞噬指数，即可估计病人巨噬细胞的体外吞噬功能。如果将鸡红细胞注入小鼠腹腔，腹腔中的巨噬细胞将会吞噬鸡红细胞，取小鼠腹腔液涂片、染色，镜下可见鸡红细胞被吞噬的现象。

临床上有用斑蝥敷贴法诱发人皮肤炎性渗出，收集含大量巨噬细胞的渗出液，与鸡红细胞共同孵育，计算吞噬百分率和吞噬指数，判断受检者巨噬细胞的吞噬功能。近年来也有用荧光球作吞噬颗粒的，可清晰地观察到巨噬细胞的吞噬现象。本实验采用向小鼠腹腔内注入鸡红细胞的方法检测巨噬细胞的吞噬功能。

【实验器材】

1. 小鼠　昆明种或其他品系适龄、健康小鼠，雌雄皆可，体重18~25g。
2. 1%鸡红细胞悬液。
3. 可溶性淀粉肉汤　称取6g可溶性淀粉加入100ml肉汤培养液中，制成6%淀粉肉汤溶液，混匀后煮沸灭菌备用。
4. 其他　瑞氏-姬姆萨染液、无菌注射器、试管、载玻片、显微镜等。

【实验方法】

1. 于实验前3天，每只小鼠腹腔注射6%淀粉肉汤液1ml。
2. 实验时每只小鼠腹腔注射1%鸡红细胞悬液0.5~1ml，并轻揉其腹部。
3. 30min后，每只小鼠腹腔注射生理盐水2ml，轻揉腹部数次。
4. 颈椎脱臼处死小鼠并仰卧固定，常规消毒腹部皮肤，并将腹部皮肤剪开，暴露腹膜。提起腹膜，剪开一小口，用毛细吸管收集腹腔液，其中富含巨噬细胞，滴一滴小鼠腹腔液于洁净载玻片上，涂片，晾干后甲醇固定4~5min。
5. 滴加瑞氏-姬姆萨染色液，染色3min，流水轻轻冲洗，自然晾干，镜检。

【实验结果】

油镜下可见巨噬细胞核呈蓝色,被吞噬的鸡红细胞呈椭圆形,胞核蓝色,胞质红色。计数 200 个巨噬细胞中吞噬鸡红细胞的巨噬细胞数及被吞噬的鸡红细胞的总数,计算吞噬百分率和吞噬指数。同时观察鸡红细胞被消化的程度。

鸡红细胞被消化程度分级:

Ⅰ级:未消化,鸡红细胞核清晰,着色正常。

Ⅱ级:轻度消化,鸡红细胞核模糊,核肿胀,着色淡。

Ⅲ级:完全消化,鸡红细胞核溶解,染色极淡。

【实验计算】

吞噬率=200 个巨噬细胞中吞噬鸡红细胞的细胞数/200×100%

吞噬指数=200 个巨噬细胞吞噬的鸡红细胞数/200

正常参考值:吞噬率 61%~64%;吞噬指数接近 1。

【注意事项】

1. 腹腔液涂片应薄厚均匀适中,避免过薄或过厚。
2. 流水冲洗玻片时避免水流过急,以免将贴附在玻片上的巨噬细胞冲洗掉。
3. 小鼠腹腔注射时避免进针过深伤及内脏,导致血管破裂出血,影响结果。

实验四　NK 细胞功能测定

NK 细胞具有细胞毒作用,无需抗原致敏,即可直接杀伤靶细胞,且不依赖抗体、补体即可杀伤肿瘤细胞或病毒感染细胞,具有抗肿瘤、抗病毒作用。如以人外周血单个核细胞或小鼠脾细胞作为 NK 细胞来源的效应细胞,与一定量相应靶细胞(人 NK 细胞敏感细胞为 K562 细胞,小鼠 NK 细胞敏感细胞为 YAC-1 细胞)作用,测定靶细胞被杀伤的情况即可判断 NK 细胞的杀伤活性。检测 NK 细胞活性的方法有很多,如核素释放法、酶释放法及流式细胞术等,本实验以核素释放法和酶释放法为例,介绍 NK 细胞杀伤活性的检测。

一、^{51}Cr 释放法

【实验目的】

1. 掌握 ^{51}Cr 释放法检测 NK 细胞杀伤活性的实验原理。
2. 熟悉 ^{51}Cr 释放法检测 NK 细胞杀伤活性的操作方法。

【实验原理】

^{51}Cr 释放法是将放射性核素 ^{51}Cr 标记的敏感靶细胞与 NK 细胞体外混合培养,靶细胞被破坏后,^{51}Cr 释放到培养液中,^{51}Cr 的释放量与 NK 细胞杀伤活性成正比,因此测定培养液上清的放射脉冲数(cpm)即可判断 NK 细胞的杀伤活性。

【实验器材】

1. 待检细胞　人外周血单个核细胞或小鼠脾细胞悬液。
2. 靶细胞　K562 细胞株或 YAC-1 细胞株。
3. 主要试剂　RPMI 1640 培养液、^{51}Cr、1% NP-40、Hanks 液等。

4. 器材　γ-计数仪、CO_2培养箱、倒置显微镜、离心机、试管等。

【实验方法】

1. 制备 NK 细胞(效应细胞)悬液　常规分离人外周血单个核细胞或小鼠脾细胞，用 RPMI 1640 完全培养液调整细胞浓度至 5×10^6个/ml，即可作为 NK 细胞的来源。

2. 标记靶细胞　取对数生长期的靶细胞 K562 细胞株或 YAC-1 细胞株，Hanks 液洗涤 2 次，RPMI 1640 完全培养液悬浮细胞，调整细胞浓度至 4×10^6个/ml，加入^{51}Cr 7400kBq 混匀，置 37℃、5% CO_2培养箱孵育 1h，用培养液洗涤细胞 3 次，每次 1000r/min，离心 10min，然后用 RPMI 1640 完全培养液调整细胞浓度至 1×10^6个/ml 备用。

3. 细胞毒试验

(1) 自然杀伤组：于试管中加入效应细胞悬液 1ml、靶细胞悬液 0.1ml，置 37℃、5% CO_2恒温培养箱孵育 4h，1000r/min，离心 10min。

(2) 自然释放组：以 1ml RPMI 1640 完全培养液代替效应细胞悬液加入标记的靶细胞悬液 0.1ml，置 37℃、5% CO_2培养箱孵育 4h，1000r/min，离心 10min。

(3) 最大释放组：以 1ml 1% NP-40 代替效应细胞悬液，加入标记的靶细胞悬液 0.1ml，置 37℃、5%CO_2培养箱孵育 4h，1000r/min，离心 10min。

(4) 以上各管分别吸出上清液 0.5ml 至另一清洁试管中，用 γ-计数仪测定放射活性(cpm)值。

【实验结果】

根据下式计算^{51}Cr自然释放率和 NK 细胞活性：

^{51}Cr自然释放率＝自然释放管^{51}Cr cpm 值/最大释放管^{51}Cr cpm 值×100%

NK 细胞毒活性＝(试验管^{51}Cr cpm 值－自然释放管^{51}Cr cpm 值)/(最大释放管^{51}Cr cpm 值－自然释放管^{51}Cr cpm 值)×100%

参考值：NK 细胞活性(自然杀伤率)：47.6%～76.8%。

【注意事项】

1. K562 细胞标记后，放置时间不宜超过 24h，因时间过长死亡细胞较多，自然释放数据不可靠。

2. 效、靶细胞比例大于 100∶1 时，结果不可靠，不宜采用。

3. 实验时如细胞自然释放超过 20%则结果不可靠。

4. 与效应细胞作用的靶细胞不能太少，且靶细胞的核素标记率不能太低，否则会增加实验误差。

5. 本法灵敏、稳定、重复性好，但易造成核素放射性污染，对人体亦有损伤，操作时应注意防护，用过的试剂不能随便丢弃，应放在指定的位置。

二、乳酸脱氢酶(LDH)释放法

【实验目的】

1. 掌握乳酸脱氢酶(LDH)释放法检测 NK 细胞活性的实验原理及应用。

2. 熟悉乳酸脱氢酶(LDH)释放法检测 NK 细胞活性的操作方法。

【实验原理】

乳酸脱氢酶(LDH)是活细胞胞质中的一种内含酶，在正常情况下，不能透过细胞膜。

当效应细胞将靶细胞杀伤后，靶细胞膜通透性改变，LDH 可释放至介质中，释放的 LDH 在催化乳酸生成丙酮酸的过程中，使氧化型辅酶Ⅰ（NAD^+）变成还原型辅酶Ⅰ（$NADH_2$），后者再通过递氢体-吩嗪二甲酯硫酸盐（PMS）还原碘硝基氯化氮唑蓝（INT）或硝基氯化四氮唑蓝（NBT），形成有色的甲臜类化合物，在 490nm 或 570nm 波长处有一高吸收峰，利用读取的 OD 值，经过计算即可知 NK 细胞活性。

【实验器材】

1. 待检细胞　人外周血单个核细胞或小鼠脾细胞悬液。

2. 靶细胞　K562 细胞株或 YAC-1 细胞株。

3. LDH 底物溶液　取硝基氯化四氮唑蓝（NBT）4mg，氧化型辅酶Ⅰ（NAD^+）10mg，吩嗪二甲酯硫酸盐（PMS）1mg，加蒸馏水 2ml 溶解，混匀后取 1.6ml 加 1mol/L 乳酸钠 0.4ml，然后加 0.1mol/L PBS（pH 7.4）至 10ml。

4. 主要试剂　RPMI 1640 培养液、1% NP-40、1mol/L 枸橼酸终止液等。

5. 器材　细胞培养板、CO_2 恒温培养箱、酶联检测仪、离心机、微量移液器、吸头、试管等。

【实验方法】

1. 靶细胞制备　取培养 24～48h 的 K562 细胞株或 YAC-1 细胞株，洗涤 3 次，最后用完全 RPMI 1640 培养液调整细胞浓度至 1×10^5 个/ml，备用。

2. 效应细胞的制备　常规方法分离人外周血单个核细胞或小鼠脾细胞，洗涤 3 次，最后用完全 RPMI 1640 培养液调整细胞浓度至 1×10^7 个/ml。

3. 效-靶细胞作用　将效应细胞和靶细胞各 0.1ml（E/T＝100∶1）加入细胞培养板的板孔中，每份标本设 3 个复孔，同时设靶细胞自然释放对照组和最大释放对照组（0.1ml 靶细胞+0.1ml 1% NP-40 液），1000r/min 离心 2min，置 37℃、5% CO_2 恒温培养箱中孵育 2h。

4. 酶促反应　取出培养物，吸取各孔上清 0.1ml 加于另一培养板孔中，置 37℃ 预温 10min，每孔加入新鲜配制的 LDH 底物溶液 0.1ml，室温避光反应 10～15min，每孔加入 1mol/L 枸橼酸终止液 30μl，终止酶促反应。

【实验结果】

结果计算：用酶联检测仪在 570nm 波长下读取各孔 OD 值，并计算 NK 细胞活性。

【实验计算】

NK 细胞活性（%）＝（实验组 OD 值－自然释放对照组 OD 值）/（最大释放对照组 OD 值－自然释放对照组 OD 值）×100%

【注意事项】

1. 靶细胞和效应细胞必须新鲜，细胞存活率应大于 95%，一般要求靶细胞的自然释放率小于 10%。

2. 吸取细胞培养液上清时操作宜轻柔，尽可能不吸动沉淀的细胞。

3. 比色时环境温度应保持恒定，LDH 基质液应临用前配制。

实验五　溶菌酶测定

溶菌酶为正常机体发挥免疫防御功能的组成部分，因其具有溶解细菌细胞壁的作用而得名。在人体中它主要存在于中性粒细胞、单核-吞噬细胞内；也存在于黏膜分泌液中发挥体表防御作用。正常人尿中无溶菌酶，某些疾病情况下血清或体液中的溶菌酶活性值会发生明显变化，故溶菌酶检测日益受到临床重视。

【实验目的】

1. 掌握溶菌酶测定的原理及用途。

2. 熟悉溶菌酶测定的实验方法。

【实验原理】

根据溶菌酶能溶解革兰阳性菌细胞壁，尤其是对腐生菌，如溶壁微球菌最为敏感，故常检测溶菌酶溶解溶壁微球菌的能力作为判断溶菌酶活性值的方法。常用的方法有琼脂平板法与比浊法。新近还根据免疫扩散法的原理而建立了溶菌酶免疫测定法，由测酶活性改测酶含量，证实此法具有特异、灵敏、准确等优点。现将三种方法分别介绍如下。

【实验器材】

1. 待检标本　新鲜血清或尿液等。

2. 主要试剂　溶菌酶标准品、50mg/100ml 溶壁微球菌菌粉、单价特异性兔抗人溶菌酶抗体、0. 067mol/L PBS(pH 6. 4)等。

3. 器材　培养皿、卡尺、打孔器、紫外分光光度计、载玻片等。

【实验方法】

1. 琼脂平板法　用 0. 067mol/L PBS(pH 6. 4)将琼脂配成 1%浓度，加温溶解后加 50mg/100ml 溶壁微球菌菌粉混合倾注于平皿中，凝固后打直径为 2mm 的小孔。分别加溶菌酶标准品及标本各 20μl，置 37℃扩散 18h，用卡尺测量溶菌区域直径，根据标准液浓度和溶菌环直径用半对数表绘制曲线，根据标准曲线求待检标本溶菌酶活性值。

2. 比浊测定法　取溶菌酶标准品(5、10、15、20、50μg/ml)及待检标本各 0. 1ml 分别加至试管中，再于每管加 240mg/L 溶壁微球菌基质液 6ml，混匀，置 37℃水浴 10min，立即混悬，测 600nm 波长处 A 值，以待检标本浊度的变化在标准曲线上查出溶菌酶的活性值。

3. 免疫测定法

(1) 免疫单扩散板制备：将单价特异性兔抗人溶菌酶抗体加入 50℃ 1%琼脂糖液中，制成含 5%抗血清凝胶板，用打孔器打成直径为 3mm 的小孔。

(2) 溶菌酶免疫测定：将 10μl 标本加于孔中，保持湿度在室温下反应，当沉淀环达最大限度后，用带测微计的放大镜读取其直径，以直径的平方在标准曲线上查出溶菌酶的对应浓度。

(3) 制备标准曲线：取溶菌酶 1mg 溶于 0. 05mol/L PBS (pH 6. 4) 1ml 中，再进一步稀释，配制成 5、10、20、40、80、100、200、300μg/ml 8 种浓度，分别加入免疫单扩散板孔中，经反应后，以沉淀环直径的平方为横坐标，溶菌酶浓度为纵坐标，绘制标准曲线。

【实验结果】

正常参考值与临床意义：正常人尿液和脑脊液(CSF)中溶菌酶为 0；血清中溶菌酶正常参考值：比浊法为(11. 80±2. 2)mg/L；平板法为(20. 40±2. 70)mg/L；免疫测定法为(10~40)mg/L($\bar{x}\pm2s$)。由于方法与实验条件不同，测定结果有差别，故各实验室应建立自己的正常参考值。

血清溶菌酶测定对鉴别各型急性白血病有一定意义。急性粒细胞白血病及急性单核细胞白血病时血清溶菌酶升高；而急性淋巴细胞白血病、急性红白血病降低或正常；经化疗奏效病情缓解后，溶菌酶水平可恢复。血清溶菌酶测定可作为判断局限性肠炎活动性的一个有用指标，并有助于判断疾病的严重程度和对治疗的反应。

尿中溶菌酶含量增高的原因有：①肾小管损害；②高溶菌酶血症；③肾组织破坏。临床上测定尿溶菌酶主要是作为肾小管损害的一个指标，各种原因的肾小管损害都可引起尿溶菌酶含量增高。肾移植病人定期检查尿溶菌酶活性十分必要，如移植肾接受良好，则溶菌酶活性在 7 天内恢复正常；若尿中有过多的溶菌酶持续存在，则怀疑排斥反应的发生。

细菌性脑膜炎患者 CSF 溶菌酶含量远较病毒性脑膜炎患者的含量高，因此，CSF 溶菌酶测定对二者的鉴别有重要意义。此外，CSF 溶菌酶测定对中枢神经系统的原发性或继发性肿瘤鉴别也有一定的辅助价值。

【注意事项】

1. 标准品的配制和测定应尽量准确，否则会影响结果。

2. 不同批号的试剂不能混用。

3. 标本采集后应尽早检测，若不能马上检测，应放置于-20℃保存，避免反复冻融。

【思考题】

1. 何为细胞的趋化功能？具有趋化功能的细胞有哪些？如何保证趋化实验结果的准确性和可比性？

2. 中性粒细胞吞噬功能测定的原理是什么？检测中性粒细胞吞噬功能的实验还有哪些？你能设计一个实验吗？

3. ^{51}Cr 释放法测定 NK 细胞活性的原理是什么？该实验有哪些优缺点？

4. 乳酸脱氢酶释放实验检测 NK 细胞活性的实验原理是什么？记录并解释你的实验结果，NK 细胞活性如何？

5. 试述溶菌酶测定的原理及临床应用。

6. 你能设计一个检测巨噬细胞趋化、吞噬及杀伤功能的实验吗？请给出你的实验方案。

（王永霞）

第六章　获得性免疫功能检测

实验一　T、B 细胞数量测定

一、T 细胞数量检测(E 花环形成试验)

人类 T 细胞表面表达绵羊红细胞受体(SRBCR),其本质是 CD2 分子,可与绵羊红细胞(SRBC)表面相应的配体 CD58 类同物相结合,形成以 T 细胞为中心,四周吸附有 SRBC 的玫瑰花样细胞团,(经瑞氏染色中心为蓝色淋巴细胞,四周为红色的 SRBC,故称为 rose test,玫瑰花试验),又称为红细胞(erythrocyte, E)花环,简称 E 花环,此试验称为 E 花环形成试验。根据形成 E 花环细胞的百分率,即可测知外周血液中 T 细胞的数量。早期 E 花环形成数,代表 T 细胞数,常用于临床;后证实 T、NK 细胞均表达 CD2 分子。E 花环作为反映 T 细胞总数的指标不太准确,因为其中有 NK 细胞,但将其作为反映细胞免疫功能的指标,因为 T 参与特异性细胞免疫,NK 参与非特异性细胞免疫。

【实验目的】

掌握 T 细胞数量测定的实验原理及方法。

【实验原理】

人外周血 T 细胞与 SRBC 在一定条件下作用可形成花环。将淋巴细胞与 SRBC 经 37℃ 短期共育,继以低速离心,再置 4℃ 2h 以上,形成的花环称为总(total,t) E 花环,即 Et 花环,形成的总数代表外周血 T 细胞的总数。如果将两种细胞悬液混合后离心沉淀,不经 37℃和 4℃孵育即能迅速形成 E 花环的称为活性(active,a) E 花环,即 Ea 花环,形成的 Ea 花环的总数代表外周血 T 细胞中对 SRBC 高亲和力的亚群,能更敏感地反映人体 T 细胞的免疫功能。

【实验器材】

1. 待检淋巴细胞悬液,肝素抗凝人静脉血 2ml,按分离外周血单个核细胞进行。

2. 聚蔗糖-泛影葡胺分层液。

3. pH 7.4 含 10%胎牛血清(FCS)和 5.0g/L 水解乳蛋白的 Hanks 液 90ml,Hanks 液中加入 10ml 小牛血清和 0.5g 水解乳蛋白,用 $NaHCO_3$ 调 pH 至 7.4。

4. Alsever 红细胞保存液　氯化钠 0.42g,枸橼酸钠 0.8g,葡萄糖 2.05g,蒸馏水 100ml,各成分溶于蒸馏水后,滤纸过滤分装小瓶,114.3℃高压蒸汽灭菌 15min。放 4℃冰箱保存。用时按 1∶1 比例与等量新鲜血液混合。

5. 1%SRBC。

6. 0.8%戊二醛液　戊二醛市售为 25%,用时以 0.43% NaCl 配制。

7. Wright-Giemsa 染液。

8. 血细胞计数板、毛细滴管、载玻片、微量加样器、光学显微镜等。

【实验方法】

1. Et 花环试验

(1) 配制外周血单个核细胞浓度至 2×10^6 个/ml。

按分离外周血单个核细胞实验操作。

用 pH 7.4 含 10%胎牛血清(FCS)和 5.0g/L 水解乳蛋白的 Hanks 液配制成 2×10^6 个/ml 细胞悬液。

(2) 配制 1%的 SRBC 悬液:新采的绵羊脱纤维血或在 Alsever 液保存的 SRBC 用 Hanks 液洗 3 次,末次 2000r/min,离心 10min,用 Hanks 液配制 1%的 SRBC 悬液。

(3) 取 2×10^6 个/ml 淋巴细胞悬液 0.1ml(含 2×10^5 个单个核细胞)加 0.1ml 1%的 SRBC 悬液(含 2×10^7 个 SRBC),两细胞比为 1 : 100,混匀,放 37℃温箱 5min,500r/min 离心 5min,然后放 4℃冰箱 2h 或过夜。

(4) 固定:取出试管,吸掉部分上清液,轻轻使沉淀的细胞悬浮,加入 0.8%戊二醛液 1 滴固定 20~30min。

(5) 结果观察

1) 湿片观察:用毛细滴管取细胞悬液和 Wright-Giemsa 染液各 1 滴置于载玻片,加盖玻片,镜下观察计数。

2) 干片观察:沉淀细胞涂片,自然干燥,用 Wright-Giemsa 染液染 10min,水洗,干燥,镜下观察计数。

2. Ea 花环试验

(1) 配制淋巴细胞悬液:方法同 Et 花环试验。

(2) 配制 0.1% SRBC 悬液。

(3) 取 2×10^6 个/ml 淋巴细胞悬液 0.1ml(含 2×10^5 个单个核细胞)与 0.1ml 0.1% SRBC 悬液(含 2×10^6 个 SRBC),两细胞比 1 : 10,混匀,低速离心(500r/min)5min,弃上清液,悬浮沉淀细胞,固定、染色和计数方法同 Et 花环试验。

【实验结果】

在显微镜下,淋巴细胞呈蓝紫色或淡蓝色,SRBC 为红色,1 个淋巴细胞上凡结合 3 个或 3 个以上 SRBC 者即为 E 花环阳性细胞,计数 200 个淋巴细胞。

【实验计算】

按以下公式求出百分率为 T 细胞百分比。正常值为(68.0±9.9)%。

E 花环形成率(%)= 形成花环 T 细胞数/200×100%

【注意事项】

1. 分离的外周血单个核细胞用台盼蓝染色检测活力,细胞活力应大于 95%,若小于 90%,则影响试验结果。

2. SRBC 自绵羊体内取出后,限在 2 周内使用。

3. Et 花环试验在 15~23℃条件下操作为宜,在 4℃形成的花环在 37℃下极易解离,故从 4℃取出应及时涂片或计数。

4. 淋巴细胞与 SRBC 的结合仅是表面的黏附,结合不牢固,故计数前将管底的细胞重悬时手法要轻,但振荡不够、没充分混匀会影响计数。

5. 戊二醛固定前细胞悬液应充分混匀。一旦加入戊二醛固定液,将很难混匀,造成

SRBC 成团。

6. 淋巴细胞与 SRBC 的比值在 Et 花环试验中以 1：(100~200)为宜；Ea 花环试验中以 1：(10~20)为宜。

二、B 细胞数量检测

【实验目的】

掌握 B 细胞数量检测的方法。

(一) EA 花环试验(EA rosette test)

【实验原理】

B 淋巴细胞表面有 IgG 的 Fc 受体(FcγR)，但 Fc 受体与游离的 IgG 分子结合不牢，易解离，而凝聚的 IgG 或形成抗原-抗体复合物的 IgG，其 Fc 段与其受体的结合则非常牢固。因此将 IgG 致敏的鸡红细胞与淋巴细胞混合后，红细胞可借 IgG 的 Fc 段与 B 细胞结合，而形成"玫瑰花"环，即为 EA 花环。

【实验器材】

1. 试剂

(1) 淋巴细胞分离液。

(2) 4%鸡红细胞悬液：鸡静脉采血，肝素抗凝，Hanks 液洗涤 3 次。

(3) 兔抗鸡红细胞抗体的制备：选用健康、体重 3~4kg 家兔，用上述鸡红细胞悬液进行免疫，程序见表 6-1。

表 6-1 兔抗鸡红细胞抗体的制备

注射次数	注射途径	注射剂量
1	皮内	压积红细胞 0.5ml
2	皮内、皮下	压积红细胞 1.0ml
3	皮内、皮下	压积红细胞 1.5ml
4	皮内、皮下	压积红细胞 2.0ml
5	皮内、皮下	压积红细胞 2.5ml
6	静脉	50%鸡红细胞悬液 0.5ml
7	静脉	50%鸡红细胞悬液 1.0ml
8	静脉	50%鸡红细胞悬液 1.0ml

按表 6-1 隔日免疫注射一次，于末次注射后第 7 天试血，凝集效价达 1：2000 以上即可应用。

(4) 致敏鸡红细胞(EA)：取 4%鸡红细胞悬液 5ml，加入亚凝集量的抗鸡红细胞抗体 5ml，混匀后室温放置 30min 后用 Hanks 液洗涤 2 次，弃上清液，最后加 5ml Hanks 液将细胞混匀。

2. 仪器　离心机、显微镜、恒温箱等。

3. 其他　试管、吸管、滴管等。

【实验方法】

1. 按常规分离人淋巴细胞，调细胞浓度至 5×10^6 个/ml，取 0.1ml 此细胞悬液与 0.1ml

4%致敏鸡红细胞混合，置37℃恒温箱5min后离心(1000r/min,5min)。

2. 室温放置20min后重新悬浮细胞，镜下计数。

【实验结果】

1. 镜下计数200个淋巴细胞，淋巴细胞表面吸附有3个或以上鸡红细胞的即为Fc受体阳性细胞。

2. Fc受体并非B细胞特有标志，单核细胞、中性粒细胞及巨噬细胞等也具有Fc受体，应注意去除。

3. EA花环试验可用于检测外周血中B细胞数量，但并不能直接反映B细胞的功能。

【实验计算】

按以下公式求出百分率为B细胞百分比。正常值为20%~30%。

EA花环形成率(%)=形成花环B细胞数/200×100%

【注意事项】

淋巴细胞表面吸附3个或以上的鸡红细胞即为Fc受体阳性细胞，有时鸡红细胞位于淋巴细胞的背面，观察时应注意其形态。

(二) EAC花环试验(EAC rosette test)

【实验原理】

B细胞表面有补体受体，因此用IgM致敏红细胞后再与补体结合，可形成红细胞-IgM抗体-补体复合物(EAC)，如将此复合物与淋巴细胞混合，B细胞则可借其表面的补体受体将EAC吸附于其周围，形成EAC花环，此即为EAC花环试验。

【实验器材】

1. 淋巴细胞分离液。

2. 补体　取豚鼠血清，经滴定后备用。

3. 4%鸡红细胞悬液　制备方法同“EA花环试验”。

4. 抗鸡红细胞抗体(1∶3000，亚凝集效价)　制备方法同“EA花环试验”。

5. EAC细胞悬液　4%鸡红细胞悬液1ml与等量兔抗鸡红细胞抗体混匀，室温下作用30min，离心弃上清液，用Hanks液洗涤2次后加1ml液体仍为4%红细胞，再加入1ml 1∶100稀释的豚鼠新鲜血清，混匀后置37℃恒温箱30min后用Hanks液洗2次，用1ml Hanks液悬浮细胞即为4%的EAC细胞悬液。

【实验方法】

1. 按常规分离人淋巴细胞，调细胞浓度至5×10^6个/ml，取1ml此细胞悬液与0.1ml 4% EAC细胞悬液混合，置室温下作用30min后离心(1000r/min,5min)。

2. 将细胞重新悬浮，滴于载玻片上，镜下计数。

【实验结果】

镜下计数200个淋巴细胞，于淋巴细胞表面吸附有3个或以上鸡红细胞的即为阳性细胞，由此可计算出B淋巴细胞的百分率。

【实验计算】

按以下公式求出百分率为B细胞百分比。正常值为20%~30%。

EAC 花环形成率(%)=形成花环 B 细胞数/200×100%

【注意事项】

补体受体并非 B 细胞所特有,如单核细胞、巨噬细胞等也具有补体受体,应注意去除(可根据细胞大小、形态鉴别淋巴细胞与非淋巴细胞)。

实验二 T 细胞亚群分析

T 细胞是参与细胞免疫应答并起主导调节作用的一组免疫细胞。外周血中所有的 T 细胞均有共同的标志性抗原,一般认为是 CD3 分子,不同功能的 T 细胞亚群又有各自的标志性抗原。CD4 和 CD8 分子分别表达于不同的 T 细胞亚群表面,是区分 T 细胞亚群的重要标志。

下面以流式细胞术检测法为例进行介绍。

【实验目的】

1. 掌握 T 细胞亚群检测的基本原理及意义。
2. 了解流式细胞术检测 T 细胞亚群的操作。

【实验原理】

T 淋巴细胞表面的 CD 分子与相应荧光素直接标记的鼠抗人 CD 分子 McAb 结合后,细胞表面形成带有荧光色素的抗原抗体复合物。经激光激发后发出与荧光素相对应的特定波长的荧光,其荧光强度与被测 CD 分子表达密度成正比例关系,由此通过流式细胞仪可检测结合有相应荧光素标记抗体的阳性细胞百分率。本实验以全血流式细胞术检测法为例。

【实验器材】

参见第七章实验一。

【实验方法】

参见第七章实验一。

【实验结果】

参见第七章实验一。

【注意事项】

参见第七章实验一。

【参考范围】

如表 6-2。

表 6-2 健康人 T 淋巴细胞亚群参考范围

项目	百分含量(%淋巴细胞)
总 T 细胞($CD3^+$)	50%~84%
Th/i 细胞($CD3^+$/$CD4^+$)	27%~51%
Ts/c 细胞($CD3^+$/$CD8^+$)	15%~44%
Th/Ts	0.71~2.78

实验三　T 细胞增殖功能测定

淋巴细胞在体外培养时，受到特异性或非特异性有丝分裂原(如植物血凝素，PHA)或特异性抗原的刺激后，表现为蛋白质及核酸合成、细胞体积增大、代谢旺盛等，并能进行分裂，即向淋巴母细胞转化和增殖，此现象称为淋巴细胞转化现象。淋巴细胞转化率的高低可以反映机体细胞免疫水平，因此可作为测定机体免疫功能的指标之一。以下介绍淋巴细胞转化试验。

【实验目的】

1. 掌握淋巴细胞转化的原理及其临床意义。
2. 熟悉淋巴细胞转化的测定方法。

(一) 形态学检测法

【实验原理】

淋巴细胞在有丝分裂原(PHA 或 ConA)或特异性抗原刺激下发生转化，产生一系列变化如细胞变大、细胞质量增多、出现空泡、核仁明显、核染色质疏松等，由小淋巴细胞转变成淋巴母细胞。

【实验器材】

1. 新鲜抗凝人血。
2. PRMI 1640 培养液、灭活小牛血清、PHA、吉姆萨染液。
3. 超净工作台、CO_2培养箱、离心机、培养瓶、吸管、离心管等。

【实验方法】

1. 配制含 15%小牛血清的 PRMI 1640 完全培养液，分别加入 2 个培养瓶，每瓶 1. 8ml。
2. 2 个培养瓶内都加入肝素抗凝血 0. 2ml，1 瓶加入 0. 1ml PHA，另 1 瓶加入 0. 1ml 生理盐水作为阴性对照。
3. 混匀后置 CO_2培养箱，37℃培养 3 天，期间每天摇匀 1 次。
4. 3 天后取出，将细胞悬液转入 10ml 离心管中，2000r/min 离心 10min。
5. 弃上清，取沉淀细胞涂片，自然干燥后吉姆萨染色，水洗，干燥。
6. 油镜下计数 200 个淋巴细胞，观察淋巴细胞的形态变化，记录未转化和转化的淋巴细胞数量，计算淋巴细胞转化率。

【实验结果】

根据淋巴细胞的大小、细胞核与细胞质的比例、细胞质的染色性、细胞核的结构改变以及有无核仁等特征进行判别。

1. 成熟的小淋巴细胞　与未培养的小淋巴细胞一样为 6~8μm，核染色致密，无核仁，核与胞质比例大，胞质染色为轻度嗜碱性。
2. 过渡型淋巴细胞　比小淋巴细胞大，10~20μm，核染色致密，可出现核仁，此为与成熟小淋巴细胞鉴别要点。
3. 淋巴母细胞　细胞体积增大，20~30μm，形态不整齐，常有小突起，核变大，核质染色疏散，有明显核仁 1~2 个，胞质增多，常出现胞质空泡。

4. 其他细胞 如中性粒细胞在培养 72h 后,绝大部分衰变或死亡呈碎片。

其中过渡型淋巴细胞和淋巴母细胞均为转化淋巴细胞。

【实验计算】

淋巴细胞转化率(%)= 转化的淋巴细胞/淋巴细胞总数×100%

【参考范围】

正常人转化率为 60%~80%。

【注意事项】

1. 严格的无菌操作是淋巴细胞转化试验成败的关键。
2. 培养基成分对转化率影响较大,注意其有效期。
3. 小牛血清用前需灭活。
4. 培养液的酸碱度与转化试验有很大关系,以 pH7.4 为宜,偏酸条件下细胞发育不良,容易破碎;偏碱条件下,细胞有收缩倾向。

(二) MTT 法

【实验原理】

四甲基偶氮唑盐(MTT)是一种噻唑盐。活细胞内线粒体琥珀酸脱氢酶以 MTT 为底物,形成蓝色的 MTT-甲臜颗粒沉积于细胞内或细胞周围,经二甲亚砜(DMSO)溶解后为紫色溶液,可用酶标测定仪测定 OD_{570}的值。细胞增殖程度和甲臜生成成正比,故所测得 OD 值即反映活细胞的数量和活性。

【实验器材】

1. 96 孔细胞培养板。
2. 含 10%小牛血清 RPMI 1640 完全培养液、5μg/ml PHA、5mg/ml MTT、DMSO。
3. 5ml 吸管、滴管、微量移液器、吸头、1.5ml EP 管、10ml 离心管、血球计数板等。
4. 显微镜、离心机、CO_2培养箱、酶标仪。

【实验方法】

1. 淋巴细胞分离方法 外周血单个核细胞分离。
2. 用含 10%小牛血清的 RPMI 1640 完全培养液重悬细胞,使浓度为 $2×10^6$个/ml。
3. 将以上配好的 $2×10^6$个/ml 细胞悬液加入培养板中,100μl/孔。
4. 另取 2 支 EP 管,将 5μg/ml PHA 分别稀释至 2.5μg/ml 和 1.25μg/ml。
5. 将三个不同浓度的 PHA 加入细胞悬液中,每个浓度设 3 个复孔,最后 3 孔加 RPMI 1640 培养液作为阴性对照,100μl/孔。
6. 置 37℃、5%CO_2培养箱中培养 66h。
7. 加入 5mg/ml MTT 溶液 10μl/孔,继续培养 6h。
8. 弃上清,加 DMSO100μl/孔,充分混匀,测 OD_{570}值。

【实验结果】

刺激指数(SI)= 试验孔 OD_{570}均值/对照孔 OD_{570}均值

比较不同浓度 PHA 刺激孔的 SI 值。

【参考范围】

PHA 浓度越高,细胞增殖越明显,*SI* 值越高。

【注意事项】

1. MTT 为致癌物,操作过程中要避免接触皮肤。

2. 加 DMSO 后要充分混匀,必要时刻置摇床上低速振荡 10min,使结晶物充分溶解。

实验四　细胞因子测定

细胞因子(cytokines,CK)是一类生物信息分子,能在细胞间传递信息、具有免疫调节和效应功能的蛋白质或小分子多肽,他们参与细胞之间信息传递,调节细胞的生物学功能,参与机体的免疫调节,也是参与发热、炎症、休克等一系列病理过程的重要介质。根据功能不同,细胞因子可分为白细胞介素(interleukin, IL)、干扰素(interferon,IFN)、集落刺激因子(colony stimulating factor,CSF)、肿瘤坏死因子(tumor necrosis factor,TNF)、生长因子(growth factor,GF)和趋化因子(chemokine)等,检测细胞因子的数量和生物学功能是从免疫学角度评估细胞因子生物学作用的两个重要方面,下面以 IL-2 的酶联免疫吸附试验(ELISA)为例,介绍其检测方法。

【实验原理】

试剂盒采用双抗体夹心法酶联免疫吸附试验(ELISA)。于包被人白细胞介素 2(IL-2)捕获抗体的微孔中,依次加入标本、标准品、HRP 标记的检测抗体,经过温育并彻底洗涤。加底物 TMB 显色,TMB 在过氧化物酶的催化下转化成蓝色,并在酸的作用下转化成最终的黄色。颜色的深浅和样品中的人白细胞介素 2(IL-2)呈正相关。用酶标仪在 450nm 波长下测定吸光度(OD 值),计算样品浓度。

【实验器材】

1. 待测样本

(1) 血清:使用不含热原和内毒素的试管,操作过程中避免任何细胞刺激,收集血液后,3000r/min 离心 10min 将血清和红细胞迅速小心地分离。

(2) 血浆:EDTA、枸橼酸盐或肝素抗凝。3000r/min 离心 30min 取上清。

(3) 细胞上清液:3000r/min 离心 10min 去除颗粒和聚合物。

(4) 组织匀浆:将组织加入适量生理盐水捣碎。3000r/min 离心 10min 取上清。

(5) 保存:如果样本收集后不及时检测,请按一次用量分装,冻存于-20℃,避免反复冻融,在室温下解冻并确保样品均匀地充分解冻。

2. 实验仪器

(1) 酶标仪。

(2) 高精度加样器及吸头:0.5~10μl、2~20μl、20~200μl、200~1000μl。

(3) 37℃恒温箱。

3. 试剂盒组成(表 6-3)

表 6-3　IL-2 试剂盒组成

名称	96 孔配置	48 孔配置
微孔酶标板	12 孔×8 条	12 孔×4 条
标准品(1200pg/ml)	0.6ml	0.6ml
标准品稀释液	6ml	3ml
样本稀释液	6ml	3ml
检测抗体-HRP	10ml	5ml
20×洗涤缓冲液	25ml	15ml
底物 A	6ml	3ml
底物 B	6ml	3ml
终止液	6ml	3ml

注:标准品用稀释液依次稀释为:1200、600、300、150、75、37.5pg/ml

4. 试剂的准备　20×洗涤缓冲液的稀释:蒸馏水按 1∶20 稀释,即 1 份的 20×洗涤缓冲液加 19 份的蒸馏水。

5. 洗板方法

(1) 手工洗板:甩尽孔内液体,每孔加满洗涤液,静置 1min 后甩尽孔内液体,在吸水纸上拍干,如此洗板 5 次。

(2) 自动洗板机:每孔注入洗液 350μl,浸泡 1min,洗板 5 次。

【实验方法】

1. 从室温平衡 20min 后的铝箔袋中取出所需酶标板。

2. 设置标准品孔和样本孔,标准品孔各加不同浓度的标准品 50μl。

3. 待测样本孔先加待测样本 10μl,再加样本稀释液 40μl。

4. 随后标准品孔和样本孔中每孔加入辣根过氧化物酶(HRP)标记的检测抗体 100μl,用封板膜封住反应孔,37℃水浴锅或恒温箱温育 60min。

5. 弃去液体,吸水纸上拍干,每孔加满洗涤液,静置 1min,甩去洗涤液,吸水纸上拍干,如此重复洗板 3 次(也可用洗板机洗板)。

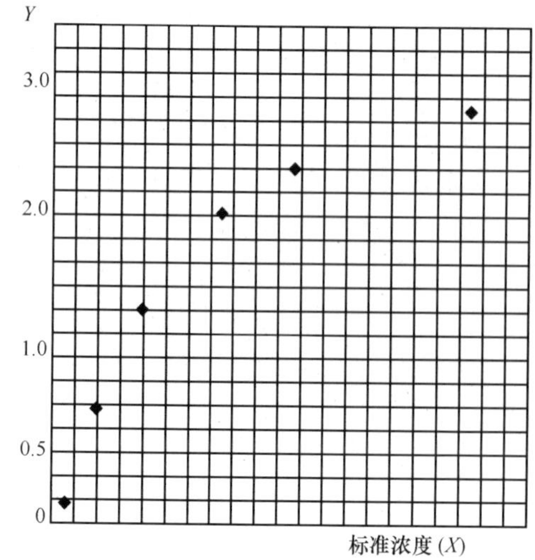

图 6-1　IL-2 标准曲线

6. 每孔加入底物 A、B 各 50μl,37℃避光孵育 15min。

7. 每孔加入终止液 50μl,15min 内在 450nm 波长处测定各孔的 OD 值。

【结果判断】

绘制标准曲线:在 Excel 工作表中,以标准品浓度作横坐标,对应 OD 值作纵坐标,绘制出标准品线性回归曲线(图 6-1),按曲线方程计算各样本浓度值。

【注意事项】

1. 试剂盒保存在 2～8℃,使用前室温平衡 20min。从冰箱取出的浓缩洗涤液会有结晶,这属于正常现象,水浴加热使结晶完全溶解后再使用。

2. 实验中不用的板条应立即放回自封袋中,密封(低温干燥)保存。

3. 标准品稀释液即可视为阴性对照或者空白;预处理后的样本无需稀释,直接取 10μl 加样即可。

4. 严格按照说明书中标明的时间、加液量及顺序进行温育操作。

5. 所有液体组分使用前充分摇匀。

实验五　淋巴细胞抗体生成能力测定

【实验目的】

1. 掌握淋巴细胞抗体生成能力测定的意义,酶联免疫斑点试验的原理和用途。

2. 熟悉酶联免疫斑点试验的操作方法。

【实验原理】

本实验介绍酶联免疫斑点试验检测抗体生成能力。酶联免疫斑点技术(enzyme-linked immunospot assay,ELISPOT)结合了细胞培养技术与酶联免疫吸附技术,能够在单细胞水平检测细胞因子的分泌情况。基本原理是将抗待测细胞因子的特异性捕获抗体预先包被在 PVDF 膜的微孔板的底部,将适量刺激后的细胞悬液滴加入微孔中,并将微孔板置于 37℃ 的 5%CO_2培养箱中孵育一定时间。在孵育过程中,激活的细胞因子分泌细胞产生的细胞因子会立即与 PVDF 膜上已固定的捕获抗体结合。孵育完成后,将未结合的物质和细胞洗掉,加入与待检细胞因子反应的辣根过氧化物酶(HRP)或碱性磷酸酶(AKP)标记的另一表位的特异性检测抗体,孵育一定时间后洗去未结合的酶标抗体,再加入相应的酶底物(DAB 或 BCIP/NBT)。反应完成后,在有细胞因子分泌细胞的位置即可出现带晕的褐色或蓝黑色斑点,每一个斑点就对应了当初一个分泌细胞因子的细胞,这些细胞被称为斑点形成细胞(spots forming cells, SFCs),斑点多少可用自动计数功能的 ELISPOT 阅读仪或用立体显微镜人工计数。

【实验器材】

1. 待检细胞样品。

2. 待检细胞因子捕获抗体及 HRP 或 AKP 酶标抗体,DAB 或 BCIP/NBT 底物液。

3. 底部为 PVDF 膜的 48 孔微孔板,70%乙醇,碱性磷酸盐缓冲液(PBS,pH 8~9),脱脂奶粉,Tween-20。

4. ELISPOT 阅读仪或立体显微镜。

【实验方法】

1. 包被抗体

(1) 取 PVDF 微孔板,每孔加入 100μl 70%乙醇室温下处理 10min。

(2) 弃尽孔内乙醇,每孔加入 200μl PBS 洗 3 遍。

(3) 将 100μl 捕获抗体加入到 10ml PBS,混合,然后加入到经过预处理的微孔板中,每孔 100μl,盖上板盖,置 4℃ 冰箱过夜。

(4) 弃尽孔中的包被液,用 200μl PBS 洗 1 遍。

(5) 每孔加 100μl 含 2%脱脂奶粉的 PBS,盖上板盖,室温孵育 2h。

（6）弃尽封闭液，并在吸水纸上吸干。

（7）用 PBS 洗一遍。

2. 细胞孵育　每孔加入 100μl 经过预刺激的待检淋巴细胞悬液，盖上板盖，置于 37℃，5% CO_2，饱和湿度的孵箱中孵育 15 ~20h（在此期间不要摇动微孔板）。

3. 检测

（1）弃尽孔内液体和细胞，并在吸水纸上吸干。

（2）每孔加入 100μl 含 0.1%Tween-20 的 PBS，40℃放置 10min，弃尽洗液。

（3）反复洗涤 3 遍。

（4）将 100μl 酶标检测抗体（10~100μg/ml）加至 10ml 含 1% BSA 的 PBS 中，每孔加 100μl，盖上板盖，放于 37℃孵箱孵育 1h。

（5）弃尽板内液体并用含 0.1% Tween-20 的 PBS 洗 3 遍。

（6）每孔加 100μl DAB 或 BCIP/NBT 溶液。

（7）在室温中反应 5~20min，肉眼可见小斑点形成。

（8）用蒸馏水洗 3 次。

（9）待微孔板干燥后计数斑点。

【实验结果】

阳性斑点为中间致密外周带晕的圆形或不规则形斑点，大小不一，有时相连的数个斑点可融合为一个，计数时不易判断数量，用专用的计数仪和分析软件分析较为准确；大小较为一致，均匀分布的致密黑点多为非特异斑点。

【注意事项】

1. 加样品时，不要碰到孔底部的 PVDF 膜。
2. 实验完成后，不要在超过 37℃的环境中干燥微孔板，以防 PVDF 膜碎裂。
3. 每次 ELISPOT 实验，建议设立以下对照：

阳性对照：用重组的待检因子或已知的分泌该待检因子的细胞。

阴性对照：用同样数量的未刺激的细胞样品。

背景对照：用无菌的培养基作为代测样品。

4. 待检细胞的浓度根据样品的不同，每孔加入的细胞数约在 1 万~10 万个。

【思考题】

1. E 花环试验有何用途？
2. Et 花环试验与 Ea 花环试验的区别是什么？
3. EA 花环试验与 EAC 花环试验的区别是什么？
4. T 淋巴细胞亚群检测的临床意义是什么？
5. T 淋巴细胞在何种情况下能发生转化现象？何谓转化现象？
6. IL-2 ELISA 法检测的原理是什么？
7. 何谓 ELISPOT？有何用途？

（桑圣刚）

第七章　免疫自动化检测技术

免疫学检测是临床检验的主要组成部分之一。近年来，随着新技术的不断出现，免疫学检测得以迅速发展，尤以免疫自动化检测最为显著。在临床实验室中全自动酶免分析仪、全自动化学发光检测仪、全自动时间分辨荧光免疫测定仪等设备越来越广泛地被应用。

实验一　流式细胞术

流式细胞术(flow cytometry，FCM)是一种集计算机技术、激光技术、流体力学、细胞化学和细胞免疫学于一体的现代化检测技术。可对单细胞或其他生物粒子进行定量分析和分选，成为当代最先进的细胞定量分析技术，在免疫学、细胞生物学、肿瘤标记物检测、血液病诊断等各个领域已得到广泛应用。FCM 具有快速、灵敏及能同时进行多参数分析的优点。

下面以 T 细胞亚群的流式细胞术检测为例进行介绍。

【实验目的】

1. 掌握流式细胞仪主要工作原理和检测参数分析。
2. 了解流式细胞仪的构造和操作方法。

【实验原理】

流式细胞仪的构造及工作原理：

1. 流动室及液流驱动系统　流动室及液流驱动系统是流式细胞仪的核心部件，将染色后的待检细胞制成单细胞悬液，用一定的压力将其压入流动室，无细胞的磷酸盐缓冲液在高压下从鞘液管喷出，鞘液管入口方向与待测样品液流形成一定的角度，鞘液就能包绕着样品一起高速流动，组成一个圆柱的液流束，待测细胞也就在鞘液包被下成单行排列，依次通过光学检测和数据分析区域。

2. 激光光源　一般配备一根或多根激光管，常用氩离子气体激光管(发射波长为 488nm)，此外还可配备氦氖离子气体激光管(激发波长是 633nm)或紫外激光管。流式细胞仪常用的荧光素有多种，它们的分子结构不同，激发光谱和发射光谱也不同，选择的荧光素必须依据流式细胞仪所配备的激光光源的发射波长。

3. 光学系统　光学系统由若干组小孔、透镜和滤光片组成，其目的是将激光光源发出的圆形光束横截面聚焦成较小的椭圆形横截面激光光束，使激光成正态分布，从而使通过激光检测区域的细胞受激发强度一致，减少杂散光的干扰。

4. 信号检测与存储、显示、分析系统　激光经过聚焦整形后的光束垂直照射在样品液流柱上，被荧光染色的细胞产生散射光和激发荧光，这两种信号同时被前向光电二极管和垂直方向的光电倍增管接收。散射光分为前向散射(forward scatter，FS)和侧向散射(side scatter，SS)，FS 在前向被检测，其信号强度的大小反映了细胞体积的大小；荧光信号有两种,一种是细胞自发荧光,一般很弱,一种是细胞样品经荧光素标记的单克隆抗体染色后经激光激发发出的荧光,为我们所要测定的荧光,荧光信号的接收方向与激光束垂直,经过一系列双色性反射镜和带通滤光片的分离,形成多个不同波长的荧光信号,这些荧光信号的强度反映了所测细胞膜表面抗原的强弱或细胞核内物质的浓度,经光电倍增管接收后可转换为电信号,再通过模-数转换器,将连续的电信号转换为可被计算机识别的数字信号。计算机把所测的各种信号进行计算机分析处理,将分析结果显示在计算机屏幕上,可打印文件报告,也可存储以备以后查询和进一步分析。

5. 细胞分选及浓缩系统　细胞分选是通过分离含有单细胞的液滴实现的。在流动室的喷嘴下方配有高压偏转板,充电后使喷出的液流断裂为均匀的液滴,待测细胞就分散在这些液滴中。将这些液滴充以正负不同的电荷,当液滴流经带高压的偏转板时,在高电压的电场作用下发生偏转,收集于指定的容器中,没有带电荷的液滴则落入中间的废液容器,从而实现了细胞的分选。

【实验器材】

1. 待检标本肝素抗凝人全血。

2. 荧光素标记单克隆抗体,含有 A、B 两种四色抗体。A:CD3 FITC/CD8 PE/CD45 PerCP/CD4 APC,鉴别 T 淋巴细胞亚群的免疫表型。B:CD3 FITC /CD16+56 PE/CD45 PerCP/CD19 APC,鉴别 T 淋巴细胞、NK 细胞、B 淋巴细胞的免疫表型。

3. 试剂 C　红细胞裂解液,裂解红细胞,利于分析外周血白细胞。

4. 仪器　FACSCalibur 流式细胞仪。

【实验方法】

1. 样品准备

(1) 标本采集:EDTA 抗凝的静脉血 2ml,标本采集后 6h 内进行染色分析。检测的外周血白细胞浓度在 3.0×10^3~10.0×10^3个/μl。(若高于 10.0×10^3个/μl,则需稀释血标本;若低于 3.0×10^3个/μl,则需增加标本量或分离白细胞)。

(2) 样品处理

1) 取 2 只 FALCON 管加对应荧光抗体 20μl 和抗凝血 100μl,涡漩振荡数秒。

2) 避光室温放置 20min。

3) 加 1×溶血素 2ml,涡漩振荡数秒。

4) 避光室温放置 15min。

5) 离心,1000r/min×5min、室温。

6) 弃上清后加 2ml PBS,涡漩振荡数秒。

7) 离心,1000r/min×5min、室温。

8) 弃上清后加 0.5ml PBS,准备上机。

9) 加入 0.5ml 1%甲醛溶液固定细胞,混匀,24h 内上流式细胞仪分析(若细胞染色后立即上流式细胞仪分析,则不需要用甲醛液固定,用 0.5ml PBS 洗液重悬细胞即可上机分析)。

2. 仪器操作(以 FACSCalibur 流式细胞仪为例)

(1) 开机程序

1) 检查仪器鞘液桶和废液桶。

2) 打开流式细胞仪。

3）气压阀置于加压位置，并排除管路中气泡。

4）打开电脑。

5）等待机器预热5~10min后可开始实验。

（2）仪器校验和分析参数设置程序（FACSComp操作程序）

1）CaliBRITE Beads的准备

A. 在装有1ml鞘液的FALCON管加一滴充分混匀CaliBRITE Beads，并标上unlabeled；若配有双激光做四色，则须在unlabeled管中再加一滴APC-beads。

B. 在另一装有3ml鞘液的FALCON管加入unlabeled-、FITC-、PE-、PerCP-和APC-beads（若做四色）各一滴，混匀，在管壁上标上mixed（PerCP很不稳定，最好在上机前加入）。

C. 避光放置，准备上机。

2）软件环境的设置

A. 从苹果菜单进入，选择FACSComp软件。

B. 在Sign In视窗中填入下列信息：操作者、机构、实验室主任（操作者是必须填入的，计算机将保存这些信息），点击Accept。

C. 进入Setup视窗，在Assay Selection中，选择你需要的Assay：Lyse/Wash、Lyse/No Wash或HLA-B27 Calib；在CaliBRITE Beads Lot Ids中，根据每一种beads所对应的编码输入Lot ID；在Automatic Saving Options中，你可以选择自动保存或不保存Summary Report，你可以通过单击Location来更改文件名以及保存的位置；最后在Setup视窗的右下角点击Run。

3）Beads的检测

A. 将功能键放在RUN的位置，流速设成HI，将混匀的标有unlabeled的试管放在支撑架上，点击Start，开始调节PMT，如软件在unlabeled试管中测到APC-beads，则在PMT调节完后，马上进行时间延迟的调校；如果调试成功，会出现“Time Delay Calibration was successful”，然后直接进入补偿视窗；如果调试不成功，有5s的时间决定是再试一次，还是重复开始的PMT调节，或是继续到下一步调节补偿；若在5s内还没有决定，软件自动进到补偿的视窗。如果在时间调校失败的基础上继续补偿的调节，那么所得到的FL3-%FL4和FL4-%FL3的值会有较大的变化。

B. 在支撑架上换成混匀的标有mixed试管，点击Start，开始调节补偿，补偿调试成功后，FACSComp自动进行灵敏度调试，点击Start，开始调试灵敏度；调试完成后，软件计算结果，并将所有的结果都保存于Calib File或Calib File. LNW中，同时给出Summary Report。

C. 从支撑架上移走装有beads的试管，换上蒸馏水，并将功能键换成STAND BY。

（3）仪器操作程序

1）从苹果菜单进入，选择操作软件。

2）顺序输入样本姓名，点击Run Tests，得到分析结果。

（4）关机程序

1）用4ml 10%漂白剂作样品，将样品支撑架置于旁位，以外管吸入2ml。

2）将样品支撑架置于中位，以HI RUN 5min，使内管吸入2ml。

3）将样品换成蒸馏水重复上述两步。

4）放置盛有1ml蒸馏水的试管于样品支撑架上。

5）选择Standby模式10min。

6）关闭电脑，再关掉仪器。

（5）维护保养

1）每日保养

A. 用 4ml 10%漂白剂作样品，将样品支撑架置于旁位，以外管吸入 2ml。

B. 将样品支撑架置于中位，以 HI RUN 5min，使内管吸入 2ml。

C. 将样品换成蒸馏水重复 A、B 步骤。

D. 放置盛有 1ml 蒸馏水的试管于样品支撑架上。

E. 选择 Standby 模式 10min。

F. 关闭电脑，再关掉仪器。

2）每月保养

A. 将 10%漂白剂装入鞘液桶。

B. 旁路鞘液过滤器，以防损害。

C. 将盛有 3ml 10%漂白剂的试管置于样品支架上，以 HI RUN 20～30min。

D. 将鞘液和样品换成蒸馏水重复步骤 B、C。

【实验结果】

流式细胞仪分析后，自动分析报告淋巴细胞亚群的百分率和 $CD3^+CD4^+$/$CD3^+CD8^+$ 比值（图 7-1～图 7-4，彩图 7-1～彩图 7-4）。

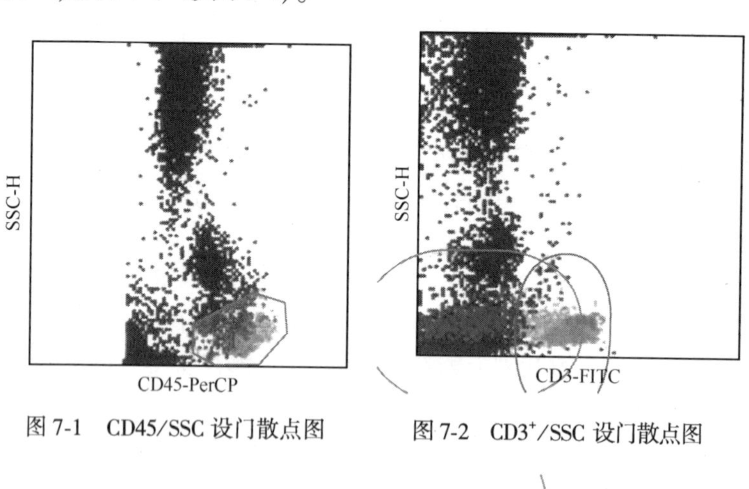

图 7-1　CD45/SSC 设门散点图

图 7-2　$CD3^+$/SSC 设门散点图

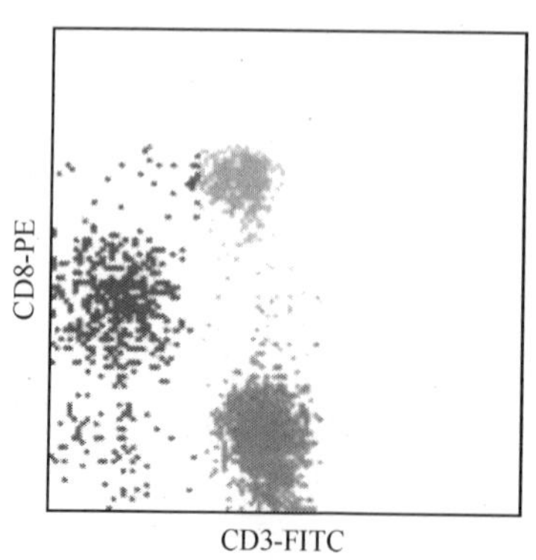

图 7-3　$CD3^+$/$CD8^+$散点图

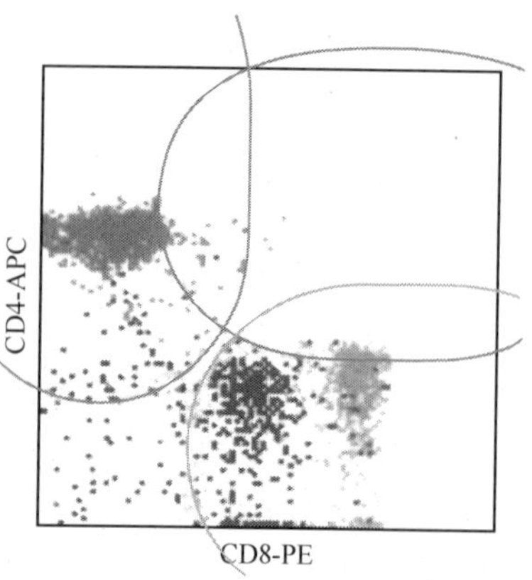

图 7-4　$CD8^+$/$CD4^+$散点图

【注意事项】

1. 确保细胞悬液上机检测前浓度为 1×10^6/ml，细胞浓度过低直接影响检测结果。

2. 使用蛋白封闭剂，封闭非特异结合位点。常用的蛋白封闭剂为0.5%牛血清白蛋白和1%胎牛血清。

3. 设置对照样品，采用与抗体来源同型匹配的Ig对照。

4. 注意染色后避光，保证细胞免疫荧光的稳定。

5. 样品制备好后如不能立即上机检测，需置于4℃冰箱避光保存。

【思考题】

1. 简述流式细胞仪的工作原理。

2. 如何理解流式细胞仪各检测参数的含义？

（桑圣刚　张　华）

实验二　化学发光免疫分析

化学发光免疫分析技术（chemiluminescence immune assay，CLIA）是将具有高灵敏度的化学发光测定技术与高特异性的免疫反应相结合，用光反应显示被测物浓度的一种技术。近10年来，化学发光分析发展迅猛，是目前发展和推广应用最快的免疫分析方法，也是目前最先进的标记免疫测定技术，其显著的特点是标本用量小、快速、简便、无放射性、试剂稳定、灵敏度很高，最小检出量可达 $10^{-15}\sim10^{-12}$mol，可用于包括抗原、半抗原、抗体、激素、酶、脂肪酸、维生素和各种药物等各种物质的检测。

化学发光免疫分析法根据标记方法的不同而分为两类：

1. 化学发光免疫分析法　以发光物质作为标记物如吖啶酯类。

2. 化学发光酶免疫分析法　常用辣根过氧化物酶（HRP）或碱性磷酸酶酶标记，以化学发光底物作信号试剂。

下面以检测乙型肝炎病毒（HBV）的表面抗原（HBsAg）为例介绍化学发光免疫分析的实验操作。

【实验目的】

1. 掌握化学发光分析方法检测HBsAg的原理及结果判断。

2. 熟悉化学发光分析方法应用范围及方法评价。

【实验原理】

化学发光免疫分析技术包括了化学发光分析系统和免疫反应系统。化学发光分析系统是以化学反应为基础的，它利用发光物质在氢氧化钠中氧化时释放大量自由能，产生激发态的中间体，该激发态由最低振动能级回到稳定的基态时，各个振动能级产生辐射，同时产生能量，从而产生发光现象。利用光信号的测量仪器，分析接收光量子的产额，通过计算机系统转换成被测物质的浓度单位。免疫反应系统是将发光物质直接标记在抗原或抗体上，样本中的抗原或者抗体与发光物质标记的抗体或者抗原形成免疫复合物。

将样本与抗-HBs抗体（anti-HBs）包被的磁性颗粒混合，样本中存在的HBsAg便结合到 Anti-HBs 包被的磁性颗粒,形成免疫复合物。洗涤后,加入吖啶黄嘌呤标记的 Anti-HBs,形成抗体-抗原-吖啶黄嘌呤标记的抗体复合物,洗涤除去未结合物质,加入过氧化氢和氢氧化钠使吖啶黄嘌呤发生氧化反应,导致甲基吖啶酮形成并且释放能量(光散射),使得光子从激发态返回到基态,释放能量。光学系统通过读取光量子的产额来定量分析物的浓度。

HBsAg 检测通常用于辅助诊断怀疑含有 HBV 感染并监测感染个体的阶段,也就是患者感染是否减轻或成为慢性 HBV 携带者。在急性或慢性乙型肝炎诊断时,应当将 HBsAg 阳性与患者病史和存在的其他血清学标记相结合进行诊断。HBsAg 检测为阴性的样本可视为 HBsAg 阴性,不需要做进一步检测。

【实验器材】

1. 雅培 i2000SR 化学发光免疫分析仪组成

(1) 试剂针 1(R1)。

(2) 试剂针冲洗站(2)(R1W,R2W)。

(3) 样本针(S)。

(4) 样本针冲洗站(SW)。

(5) 样本运送器。

(6) STAT 样本针(ST)。

(7) STAT 冲洗站。

(8) RV 装载器和支持器配件(RVL)。

(9) 试剂针 2(R2)。

(10) 冲洗区组件(2)(WZ1,WZ2)。

(11) 预激发液/激发液组件。

(12) CMIA 阅读器(CMIA)。

(13) 试剂注射器(2)(R1S,R2S)。

(14) 样本注射器(SS)。

(15) STAT 注射器。

(16) 混匀器(4)(VTX1,VTX2,VTX3,VTXST)。

(17) 试剂针吸取位。

2. 试剂盒组成

(1) 鼠单克隆抗 HBs(IgG,IgM)包被的磁性微粒子。

(2) 吖啶酯标记的山羊单克隆抗 HBs(IgG)。

(3) 激发液、预激发液、清洗缓冲液。

(4) HBsAg 定标液、质控品。

3. 离心机。

【实验方法】

1. 定标 取 HBsAg 的定标液 200μl 于反应杯中,编号后上机检测。待反应结束后,查看标准曲线值,定标通过后方可进行样本检测。

2. 质控 取 HBsAg 质控液高、中、低值各 200μl 于反应杯中上机检测。待反应结束后,查看质控结果,在控后开始样本的检测。

3. 加样 分离血清,将样本于3000r/min离心10min。将样本按顺序置于反应架上,编号后上机检测样品,加样针分配样品到反应试管。

4. 加入试剂 试剂针1吸取Anti-HBs包被的磁性颗粒到反应杯中的样本中,混匀器将反应物混匀。

5. 第一次孵育 反应物混合液孵育,样品中的被测物质(HBsAg)结合到相应捕获分子(Anti-HBs包被的磁性颗粒)上,形成免疫复合物。

6. 洗涤 洗涤区域1多次洗涤反应混合液,以去除未结合的物质,等待进一步处理。

7. 加入发光物质 试剂针2吸取化学发光吖啶黄嘌呤标记的结合物,形成反应混合液。

8. 第二次孵育 反应混合液孵育,化学发光剂标记的结合物结合到已形成的抗原-抗体免疫复合物上,形成完全复合物(抗体-抗原-吖啶黄嘌呤标记的抗体复合物)。

9. 洗涤 洗涤区域2多次洗涤,去除未结合的物质。

10. 分配预激发液 预激发液管口分配预激发溶液(过氧化氢)和CMIA光学系统进行背景读数。

11. 分配激发液 激发液管口分配激发溶液(氢氧化钠)到反应混合液中。当暴露于过氧化物和碱性溶液时,吖啶黄嘌呤经过氧化反应,形成甲基吖啶酮并释放能量(光散射),使光子从激发态返回到基态。

12. 结果判断 光学系统通过预定时间读取化学发光发射的量(激活的读数),来定量分析物的浓度。

13. 弃去反应杯 液体废弃物臂从反应杯吸取液体废弃物。反应杯装载器移去反应杯,接着在固体废弃物容器中进行处理。

【实验计算】

最后读数=激活的读数-背景

【实验结果】

1. 样本浓度值<0.05U视为阴性。
2. 样本浓度值≥0.05U视为阳性。

【注意事项】

1. 上机检测前,请先离心分离红细胞和颗粒物质。
2. 待测标本不可用NaN_3防腐,如需稀释标本,请用专用样本稀释剂。
3. 样本在2~8℃可稳定14天,如需存放长于14天时,请于-20℃下保存。
4. 样本要求无黄疸、无溶血、无脂血,已分离出的样本应立即分析。
5. 试剂使用前请振荡摇匀。
6. 试剂盒应置2~8℃中避光保存。
7. 不同批号的试剂不能混用。
8. 曾接受过鼠单克隆抗体制剂治疗和诊断者,可能会引起假性升高或降低。
9. 如检测结果与临床症状不符,建议复查以确认结果。
10. 所有样品应按感染性材料处理。

(张 华 李红梅 刘水和)

实验三 时间分辨荧光免疫分析技术

时间分辨荧光免疫分析(time-resolved fluoroimmunoassay,TRFIA)是在荧光分析(fluoroimmunoassay,FIA)的基础上发展起来的一种荧光分析法。它利用镧系元素及其螯合物为示踪物,标记抗体、抗原等,以代替传统的荧光物质、酶、同位素、化学发光物质。用时间分辨荧光免疫分析检测仪测定反应产物中的荧光强度,根据产物荧光强度和相对荧光强度的比值,准确地测定反应体系中被分析物的浓度。

下面以 HBV HBsAg 的检测为例介绍时间分辨荧光免疫分析技术的具体应用。

【实验目的】

1. 掌握时间分辨荧光免疫分析技术的原理、技术要点、结果判断。
2. 熟悉时间分辨荧光免疫分析技术的应用范围及方法评价。

【实验原理】

双抗体夹心免疫荧光分析法。采用抗-HBs 包被反应孔,加入参考标准品及样本,样本中 HBsAg 抗原与已包被的抗体结合成抗-HBs-HBsAg 复合物,再加入铕(Eu^{3+})标记的抗-HBs 抗体与已结合的 HBsAg 抗原联接成抗 HBs-HBsAg-抗-HBs-Eu^{3+}复合物。增强液将标记在抗体上的Eu^{3+}解离到溶液中,在溶液中Eu^{3+}和增强液形成高荧光强度的螯合物。荧光强度和样品中的 HBsAg 浓度成正比。

【实验器材】

1. WALLAC 公司 ANYTEST 2000 时间分辨荧光测定仪。
2. 试剂 乙型肝炎病毒 HBsAg 定量测定试剂盒(时间分辨免疫荧光法)。

【实验方法】

1. 标本的采取和保存 采集静脉血,自然存放 1~2h 后,3000r/min 离心 15min,分离血清。
2. 试剂的准备

(1) 将试剂及所需数量的微孔反应条置室温 30min 平衡。

(2) 洗涤液:将 40ml 浓缩洗液和 960ml 去离子水在干净的容器中混合,作为工作洗涤液备用。

(3) Eu^{3+}标记物:使用前一小时内稀释液按 1∶20 倍稀释并一次用完。

3. 加样 加样器吸取 100μl 的 HBsAg 参考标准品或待检样本,贴壁加在板孔的底部 1/3 处,加入微孔反应条小孔中并加贴封片。
4. 微孔反应条在室温下,用振荡仪缓慢振摇孵育 1h(如室温低于 20℃时,则放入 37℃恒温箱 1h)。
5. 在第一步孵育结束后,小心将封片揭下并弃掉,用洗板机洗涤 4 次,拍干。
6. 每孔中加入 100μl 已稀释的抗 HBs-Eu^{3+}标记物工作液,并加贴封片。
7. 微孔反应条在室温下,用振荡仪缓慢振摇孵育 1h(如室温低于 20℃时,则放入 37℃恒温箱 1h)。
8. 第二次孵育结束后,小心将封片揭下并弃掉,用洗板机洗涤 6 次,拍干。
9. 每一孔中加入增强液 100μl。加样过程中避免碰到小孔边缘或其中的试剂,尽量避免污染。

10. 微孔反应条在室温下，用振荡仪轻摇 5min（在 30min 内完成测定）。

【实验结果】

浓度值≥0.5ng/ml 的样品判断为阳性，否则为阴性。

【注意事项】

1. 正确的标本来源、良好的仪器和试验环境、正确的操作等是保证 TRFIA 检测结果准确可靠的必要条件。

2. 标本

（1）不能使用含有 EDTA、枸橼酸盐的血浆，否则会影响 Eu^{3+} 的螯合效果。而肝素抗凝血浆，因肝素是强聚合体，也会干扰抗原和抗体的结合反应而影响检测结果。

（2）应注意避免溶血。

（3）立即检测最佳，避免反复冻融，一般标本放置于 2~8℃冰箱可保存 3 天，超过 3 天需分离血清-20℃冻存，但仍会使抗体效价下降。需保存做多次检测血清应少量分装再冻存。解冻后应轻缓地充分混匀，避免产生气泡，不要在混匀器上强烈振荡。

（4）混浊或有沉淀的血清标本应先离心或过滤，澄清后再检测。

（5）血脂中，脂蛋白可以结合亲脂成分，对抗原抗体的结合产生屏蔽作用，从而干扰免疫检测结果。

（6）某些药物也会影响检测结果，如口服避孕药、本巴比妥、苯妥英钠、保泰松等。

（7）尽量避免标本间的污染，不应与生化检测用同一管标本，或应先做免疫后做生化。

（8）如需稀释标本，请用小牛血清稀释。

3. 试剂　正确保存试剂盒，并在有效期内使用。不同批号的试剂不能混用。标准品的复溶用水请用双蒸水，且应按做标准曲线的次数对标准品进行分装，且于-20℃冻存，每次标准曲线只需拿出一套分装好的标准品，用完扔弃。

4. 加样或试剂

（1）避免加在孔壁上部，并注意加样用力的均匀性和手法的统一性，不可溅出，不可产生气泡。

（2）每次加标本应更换吸头，以免发生交叉污染；干吸头预先在血清中抽吸 3 次。

（3）加抗体、铕标记物溶液、增强液时，为避免污染应弃掉第一管，加样时吸头应在微孔中部的上方，避免与微孔板边缘或其中的试剂接触。

（4）加 Eu^{3+} 标记物的操作台和加样器应与其他加样操作区别分开。

（5）在使用增强液时应使用过渡容器，禁止在瓶中直接用加样器吸取加样。

（6）用增强液润洗吸头 3 次均弃掉，之后垂直向每孔加入增强液。加完增强液后，应有足够的振荡时间（一般为 5~10min），以便铕离子完全解离并形成新的螯合物。

5. 恒温振荡　保证室内环境及振荡条件的恒定，如温度（20~25℃）、湿度、振荡频率的恒定。为避免蒸发，板上应加盖，也可用塑料贴封纸或保鲜膜覆盖板孔。严格控制振荡时间，一个人一次不宜多于两块板同时操作。

6. 洗涤　含有吐温 20 的洗液，当浓度高于 0.2%时，可使包被在固相上的抗原或抗体解吸附而降低试验的灵敏度。洗板机洗板一定要预先板架放平，确保洗板针畅通、洗液注满各孔、洗液抽吸完全，同时要设置一定的浸泡时间。洗完板后在洁净、无尘的吸水纸上轻轻拍干。如出现机洗后拍板有较多残留液时应再用手工洗 2 次以上。关机前要用蒸馏水冲洗管道,避免堵孔。

7. 分析 仪器不应安置在阳光或强光照射下,操作时室温宜在 15~30℃,使用前先预热仪器 15~30min,测读结果更稳定。确认微孔板条上下没有塑料封板贴纸等物。

(张 华 李红梅 刘水和)

实验四 酶联免疫自动化分析技术

酶联免疫自动分析技术是基于酶联免疫吸附试验(enzyme-linked immunoadsordent assay;ELISA)的原理,将自动化进板、孵育、加试剂、洗板、读数、出报告等步骤集于一体的自动化分析技术。酶联免疫自动分析仪具备全自动的全过程控制功能,包括:实验室活动跟踪、程序化维护;动态实时质量控制;仪器系统全面跟踪记录;试剂批号与效期管理。系统能自动检测各模块系统的工作情况,并形成 TRACE 记录文件,有利于质控和回顾性调查。酶联免疫自动分析仪可分为条码识别功能系统、孵育系统、试剂系统、洗板系统、比色系统和软件系统。

1. 条码识别功能系统 能同时对多板进行处理,当检测项目多,试剂种类多,通过条码可以很方便及准确的进行自动识别和管理。

2. 比色系统 现在的酶联分析仪均配有酶标仪,一般酶标仪的测定波长多在 400~750nm 之间,最常用的是 450nm 和 492nm 两个波长。为满足双波长的使用,同时配置 620nm 波长和 405nm 波长。由于酶标仪的使用,对结果的准确性有很大的提高,告别了以前肉眼观察的不确定性。

3. 吸光度值的要求 通常吸光度值的测定范围要求在 0~2.5 之间即可。

4. 孵育系统 孵育系统是酶联检测仪的附加功能,可以根据 ELISA 实验的本身要求精确地控制仪器内部的温度。

5. 试剂系统 多为独立的试剂系统,试剂加样采用独立专用注射器,杜绝交叉污染。

6. 洗板系统 自动洗板方式,采用底部多点扫洗方式,以确保抽净洗涤液,确保残留量≤2μl。现在的酶联分析仪自身配备的自动洗板机都具备传感器,以防止堵孔与交叉污染。

7. 软件系统 软件系统是指对酶联检测仪所检测的 ELISA 项目进行定量或定性分析,通过统计分析报告结果的功能。很好的利用软件系统能对实际的工作有很好的帮助,它能动态实时的对室内质量控制进行观察,并能对结果进行回顾。

下面以血清抗 HIV 抗体检测为例进行介绍。

【实验目的】

1. 掌握酶联免疫自动分析仪检测原理,结果判断。
2. 熟悉其应用范围及方法评价。

【实验原理】

采用双抗原夹心酶联免疫法检测血浆样品中人类免疫缺陷病毒(human immunodeficiency virus;HIV)(1+2)型抗体,在微孔板中预包被高纯度基因重组 HIV 抗原,将其与样品中抗 HIV(1+2)型抗体反应,加入辣根过氧化物酶(HRP)标记的 HIV 抗原,形成抗体-抗原-酶标抗体复合物，加入四甲基联苯胺（TMB）底物作用显色，显色程度与待测抗体的量成正相关，通过酶标仪检测吸光度（OD 值）从而判定样品中抗 HIV 抗体的存在及含量。

【实验器材】

1. 仪器　费米全自动酶联免疫分析仪（其内包含自动洗板机、酶标仪），AT2 自动加样仪。

2. 试剂盒　HIV 微孔板、HRP 标记 HIV 抗原、阴/阳性对照血清及质控血清、显色剂 A 液 、显色剂 B 液、终止液、浓缩洗涤液（蒸馏水 1∶20 稀释后待用）。

【实验方法】

1. 质控血清的制备　阳性质控品用含有 10%的小牛血清 PBS（pH7.4）缓冲液对其做 1∶2、1∶4、1∶8、1∶16、1∶32、1∶64、1∶128、1∶256 的稀释，对不同稀释度的血清进行双份平行检测，选取 S/CO 值在 2～3 的稀释度为最适稀释度。将该稀释度血清按 1ml 分装，至于-20℃下保存。每次用前，置于室温 15min 后使用。

2. 分离样本血清　全血 3000r/min 离心 10min，分离血清。

3. 加样　将样本按顺序放于样本加样仪上，点击电脑上预先编辑的程序，仪器完成自动加样，并加入阴、阳性对照血清及质控血清各 100μl，设置空白对照孔。加样仪将微孔板自动传输进全自动酶免分析的样本处理中心。

4. 孵育　（37±1）℃孵育 60min。

5. 洗涤　洗板机自动洗涤 5 次。

6. 加入酶结合物　将 HRP 标记 HIV 抗原加入微孔板中，每孔 100μl，（37±1）℃孵育 30min。

7. 洗涤　洗板机自动洗涤 5 次。

8. 加入底物显色　每孔按顺序加入显色剂 A、B 各 50μl（或 1 滴），（37±1）℃孵育 30min。

9. 终止反应　每孔加入终止液 50μl，以空白对照调零，于 450nm（双波长 450/620nm）处比色测定 OD 值。

10. 仪器自动将结果传输到电脑。

11. 质控曲线的绘制　每块板设阴阳性及空白对照。用质控血清孔 OD 值采用 Levey-Jennings 质量控制方法，绘制质控图。计算靶值，以（$\pm 2s$）为警告线，以（$\pm 3s$）为失控线，做出该批次试剂的质控图。观察当日质控是否在控，以决定当日结果是否能发出。

【实验结果】

1. 正常情况下，阴性对照孔 OD 值≤0.10；阳性对照孔 OD 值≥0.80。

2. 阳性判定　样品 OD 值≥临界值（CUTOFF）者为 HIV 抗体阳性（注意：初筛阳性标本应重新取样进行双孔复试，复检阳性者应按“全国 HIV 检测管理规范”送 HIV 确证实验室进行确证实验）。

3. 阴性判定　样品 OD 值<临界值（CUTOFF）者为 HIV 抗体阴性。

4. 临界值（CUTOFF）计算　临界值=阴性对照孔 OD 均值+ 0.12。

【注意事项】

1. 样品和试剂从冰箱中取出后，应在室温（18～25℃）放置 30min 后方可使用，未用完的微孔条用自封袋密封保存，避免长时间暴露于室温中。

2. 标本 室温放置不能超过 8h,2~8℃不超过 72h,-20℃可长期保存;溶血、严重溶血、脂血和细菌污染的标本均不能进行 HIV 抗体的检测。

3. 试剂 不同批次试剂不得混用;试剂盒应置于 2~8℃保存。

4. 生物安全 检测必须符合 HIV 实验室管理规范和生物安全守则的规定,严格防止交叉污染。操作时必须戴手套、穿工作服,严格健全和执行消毒隔离制度。所有样品、洗涤液和各种废弃物都应按感染性材料处理。

(张 华 李红梅 刘水和)

实验五 免疫比浊分析技术

免疫比浊分析技术属于液相沉淀实验。其原理是可溶性的抗原与相应抗体在液相中特异性结合,形成免疫复合物沉淀,当光线通过时使光被吸收或发生散射,吸收和散射后的光强度的变化和免疫复合物浓度成比例,检测这种光强度的变化的程度,即可计算出溶液中待测物质的含量。根据检测器位置的不同及所检测光信号的不同,免疫比浊分析可分为免疫透射比浊法和免疫散射比浊法。

下面以 IgG 的检测为例,介绍免疫比浊分析技术。

【实验目的】

1. 掌握自动免疫比浊仪的原理、技术要点、结果判断。
2. 熟悉其应用范围及方法评价。

【实验原理】

速率散射比浊法测定人血清或脑脊液(CSF)中的 IgG 含量。本试验通过测定 IgG 与其相应抗体形成免疫复合物,导致溶液中悬浮的抗原-抗体复合物颗粒散射光增强的速率变化,反映待测物(样本中 IgG)的浓度。在反应体系中抗 IgG 抗体浓度固定的情况下,血清中待测物 IgG 抗原的浓度与抗原-抗体复合物形成的速率成正比。

化学反应式为:IgG(样品中待测抗原)+抗 IgG 抗体(试剂)→免疫复合物

在得到免疫复合物形成的速率峰值之后,再加入 IgG 标准品,可能会出现两种情况:

1. 如果抗体过量,则加入的标准品会与这些“多余”的抗体再一次反应,并形成一个新的速率峰,证明在原来反应期间从原有速率峰计算而来的样本结果是可信的(是在抗原不过量的情况下得到的)。

2. 如果抗体不过量,则加入的标准品不会引起新的免疫沉淀反应,也就不会出现新的速率峰。在这种情况下,样本会进一步稀释并重新分析,直到得到最终可信结果。

【实验器材】

1. 仪器 IMMAGE 800 特定蛋白分析仪(BECKMAN-COULTER 公司)。

2. 试剂 IGG 定量测定试剂盒(BECKMAN-COULTER 公司),含抗 IgG 抗体、IgG 标准品、校准品、质控血清、稀释液和缓冲液等。

【实验方法】

1. 标本采集与处理 2ml 抗凝血标本室温下放置 20min 后即可离心,可直接用分离胶管上机,加塞可在-4℃条件下保存 3 天,长时间保存要求分离出血清置-20℃冻存。

2. 试剂装载　把试剂卡放入样品架，将样品架放入样品盘置入仪器中，设定缓冲液和稀释液位置。

3. 项目定标　把定标液卡放入样品架，样品架置于样品盘，加定标液，在主菜单选 RUN。

4. 运行质控品　每天至少要求运行两个水平以上的质量控制血清，与标本同时测定；重新定标、更换试剂、仪器保养及维修后应重新运行质控品。

5. 常规样本测定（单个编程）

（1）进入 Samples 屏幕。

（2）在 Rack 中输入架号，在 pos 中输入位置号，在 Sample ID 中输入样本号。

（3）在 pannel 中输入组合号 和（或）选项目。

（4）选 F10 Save/next 到下一标本，储存现有样品信息，继续编程另外样品。

（5）将样品放上样品架：若按样品架/位置编程，确认样品是否放在正确位置；若按样品号（ID）编程，确认样品管上的条码位置。

（6）将样品架放上样品转盘，按 RUN。

6. 结果查询及处理　选入 Results 屏幕，在 Sample Ids 中输入样本号（只能输入单个样本），或 Range 中输入起始样本号，在 Thru 中输入 最后一个样本号（可多个），或在 Rack（s）中输入架号（可同时输多个架子 如 1～4）；选 F1 Display Results（在屏幕上显示结果）或选 F8 Send to host（送到中文电脑）。

7. 质量控制　每天至少要求做两个水平以上的质量控制血清，与标本同时测定；重新定标、更换试剂、仪器保养后应重新做质控。当质控达不到要求时应按序采取以下措施：对同一份质控血清进行重新测定；同批号内更换质控血清进行重新测定；更换不同批号的质控血清重新测定；对失控项目进行校准和定标；检查仪器参数，进行仪器的保养和维护；请示上级主管，向专家请教。

8. 校准及校准验证的方法　用配套校准液进行校准，每次更换试剂、缓冲液、稀释液批号后，仪器提示需校准时，或质控达不到要求时需重新校准设备。

【实验结果】

IgG 参考范围见表 7-1。

表 7-1　IgG 参考范围

血清	751～1560mg/dl
CSF	0.48～5.86mg/dl

【注意事项】

1. 样本　不宜应用于脂血样本，因为该样本具有强烈的光发散特性；污染有血的 CSF 样本会造成蛋白检测结果的明显偏差；带有多克隆免疫球蛋白的样本会造成抗原过量的条件，带来人为的结果偏低，应该在更高稀释度条件下重新检测；使用 CSF 检测时，免疫检测结果应该与 IgG 条带的电泳模式的观察结果保持一致，后者可以显示疾病的进展过程，并对前者的结果加以确认。

2. 试剂　反应溶液中的灰尘颗粒或其他颗粒物质会造成非特异性的散射信号，从而影响样本分析结果的准确；所有的试剂盒用后放回到冰箱中 2～8℃。

3. 使用防蒸发盖的情况下，IgG 试剂可以在机上稳定 14 天。在每天完成工作后，如用螺丝盖换掉防蒸发盖，并储存在 2～8℃条件下，试剂的有效期可以达到最佳。

4. 在仪器通电时不要拔插电路板，不要连接或断开管道的任何接头。
5. 注意观察仪器保养工作的正确过程，安全操作。
6. 清洁仪器的任何部件时要在仪器 Standby 状态下。

【思考题】

1. 化学发光免疫分析的原理是什么？
2. 化学发光与荧光的区别是什么？
3. 时间分辨荧光免疫分析的原理是什么？
4. 免疫比浊分析技术的原理是什么？

（张　华　李红梅　刘水和）

第二篇　综合性实验

第八章　抗体的制备

在一定量特异性抗原的刺激下，机体的免疫系统能产生相应的特异性抗体。目前人工制备的抗体有多克隆抗体（如溶血素和抗人全血清抗体等）和单克隆抗体及基因工程抗体等。

实验一　溶血素的制备及效价测定

一、溶血素的制备

【实验目的】

1. 掌握溶血素制备的原理和方法。
2. 熟悉颗粒性抗原的制备方法。

【实验原理】

应用绵羊红细胞（sheep red blood cell，SRBC，颗粒性抗原）反复多次免疫动物，使之产生体液免疫应答，经过一定时间，在其体内产生高效价特异性抗 SRBC 抗体，采集该动物血液经凝固制备出含有该抗体的免疫血清。在试管内抗 SRBC 抗体与 SRBC 发生特异性结合，加入新鲜补体后，在一定条件下会引起 SRBC 溶解，因此，抗 SRBC 抗体又称为溶血素。

【实验器材】

1. 实验动物　健康家兔 2～2.5kg（雄兔或未怀孕的雌兔）、健康绵羊。
2. 无菌器材　棉签、一次性注射器（1ml、5ml、10ml）、大试管、中试管、含无菌玻璃珠的三角烧瓶、离心管等。
3. 无菌生理盐水、碘伏等。
4. 离心机等。

【实验方法】

1. SRBC 颗粒性抗原制备

（1）用碘伏消毒绵羊（颈部）皮肤，持注射器从颈静脉抽血 30～50ml，迅速注入含玻璃珠的三角瓶中，摇动 10min，获得脱纤维抗凝血。也可用 Alsever 液抗凝保存绵羊血。

（2）无菌取适量抗凝羊血于离心管中，加生理盐水适量，2000r/min 离心 5min，吸弃上清液，再加适量生理盐水与红细胞混匀，再离心弃上清液，重复 3 次。

（3）最后一次 2000r/min 离心 10min，用生理盐水，压积红细胞，配制 10%SRBC 悬液。

2. 免疫动物

(1) 取2~2.5kg健康雄兔或未怀孕的雌兔,测量其体温、心跳和呼吸等生命指征三天,如无异常则可选用。

(2) 按表8-1所列程序通过兔耳静脉进行免疫。

表8-1 SRBC免疫家兔程序

免疫日程(天)	1	2	3	4	5
10%SRBC剂量(ml)	0.1	0.5	1	1.5	2

(3) 末次免疫后第7~10天试血(方法采用表8-2示)。溶血效价达到1∶1280以上时,可采血分离抗血清。小量分装,做好标签,-20℃以下冻存。

【实验结果】

收获的溶血素——抗SRBC抗血清应该是无菌和没有溶血的。溶血效价在1∶1280以上。

【注意事项】

1. 实验动物免疫过程中应注意无菌操作,以防家兔发生感染。
2. 颗粒性抗原一般不加佐剂。
3. 分离血清所用器皿要清洁干燥,以免发生溶血。

二、溶血素效价测定

【实验目的】

掌握溶血素效价测定的原理和方法。

【实验原理】

在补体存在的条件下,能使一定量的SRBC完全溶解的抗SRBC抗体(抗血清)的最高稀释度称为溶血素的效价。

【实验器材】

1. 抗原 1%SRBC悬液。
2. 溶血素 含抗SRBC抗体的兔血清(1∶100稀释)。
3. 补体 取多只豚鼠新鲜血清混合,1∶30稀释备用。
4. 其他 生理盐水、洁净试管和吸管、37℃水浴箱等。

【实验方法】

按表8-2加入各种实验材料。

表8-2 溶血素滴定 (单位:ml)

试管号	1	2	3	4	5	6	7	8	9
生理盐水	0.9	0.5	0.5	0.5	0.5	0.5	0.5	0.5	0.5
	↓	↓	↓	↓	↓	↓	↓	↓	
溶血素	0.1→	0.5→	0.5→	0.5→	0.5→	0.5→	0.5→	0.5→	0.5弃
稀释度	1∶1000	1∶2000	1∶4000	1∶8000	1∶16000	1∶32000	1∶64000	1∶128000	-

续表

试管号	1	2	3	4	5	6	7	8	9
补体(1/30)	0.5	0.5	0.5	0.5	0.5	0.5	0.5	0.5	0.5
1%SRBC	0.5	0.5	0.5	0.5	0.5	0.5	0.5	0.5	0.5
摇匀后置于37℃水浴箱中30min									
结果									

【实验结果】

将各试管发生溶血的结果记录于以上表格。以"完全溶血"、"不完全溶血"、"完全不溶血"三个标准来判断。第9管必须是"完全不溶血",第1~8管的结果才有意义。若溶血素效价为1∶8000,则8000倍稀释的溶血素为1个单位。

【注意事项】

1. 实验器材应清洁干燥。
2. SRBC及其他试剂不能被污染。

实验二　人全血清抗体的制备

【实验目的】

1. 掌握抗人全血清抗体制备的原理和方法。
2. 熟悉可溶性抗原的制备方法。

【实验原理】

以混合人全血清注射免疫家兔,可以获得兔抗人全血清抗体。为了使混合人血清能诱导家兔产生高效价的特异性抗体,须在混合人血清中添加弗氏完全佐剂。

【实验器材】

1. 实验动物　健康家兔2~2.5kg(雄兔或未怀孕的雌兔)。
2. 抗原　混合人全血清。
3. 试剂和溶液　无菌生理盐水,羊毛脂,液状石蜡,卡介苗(bacille calmette-guerin, BCG),消毒用碘伏。
4. 无菌器材　棉签、一次性注射器(1ml、5ml、10ml)、大试管、中试管、无菌研钵等。

【实验方法】

1. 混合人全血清抗原的制备　混合人全血清作为抗原免疫动物时,由于其是可溶性抗原,注射免疫时常常需要加入弗氏完全佐剂以提高免疫反应原性。

弗氏完全佐剂乳化抗原的制备:先将羊毛脂12g、液状石蜡20ml混合,高压蒸汽灭菌20min后,放4℃冰箱保存备用。临用前与等量混合人全血清抗原混匀,在无菌研钵中研磨乳化后即为弗氏不完全佐剂乳化抗原,若再加入2~10mg/ml的卡介苗,则为弗氏完全佐剂乳化抗原。取1滴佐剂乳化抗原滴加于冷水中,如完整不散开则表明乳化完全。

2. 免疫动物

(1) 取2~2.5kg健康雄兔或未怀孕的雌兔。

（2）免疫方案：见表 8-3。

表 8-3　制备兔抗人全血清抗体的免疫方案

注射日期	第 1 天	第 7 天	第 14 天	第 21 天
注射途径	后肢足趾	腘窝淋巴结	背中皮内 6 点	背部皮下 6 点
抗原剂量(ml)	0.5	0.5	1.2	2.5

（3）第 28 天，取约 1ml 已免疫家兔的血分离血清作为抗体，用 1∶12 倍稀释的人全血清作为抗原，采用双向琼脂扩散试验，以检测抗血清的效价，若抗血清的效价达到 1∶32 以上则为合格，采血并分离血清。若效价未达到实验要求，可用不加佐剂的人全血清注射家兔耳缘静脉，再检测抗血清的效价，直至效价达到要求。

（4）抗血清小量分装，做好标签，标明抗血清的名称、效价及其制备日期，-20℃以下冻存。有条件的可以进行真空干燥保存，如近期使用则放 4℃冰箱中保存。

【实验结果】

收获的抗血清是无菌和无溶血的，该抗血清的效价应该高于 1∶32。

【注意事项】

1. 免疫注射实验动物过程中应该无菌操作，防止家兔发生感染。
2. 可溶性抗原加入弗氏完全佐剂后可提高效价数倍，但免疫注射用的抗原要求是高纯度抗原。另外抗原必须完全乳化后方可注射，否则会明显影响免疫效果。
3. 制定免疫注射方案时应以注射次数少、免疫时间短、获得高效价抗体为原则。
4. 分离血清所用器皿要清洁干燥，以免发生溶血。
5. 制备的抗血清，应小量分装，避免反复冻融。

实验三　单克隆抗体的制备

单克隆抗体是由单个杂交瘤细胞克隆产生的，针对某一抗原表位（决定簇）、理化性质高度一致的特异性抗体。单克隆抗体在疾病诊断、防治、预后判断以及疾病发生机制研究等方面有着非常重要的作用。

【实验目的】

掌握单克隆抗体制备的原理和方法技术，主要包括免疫动物、细胞融合、筛选杂交瘤细胞及其克隆化等。

【实验原理】

B 淋巴细胞在特异性抗原表位的刺激下，能够增殖、分化并产生针对该抗原表位的特异性抗体，但其不能持续增殖分化。将此种 B 细胞与骨髓瘤细胞在聚乙二醇（PEG）作用下融合形成杂交瘤细胞，其既具有瘤细胞的无限增殖能力，又具有产生特异性抗体的能力。用 HAT 选择性培养基筛选出杂交瘤细胞，经过反复克隆，获得能产生单克隆抗体的杂交瘤细胞克隆，将这种单一细胞克隆化的杂交瘤细胞进行培养或注入 Balb/c 小鼠体内，即可得到大量高效价、抗特异性抗原表位的高度均一单克隆抗体。

【实验器材】

1. 抗原与主要试剂　根据实验所需选用相应的抗原作注射动物的免疫原（以高纯度抗

原为好)，完全弗氏佐剂，RPMI 1640 培养液，小牛血清，HAT 培养液，青霉素，链霉素，PEG-4000，DMSO，降植烷(pristane)或液状石蜡，无菌 PBS。

2. 细胞株　SP2/0 等骨髓瘤细胞。

3. 动物　选择与所用骨髓瘤细胞同源的 Balb/c 健康小鼠，鼠龄在 8～12 周，雌雄不限。

4. 实验仪器和材料　经高压灭菌处理的镊子、剪刀，细胞培养瓶、细胞培养板，二氧化碳细胞培养箱，倒置显微镜，离心机、10ml 和 50ml 的无菌离心管等。24 孔培养板，冻存管，液氮及液氮罐，水浴箱。

【实验方法】

单克隆抗体制备通常包括免疫动物、细胞融合、筛选杂交瘤细胞和检测目标抗体、杂交瘤单细胞的克隆化及其单克隆抗体的大量生产。

1. 免疫动物　免疫动物所用的可溶性抗原需加弗氏完全佐剂并充分乳化，注射于小鼠皮下。如为细胞抗原，可取(1～2)×10^7个细胞作腹腔免疫。为避免小鼠免疫过程中死亡或免疫反应不佳，可以同时免疫 4～5 只小鼠。被免疫小鼠的血清抗体效价越高，其脾细胞与骨髓瘤细胞融合后的杂交瘤细胞产生高效价特异性抗体的可能性越大，免疫间隔时间一般为 2～3 周，通常共免疫 4 次，最后一次免疫 3～4 天后，无菌操作分离小鼠脾细胞进行融合实验。

2. 细胞融合

(1) 骨髓瘤细胞的制备

1) 骨髓瘤细胞选择：为了获得较高的杂交细胞融合率，骨髓瘤细胞系应与免疫动物属于同一品系。目前用于单克隆抗体制备的骨髓瘤细胞系有 SP2/0、NS1、X63 Ag8.653 等，以 SP2/0 细胞系较为常用。

2) 细胞培养：常用的培养液，如 RPMI 1640、DMEM 培养基适合培养骨髓瘤细胞。大约取 10^5个 SP2/0 细胞，培养于 10ml RPMI 1640 培养液中，视细胞生长情况，每隔 2 天换液 1 次，隔 3～5 天传代 1 次(1∶10 稀释传代)，待 SP2/0 细胞生长到对数生长期时用于细胞融合。

3) 骨髓瘤细胞悬液的制备：细胞融合前 1 天换液 1 次，次日用滴管轻轻吹打轻度贴壁生长的骨髓瘤细胞，用无血清 RPMI 1640 培养液洗细胞 3 次，800r/min 离心 10min，去上清液，再用 5ml RPMI 1640 培养液重悬细胞，计数后调整浓度为 1×10^7个/m l 的细胞悬液备用。

(2) 免疫小鼠脾细胞制备

1) 多次免疫的小鼠经末次加强免疫 3 天后，采用摘除眼球法取血，分离其血清后备用。

2) 颈椎脱臼处死小鼠，浸泡于 75%乙醇中消毒 10min。

3) 将小鼠右侧卧，用经灭菌处理的手术剪在小鼠腹部剪一小口，撕开皮肤，暴露腹膜，用酒精棉球消毒后，剪开左侧腹膜，暴露条状脾脏。

4) 用无菌镊子剥离并取出脾脏后置于无菌平皿中，用 RPMI 1640 培养液洗涤。此操作在超净工作台内进行以防止污染。

5) 将 200 目无菌铜筛网或不锈钢筛网置入另一无菌平皿内，脾脏放入筛网中，加入一定量的 RPMI 1640 培养液，用注射器内塞充分研磨脾脏，释放出单个脾细胞，用筛网过滤。

6) 用无菌吸管将脾细胞悬液吸入预冷的无菌离心管中，于 4℃，1200r/min 离心 10min 后，弃上清。

7）有较多红细胞混于收集的脾细胞中，必须去除。加入 0. 87% NH_4Cl 3ml，轻弹管底细胞沉淀，混匀后加入 6ml 预冷的 RPMI 1640 培养液，作用 6min。

8）于 4℃，1200r/min 离心 10min 后，弃上清。

9）用 RPMI 1640 培养液洗涤所收集的脾细胞 3 次。

10）最后加入 RPMI 1640 培养液 2ml，重悬收集的细胞。

11）计数细胞，调整细胞浓度为 1×10^8 个/ml 的脾细胞悬液，备用。

（3）饲养细胞（常选用小鼠腹腔巨噬细胞）制备

1）常用 6～10 周的 Balb/c 小鼠，与免疫小鼠相同品系。

2）颈椎脱臼处死小鼠，浸泡于 75%乙醇中消毒 10min。

3）用手术剪在小鼠腹部剪一小口，撕开皮肤，暴露腹膜。

4）用无菌注射器注入 4～5ml 预冷的 RPMI 1640 培养液至腹腔，轻揉腹部 1min，仍用该注射器回抽腹腔液体，加入无菌离心管中。

5）1000r/min 离心 10min，弃上清。

6）用含 20%小牛血清（NCS）或胎牛血清（FCS）的 RPMI 1640 培养液重悬细胞，计数，调整细胞浓度为 2×10^5 个/ml。

7）按 100μl/孔加入 96 孔板，37℃培养于 CO_2 孵箱，即可用于细胞融合和杂交瘤细胞克隆化。接种二至数块细胞培养板。

（4）PEG 介导细胞融合

1）将脾细胞与 SP2/0 骨髓瘤细胞按 10∶1 或 5∶1 的比例混合在一起，在 50ml 无菌离心管中用无血清不完全 RPMI 1640 培养液洗涤 1 次，1200r/min 离心 8min 后。弃上清液，轻弹离心管底，使细胞沉淀略松动。

2）在 90s 内加入 37℃预温的 45%PEG（分子量 4000）溶液 1ml，边加边轻微摇动，于 37℃水浴作用 90s。

3）每隔 2min 分别加入 1ml、2ml、3ml、4ml、5ml 和 6ml 37℃预温的不完全 RPMI 1640 培养液以终止 PEG 作用。

4）800r/min 离心 5min 后，弃上清液，用含 20%小牛血清 HAT 选择培养液重悬细胞，计数，配成浓度为 2.5×10^6 个/ml 细胞悬液。

5）将以上细胞悬液，加到已有饲养细胞层的 96 孔细胞培养板内，100μl/孔。

6）将细胞培养板置于 37℃、5%CO_2 培养箱中培养。

3. 筛选杂交瘤细胞与检测抗体　脾细胞和 SP2/0 骨髓瘤细胞经过 PEG-4000 作用后，形成多种细胞的混合体，只有脾细胞与骨髓瘤细胞形成的杂交瘤细胞在 HAT 选择培养液中培养时，可以生长繁殖；因为骨髓瘤细胞缺乏胸苷激酶或次黄嘌呤鸟嘌呤核糖转移酶，故不能生长繁殖于 HAT 选择培养液中。

用 HAT 选择培养液培养 1～2 天内，有大量骨髓瘤细胞死亡，3～4 天以后骨髓瘤细胞消失，杂交瘤细胞形成小集落，HAT 选择培养液持续培养 7～10 天后应该换用 HT 培养液，再维持培养 14 天，改用一般培养液。在选择培养期间，一般每 1～2 天换一半培养液，当杂交瘤细胞分布于孔底 1/10 面积时，即可开始检测特异性抗体，选出目标杂交瘤细胞。

（1）在第 2、3、4、5、7、9、11 日更换与补充 1/2 体积的新鲜 HAT 培养液。操作时轻轻吸取上清液，勿将固定于孔底的细胞吸出。

（2）第 14 日起半量更换含有 HT 的培养液，换液 2 次。后续换液则用普通 1640 完全培养液。换液前用倒置显微镜观察杂交瘤细胞生长情况。

(3) 在第 10 天左右可观察到杂交瘤细胞生长，多数杂交瘤细胞会在第 10～20 天出现，当杂交瘤细胞量达到 1/10 孔底面积时，即可吸取上清液，检测目标特异性抗体和筛选杂交瘤细胞。但有时在 1 个月左右才能出现杂交瘤细胞。

(4) 对增殖生长的杂交瘤细胞进行传代。传代时改用 10%FCS-1640 液，每代都要检测上清液中抗体，以防抗体产生杂交瘤细胞的变异和丢失。目标杂交瘤细胞同时保存于液氮和进行克隆化。

应根据抗原的性质、抗体的类型不同，选择不同的筛选方法检测抗体。一般选择特异、敏感、简便、快速的检测方法。常用的方法有：酶联免疫吸附试验(ELISA)、免疫荧光试验(适合于细胞表面抗原的单克隆抗体检测)以及双向琼脂免疫扩散试验、对流免疫电泳等，ELISA 法最为常用，具体操作参见本书相关章节。

4. 杂交瘤细胞的克隆化　杂交瘤细胞克隆化一般是指将抗体阳性孔中杂交瘤细胞进行单细胞克隆化，以获取可产生抗体的单细胞克隆。克隆化的方法有软琼脂平板法和有限稀释法等，其中以后者最为常用。

(1) 96 孔细胞培养板中的细胞长到占孔底面积 1/4～1/2 时，将筛选出的阳性杂交瘤细胞转移至 24 孔细胞培养板。

(2) 2～3 天后，待 24 孔细胞培养板的细胞布满孔底 1/4～1/2 时，可收集细胞进行单细胞克隆化。

(3) 于克隆前 1 天制备好饲养细胞层(方法同前)。

(4) 从上述 24 孔细胞培养板中取出杂交瘤细胞，进行计数，并用台盼蓝染色计数活细胞的比例，调整细胞浓度为 10 个/ml。

(5) 取有饲养细胞层的 96 孔细胞培养板，每孔加入稀释细胞 100μl。于 37℃、5%CO_2 孵箱中孵育 7～10 天。

(6) 在第 7 天换 RPMI 1640 完全培养液，以后每 2～3 天换液 1 次。

(7) 8～9 天可见细胞克隆形成，及时检测其上清液抗体活性。用倒置显微镜观察，孔底有一团紧密生长的细胞是单一克隆，可用于进一步克隆化；几簇细胞生长的是多克隆来源的细胞。

(8) 将抗体阳性孔的单克隆细胞团计数调整为 10 个细胞/ml 的浓度，接种至新的有饲养细胞层的 96 孔细胞培养板中，再次克隆化(重复上述克隆化步骤)。

(9) 用 RPMI 1640 完全培养液，每天按 1∶2 比例将重新克隆的杂交瘤细胞传代，如果该细胞稳定生长，可以认为已建立了杂交瘤细胞系。

(10) 每个克隆应尽快冻存。

5. 单克隆抗体的大量生产　小鼠体内接种杂交瘤细胞和体外大量培养杂交瘤细胞是大量制备单克隆抗体的两种主要方法。体外法是从细胞培养上清液中获取单克隆抗体，该方法费用较高并且产量低(一般培养液内抗体含量为 10～60μg/ml)。体内法成本较低，可获取高浓度的单克隆抗体(腹水中抗体浓度可达 5～10mg/ml)，较为常用，方法如下。

(1) 注射 0.5ml 降植烷或液状石蜡至 Balb/c 小鼠腹腔内。

(2) 1～2 周后，取对数生长期的杂交瘤细胞，800r/min 离心 5min 后，弃上清液。

(3) 用无菌 PBS 洗涤 3 次，离心后用无菌 PBS 重悬细胞，计数，调整细胞浓度为(1～2)×10^6个/ml。注射 1ml 细胞悬液至小鼠腹腔内，接种细胞 7～10 天后可产生腹水。

（4）观察动物的健康状况与腹水征象，待腹水尽可能多时，用注射器抽取腹水。其中单克隆抗体含量可达到 5~10mg/ml。

（5）过 2~3 天后，小鼠继续长出腹水，可按上法再次进行腹水收集，直至无腹水出现（通常不超过 1 周）。

（6）可将腹水中细胞冻存起来，复苏后转种小鼠腹腔。

6. 单克隆抗体的鉴定　单克隆抗体的鉴定通常检测其效价、特异性、Ig 类与亚类、亲和力等。

（1）抗体效价测定：效价测定可用双向琼脂免疫扩散法和 ELISA 法，具体操作方法参见相关章节。

（2）抗体特异性鉴定：首先用免疫原检测抗体，然后用与抗原成分相关的其他抗原进行抗体检测，以了解其交叉反应性。检测方法以双向琼脂免疫扩散法和 ELISA 法为常用，具体操作方法参见相关章节。

（3）Ig 类型与亚类的鉴定：用兔（或羊）抗小鼠 Ig 类型和亚型的标准抗血清，用 ELISA 或双向琼脂免疫扩散法进行鉴定。

（4）亲和力的鉴定：反映抗体质量的一个重要指标是抗体亲和力，通过测定和计算抗原抗体反应达到平衡时游离和结合抗原（或半抗原）的浓度，计算出达到平衡时的速度常数 K，即为抗体亲和力，其测定方法以 ELISA 实验较为常用。

【实验结果】

1. 在小鼠免疫血清中应该检测出高效价的特异性抗体。
2. 细胞融合实验完成后，在倒置显微镜下应观察到细胞培养孔中有融合和（或）未融合的细胞。
3. 初步筛选时，在倒置显微镜下观察有杂交瘤呈单一簇细胞紧密生长或几簇细胞融合生长。
4. 经过反复克隆化，筛选到能稳定增殖和分泌特异性单克隆抗体的杂交瘤细胞系。

【注意事项】

1. 在细胞培养中，必须防止污染发生。
2. 除 RPMI 1640 外，DMEM 培养液也经常用于骨髓瘤细胞培养。常加 10%~20% 小牛血清与培养液中，细胞浓度以 $(1\sim5)\times10^5$ 个/ml 为宜，最大浓度不得超过 10^6 个/ml。每 3~5 天传代一次。
3. 融合成功的关键是提供一个无菌干净的环境及适宜的无菌操作技术。加 PEG 融合剂前，弃上清液后要用吸管吸净残留液体，以免影响 PEG 浓度。通常用分子量为 4000 的 PEG，常用浓度为 50%，pH8. 0~8. 2，偏碱时融合效应最高。
4. 单个或少数几个分散的细胞不易增殖生长，在杂交瘤细胞筛选、克隆化和扩大培养过程中，加入饲养细胞十分必要。同系小鼠腹腔巨噬细胞为常用饲养细胞。
5. 体内法大量制备单克隆抗体时，接种的动物一般应与杂交瘤同系。接种和抽取腹水时要防止刺破肠管。收集腹水后，置水浴中 56℃ 30min 灭活补体。
6. 要求骨髓瘤细胞应和免疫动物属于同一品系，有利于提高杂交融合率，也有利于接种杂交瘤细胞在同一品系小鼠腹腔内产生含大量单克隆抗体的腹水。
7. 骨髓瘤细胞在传代过程中，有部分细胞可能会有返祖现象，应该定期用 8-氮鸟嘌呤进行处理,使存活的骨髓瘤细胞对 HAT 表现均一的敏感性。

8. 筛选出的阳性杂交瘤细胞系(株)应及时液氮冷冻保存。

【思考题】

1. 为什么要多次洗涤 SRBC?
2. 为什么要多次用 SRBC 免疫动物?
3. 什么叫溶血素效价?
4. 为什么要采用混合人血清来制备人全血清抗原?
5. 应如何提高可溶性抗原免疫血清的效价?
6. 多克隆抗体与单克隆抗体有何区别?

(刘杰麟)

第九章　超敏反应的免疫学检测

超敏反应(hypersensitivity)又称变态反应(allergy),是已致敏的机体再次受到相同抗原刺激后发生的一种异常的病理性的免疫应答。引起超敏反应的抗原称为变应原(allergen)。

根据超敏反应的发生机制及临床特点,将其分为四型:Ⅰ型,速发型超敏反应;Ⅱ型,细胞溶解型或细胞毒型超敏反应;Ⅲ型,免疫复合物型或血管炎型超敏反应;Ⅳ型,迟发型超敏反应。

实验一　青霉素皮肤试验

【实验目的】

1. 掌握速发型超敏反应的发生机制。

2. 判断受试者是否对青霉素发生超敏反应,判断受试者是否能用青霉素进行敏感菌的抗感染治疗。

【实验原理】

青霉素类抗生素是临床上使用最广泛的抗生素,属于β-内酰胺类药物。由于β-内酰胺类药物作用于细菌的细胞壁,而人类细胞只有细胞膜无细胞壁,故对人类的毒性较小,在一般用量下,其毒性不甚明显,但能引起严重的超敏反应(包括Ⅰ~Ⅳ型及特发性等各种类型的超敏反应)。用药1h内出现的反应常伴有全身性过敏性休克症状,如喉水肿、喘息或低血压等。荨麻疹可单独发生不伴有全身症状。速发型反应发生在使用青霉素后1~72h。

青霉素初次进入机体时,分解成青霉噻唑和青霉烯酸,作为半抗原与机体的细胞或蛋白结合形成完全抗原,激活 $CD4^+$Th2 细胞,诱导产生特异性 IgE 类抗体,IgE 结合于肥大细胞、嗜碱粒细胞表面,机体处于致敏状态。当青霉素再次进入致敏状态的机体,与致敏靶细胞表面的两个或两个以上相邻的 IgE 抗体结合,使膜表面的 FcεRI 交联,触发致敏靶细胞脱颗粒释放生物活性介质,组胺、激肽原酶、嗜酸粒细胞趋化因子、白三烯、前列腺素 D_2、血小板活化因子等生物活性介质作用于毛细血管,增加毛细血管通透性,导致Ⅰ型超敏反应的发生。

为了防止超敏反应的发生,特别是严重超敏反应的发生,青霉素在使用前需要做皮肤敏感试验,皮试阴性的可以使用,皮试阳性的则禁止使用。

【实验器材】

1. 无菌生理盐水。

2. 1.0ml 皮试注射器。

【实验方法】

1. 青霉素皮试药液配制方法　青霉素1瓶80万U,注入4ml生理盐水,则1ml含20万U;取0.1ml,加生理盐水至1ml,则1ml含2万U;取0.1ml,加生理盐水至1ml,则1ml含

2000U;取 0. 25ml,加生理盐水至 1ml,则 1ml 含 500U,即成青霉素皮试液,皮内注射 0. 1ml 含 50U。

2. 青霉素皮试的注射部位　腕横纹上 3cm 正中点为最佳注药点,此处为前臂内外侧皮神经、尺神经结合部,神经末梢较为稀疏,痛感较轻,观察容易。

3. 青霉素皮试　用 1ml 皮试注射器吸取 0. 2~0. 3ml 配制好的青霉素皮试液,排出注射器内气体皮内注射 0. 1ml(含 50U)。15min 后观察结果。

【实验结果】

1. 阴性　皮丘局部无红肿,无自觉症状。

2. 阳性　皮丘局部隆起,并出现红晕,硬块,皮丘直径大于 1cm,或红晕周围有伪足,痒感,严重时全身出现皮疹或过敏性休克反应。

3. 假阳性　由于稀释液的刺激,也可出现假阳性反应,皮丘不大,红晕直径小于 1cm,应在另一侧前臂作生理盐水对照试验。

4. 迟缓反应　有些患者过敏试验虽阴性,但在注射药物数小时或数日后,甚至出现发热皮疹,过敏性休克症状,应立即停药及处理。

【注意事项】

1. 皮试消毒液对结果判别有影响　青霉素皮试前,如采用传统的消毒剂(75%乙醇),假阳性的出现几率明显增多。其产生原因可能与注药时消毒区乙醇尚未完全挥发,残留剂随穿刺动作渗入针孔,刺激局部皮肤有关。小儿因皮肤细嫩,皮下组织疏松,更容易被判为假阳性。为避免假阳性结果的产生,可使用 1%苯扎溴铵或 0. 5%戊二醛对皮试部位进行消毒。

2. 青霉素稀释液也会影响结果判别　青霉素的水溶液很不稳定,其最适 pH 为 6. 0~7. 0。故青霉素皮试液的配制和保存对结果判别很重要,皮试液宜用生理盐水,而不可用注射用水,更不可使用 5%~10%葡萄糖注射液。注射用水可使青霉素产生青霉烯酸,不仅局部刺激性强,还易与血浆蛋白结合形成青霉素噻唑蛋白,诱致过敏反应。5%~10%葡萄糖注射液,pH 为 3. 2~5. 5,可加速青霉素分解降效,含糖浓度越高降解越快,且降解物比青霉素抗原性更强,易诱发过敏反应。据测定,青霉素的水溶液在 37℃下放置 24h,青霉烯酸的含量较配制时增加 200 倍左右。其水剂在放置过程中 pH 会逐渐降低,下降速度与温度、药物浓度、放置时间呈负相关。因此,皮试液配制好后应置低温保存,只限当日使用。

实验二　血清总 IgE 测定

【实验目的】

1. 掌握实验室检测血清总 IgE 的常用方法——ELISA 双抗体夹心法。

2. 体外定量检测血清总 IgE 水平。

【实验原理】

微孔板条中包被有抗人 IgE 抗体,第一次加样时在特定微孔中加入稀释好的待检血清和不同浓度的标准品,孵育后,如果待检血清中含有 IgE,则抗原、抗体发生结合,第二次加样是加入酶标抗人 IgE 抗体,孵育后,二抗与抗原抗体复合物结合,加入底物,所产生的颜色深浅与待检血清中 IgE 的含量成正比。

用全自动酶标仪检测各标准孔及测定孔的 OD 值,根据标准孔的 OD 值与其相应浓度绘制标准曲线,依据测定孔的 OD 值,计算获得待测血清中 IgE 的含量。

【实验器材】

1. 待测血清。

2. ELISA 双抗体夹心法检测人 IgE 试剂盒。

3. 洗板机或洗板用吸管。

4. 全自动酶标仪

【实验方法】

1. 将试剂盒提前 30min 从冰箱取出,平衡至室温。

2. 稀释血清　依据 ELISA 双抗体夹心法检测人 IgE 试剂盒说明书,按说明用样本稀释液稀释血清,如:待检血清做 1∶10 稀释,则为 100μl 待检血清+900μl 样品稀释液。

3. 标准品的准备　试剂盒不同,标准品的准备亦不尽相同,有的试剂盒中标准品是直接使用的,有的需参照说明,用样本稀释液将标准品进行稀释,备用。

4. 加样　将准备好的标准品加入微孔中,标准品最好设置复孔检测,再将稀释好的待检血清加入微孔中。加样量均为 100μl/孔。

5. 孵育　室温(18~25℃)温育 30min。

6. 洗涤　用蒸馏水稀释清洗缓冲液(如 1∶10 稀释,则为 1 份清洗缓冲液+9 份蒸馏水),备用。洗涤时应将微孔中加满清洗缓冲液,室温静置 1min 后,拍干。重复 5 次。有条件的亦可用自动洗板机进行洗涤。

7. 加酶标抗体　每孔加入 100μl 酶标抗体结合物(一般为羊抗人 IgE-HRP 结合物)。

8. 孵育　室温(18~25℃)温育 30min。

9. 洗涤　同步骤 6。

10. 加底物液　每孔加 100μl 底物液。

11. 室温(18~25℃)避光温育 15min。

12. 加终止液　每孔加 100μl 终止液。

13. 用全自动酶标仪检测各孔 OD 值,做标准曲线后计算待测血清中 IgE 的含量。

【实验结果】

用全自动酶标仪进行检测,测定波长为 450nm,参考波长为 620~650nm,获得各孔 OD 值,做标准曲线后计算待测血清中 IgE 的含量。

人血清中总 IgE 含量的参考范围:0~100U/ml。

血清总 IgE 含量升高可见于:①超敏反应性疾病,一般Ⅰ型超敏反应患者有总 IgE 水平的升高,但并不是所有超敏反应均伴有血清总 IgE 的升高,低水平的 IgE 也不能完全排除超敏反应性疾病;②寄生虫感染,如蛔虫病、血吸虫病、钩虫病等;③其他非超敏反应及感染疾病,如 IgE 骨髓瘤、SLE、移植物抗宿主反应等。

【注意事项】

结果解释时应注意:血清中总 IgE 水平正常,不能排除患者的超敏反应性疾病,因为:①超敏反应并不总是伴有血清中总 IgE 水平升高;②有些患者经过长期的脱敏治疗或远离变应原,血清中总 IgE 水平会恢复正常。

实验三　血清特异性 IgE 测定

【实验目的】

1. 掌握实验室检测血清特异性 IgE 的常用方法——ELISA 间接法。
2. 体外定量检测血清中特异性 IgE 水平，寻找导致患者发生超敏反应的变应原。

【实验原理】

微孔板条中包被有纯化抗原(过敏原)，如果是多种过敏原的组合检测，则微孔板中会分别包被多种纯化抗原。第一次加样时在特定微孔中加入稀释好的待检血清和不同浓度的标准品，孵育后，如果待检血清中含有相对应的 IgE 抗体，则抗原、抗体发生结合，第二次加样是加入酶标抗人 IgE 抗体，孵育后，二抗与抗原-抗体复合物结合，加入底物，所产生的颜色深浅与待检血清中特异性 IgE 的含量有关。

用全自动酶标仪检测各孔的 OD 值，在阳性对照孔、阴性对照孔、临界孔的 OD 值达到试剂盒标准的条件下，比较临界孔与测定孔的颜色深浅，定性判断患者体内某种特异性 IgE 的存在与否。

【实验器材】

1. 待测血清。
2. ELISA 间接法检测人特异性 IgE 试剂盒。
3. 洗板机或洗板用吸管。
4. 全自动酶标仪。

【实验方法】

1. 将试剂盒提前 30min 从冰箱取出，平衡至室温。
2. 稀释血清　依据 ELISA 间接法检测人特异性 IgE 试剂盒说明书，按说明用样本稀释液稀释血清，如：待检血清做 1∶10 稀释，则为 100μl 待检血清+900μl 样品稀释液。
3. 对照品的准备　定性试验所需设置阳性对照、阴性对照、临界对照，一般试剂盒均为直接使用，无需特殊处理。
4. 加样　将准备好的标准品加入指定微孔中，各对照最好设置复孔检测，再将稀释好的待检血清加入微孔中。如果是多种特异性 IgE 的组合检测，则需在每种微孔中加样，加样量均为加 100μl/孔。
5. 孵育　室温(18~25℃)温育 30min。
6. 洗涤　用蒸馏水稀释清洗缓冲液(1∶10)稀释，则为：1 份清洗缓冲液+9 份蒸馏水，备用。洗涤时应将微孔中加满清洗缓冲液，室温静置 1min 后，拍干。重复 5 次。有条件的亦可用自动洗板机进行洗涤。
7. 加酶标抗体　每孔加入 100μl 酶标抗体结合物(一般为羊抗人 IgE-HRP 结合物)。
8. 孵育　室温(18~25℃)温育 30min。
9. 洗涤　同步骤 6。
10. 加底物液　每孔加 100μl 底物液。
11. 室温(18~25℃)避光温育 15min。
12. 加终止液　每孔加 100μl 终止液。

13. 用全自动酶标仪检测各孔 OD 值。

【实验结果】

用全自动酶标仪进行检测,测定波长为 450nm,参考波长为 620 ~ 650nm,获得各孔 OD 值。

在阳性对照、阴性对照、临界对照的 OD 值均符合试剂盒要求时,对各检测孔与临界对照的 OD 值进行比较,检测孔 OD 值大于临界对照的 OD 值,结果为阳性;检测孔 OD 值小于临界对照的 OD 值,结果为阴性。

结果解释:如果患者血清中检测出某种特异性 IgE,则表明可能检测出患者的变应原。实验结果为阴性,则表明导致患者发生超敏反应的变应原不在试验的检测范围内。

【注意事项】

实验结果为阳性,只能表明此变应原可能是导致患者发生超敏反应的抗原,但并不能绝对肯定,因为实验的影响因素很多,包括包被抗原的纯度不高等因素均会引起假阳性的出现,而且这样的假阳性是无法完全避免的。

实验四 过敏原特异性 IgE 筛查试验

【实验目的】

1. 掌握免疫印迹法进行过敏原特异性 IgE 筛查。
2. 寻找导致患者发生超敏反应的变应原。

【实验原理】

将多种不同的变应原[吸入性和(或)食物性]包被在检测膜条上,当加入待检血清后,待检血清与检测膜条共同温育,如果待检血清中含有与包被的某种变应原相对应的抗体,则会发生抗原-抗体特异性结合。再加入酶标记的抗人 IgE 抗体后,如果之前与变应原结合的抗体是 IgE 类的,则加入的酶标二抗便与抗原-抗体复合物结合,最后加入底物溶液,便发生颜色反应。根据在膜条上的显色位置对应包被的变应原的,判断待检血清中所含有的特异性 IgE 抗体,从而推断引起患者发生超敏反应的变应原。

【实验器材】

1. 待测血清。
2. 免疫印迹法检测人特异性 IgE 试剂盒。
3. 洗板用吸管。

【实验方法】

1. 将试剂盒提前 30min 从冰箱取出,平衡至室温。
2. 根据标本的数量取出检测膜条,放入温育槽中,对检测膜条进行预处理,加入 1.0ml 样本缓冲液,于室温(18 ~ 25℃)温育 5min 后,吸弃温育槽中液体。
3. 血清加样及温育 依据免疫印迹法检测人特异性 IgE 试剂盒说明书,按说明用样本稀释液稀释血清,根据实验室条件及实验时间进行选择稀释方案。如:①往已进行完预处理的膜条的温育槽中直接加入 1000μl 未稀释的患者样本,于摇摆床上室温(18 ~ 25℃)温育 60min;②将待检血清做 1 : 11 稀释,即往已进行完预处理的膜条的温育槽中直接加入

100μl 待检血清+1000μl 样品稀释液，于摇摆床上室温（18~25℃）温育过夜（12~24h）。

4. 洗涤　用蒸馏水稀释清洗缓冲液（1：10）稀释，则为 1 份清洗缓冲液+9 份蒸馏水，备用。洗涤时应先将温育槽中液体吸弃，加入 1.5ml 清洗缓冲液，于摇摆床上室温洗涤 5min 后，吸弃、拍干。重复 3 次。

5. 加酶标抗体　每温育槽中加入 1.0ml 酶标抗体结合物（一般为碱性磷酸酶标记的抗人 IgE，单克隆）。

6. 温育　摇摆床上室温（18~25℃）温育 60min。

7. 洗涤　同步骤 4。

8. 加底物液　每温育槽中加入 1.0ml 底物液。

9. 摇摆床上室温（18~25℃）温育 15min。

10. 观察结果。

【实验结果】

每条检测膜条最下端均包被有抗人 IgE 作为试验的阳性指示条带，如果阳性指示条带出现了颜色反应，则表明试验方法、条件、操作正确可靠，只有在阳性指示条带出现了颜色反应的条件下，才能对试验检测结果进行判读。

在阳性指示条带出现了颜色反应的条件下，将检测膜条上出现的清晰可见的，且与结果判定模板上标记位置相同的条带记录下来，则这些条带所对应的变应原即为可能引起患者发生超敏反应的变应原。

【注意事项】

1. 由于变应原结构复杂，且某些变应原之间具有相似的结构，如化学组成相似等，在变应原之间可能出现交叉反应，患者体内的特异性 IgE 抗体亦可能相似变应原上的相似的表位结合，出现交叉反应，从而引起假阳性的出现。

2. 对某些富含多糖类的食物性变应原，如牛奶、鸡蛋清、牛肉、羊肉、鱼类检测时，如果患者体内含有抗多糖抗原的抗体，则会由于变应原中的多糖抗原的存在，而出现假阳性，故这几种富含多糖类物质的食物性变应原在判读结果时应谨慎，需密切结合患者临床症状进行报告。

实验五　结核菌素试验

【实验目的】

1. 掌握迟发型超敏反应的反应发生机制。

2. 判断机体是否受到结核菌感染，选择卡介苗（BCG）接种对象并考核其接种效果，进行流行病学调查。

3. 发现病人，协助诊断和鉴别诊断。

4. 借以判断机体细胞免疫状态的一种常用试验。

【实验原理】

本试验是用结核菌素进行的皮肤Ⅳ型（迟发型）超敏反应试验，抗原有两种即旧结核菌素简称旧结素（old tuberculin，OT）和结核菌纯蛋白衍化物（purified protein derivative，PPD）。OT 为人型结核杆菌培养 2 个月后，加热杀死结核菌，将滤去死菌后含菌体自溶及培养基成分的剩余部分浓缩至原量 1/10 的棕色透明液体，1952 年 WHO 将其标准化，每毫升含 1000mg 相当 10 万 TU（结素单位）。PPD 是用化学方法从结核菌培养液中提取的结核菌蛋白，较 OT 更精纯，用后不产生非特异性反应。本实验采用的是 PPD。

如果受试者曾经感染过结核杆菌或接种过卡介苗（BCG），体内存在致敏的 T 淋巴细胞，注射 PPD 后，体内致敏的 T 淋巴细胞能与 PPD 特异性结合，发生以单个核浸润为主的炎症反应，严重的可造成组织损伤。反应发生迟缓，一般在 48～72h 反应达到高峰。

【实验器材】

1. 无菌生理盐水。
2. 1.0ml 皮试注射器。
3. PPD 应用液。

【实验方法】

1. 注射部位，选左臂屈侧中部皮肤无瘢痕部位，如近期（2 周内）已作过试验，则第 2 次皮试应选在第一次注射部位斜上方 3～4cm 处，或取右前臂。
2. 局部 75%乙醇消毒，用 1.0ml 注射器、4.5 号针头（针头斜面不宜太长），吸取稀释液 0.1ml（5TU）皮内注射，使成 6～8mm 大小圆形皮丘。
3. 注射后 48h 观察 1 次，72h 判读结果，测量注射局部红肿处的硬结横与纵径，取其均值为硬结直径。

【实验结果】

注射后 48h 观察 1 次，72h 判读结果，测量注射局部红肿处的硬结横与纵径，取其均值为硬结直径。

硬结直径<5mm 为阴性（-）。

硬结直径 5～9mm 为弱阳性（+）。

硬结直径 10～19mm 为阳性（++）。

硬结直径≥20mm 或局部出现水泡、坏死或有淋巴炎，均为强阳性（+++）。

阳性提示：①表示机体受到结核杆菌感染，且已产生变态反应；②城市居民，成人绝大多数为阳性，一般意义不大；如用高倍稀释液（1∶10000）1TU 皮试呈强阳性，提示体内有活动性结核病灶；③3 岁以下儿童，呈阳性反应（++），不论有无临床症状，均现为有新近感染的活动性结核，应予治疗。

阴性提示：①机体未受到结核菌感染，或虽已感染但机体变态反应尚未建立（4～8 周内）；可一周后，再用 5TU 重新皮试，若仍为阴性，则可除外结核菌感染；②高龄，一般 60 岁以上 20%、70 岁以上 30%、80 岁以上 50%为阴性；③儿童患麻疹、百日咳后，变态反应被抑制，大约 3 周后可渐恢复；④重症结核病，当经过治疗随病情好转，结素反应可复阳；⑤结节病（阳性率仅 10%，且多为弱阳性）、淋巴瘤与其他恶性肿瘤患者；⑥接受糖皮质激素或免疫抑制剂治疗者；⑦营养不良和 AIDS（acquired immune deficiency syndrome）患者。

【注意事项】

1. 已配制稀释液置有色瓶内。避免日光直射，4℃可保存 2 周。
2. 玻璃及塑料对 PPD 有明显吸附作用，抽取后务必于 1h 内用完，否则效价降低影响效果。
3. 结核菌素试验后可能会出现一些异常反应，应予妥善处理。

（1）局部反应：出现水泡、溃疡，应保持清洁，涂2%甲紫，必要时可用注射器将水疱液抽除。

（2）全身反应：①发热，多属热原反应与器具消毒不严有关，一般于数小时内可恢复；②晕厥与休克，多与精神紧张、恐惧有关，可嘱其平卧、保温，必要时皮下注射0.1%肾上腺素0.5~1.0ml；③病灶反应，注后数小时肺部病灶周围毛细血管扩张，通透性增加，浸润渗出，形成变态反应性病灶周围炎，一般不必特殊处理，2~5天可自行消退。

4. 有下列情况暂不宜做结核菌素试验　发热，体温37.5℃以上；恢复期；器质性心脏病；肝肾血管疾病；癫痫；细胞免疫功能缺陷；丙种球蛋白缺乏；月经期；急性传染病（如麻疹，百白破，流感，肺炎等）；急性眼结合膜炎；急性中耳炎；广泛皮肤病者及过敏性体质者暂不宜使用。

【思考题】

1. 简述血清总IgE与特异性IgE检测的方法及临床意义。
2. 简述结核菌素试验的临床意义。

（程　萍）

第十章　自身免疫性疾病的免疫学检测

实验一　类风湿因子测定

类风湿因子(rheumatoid factor,RF)是一种针对变性 IgG Fc 段的抗体,它包括 IgG2RF、IgM2RF、IgA2RF、IgE2RF。临床通常检测的是 IgM2RF,是最早用于诊断类风湿关节炎(rheumatoid arthritis,RA)的自身抗体。RF 与临床表现和关节损伤程度密切相关,是损伤指标中最强有力的预后因子,其他自身抗体不能取代 RF 在诊断和预后判断中的地位。RF 对 RA 的诊断、治疗及疾病预后判断均有一定的临床意义。

【实验目的】

1. 掌握类风湿因子测定的实验原理及临床意义。
2. 熟悉类风湿因子测定的方法及影响因素。

【实验原理】

将人 γ 球蛋白包被在胶乳颗粒上,与血清中的类风湿因子产生凝集反应,形成抗原-抗体复合物,其浊度高低可在一定量抗体存在时与血清中的类风湿因子(RF)成正比。通过测定特定波长的吸光度值,参照多点定标校准曲线可计算出血清中 RF 的含量。

【实验器材】

1. R1　0.2mol/L 氯化铵缓冲液,有商品供应。
2. R2　包被有适量人 γ 球蛋白的胶乳颗粒,有商品供应。
3. 待测血清(含阴性和阳性)　临床标本筛选获得。
4. 仪器　自动生化分析仪或半自动生化分析仪(各种类型均可)。

【实验方法】

1. 主要性能参数　见表 10-1。

表 10-1　主要性能参数

主波长	方法	反应温度	标本	R1	血清+R1 时间	R2	血清+R1+R2 时间
600nm	两点法	37℃	4μl	240μl	3～5min	60μl	5min

2. 校准　绘制校准曲线的准备:见表 10-2。

用生理盐水对校准液进行稀释,其浓度=校准品浓度×稀释因子(F)

表 10-2　校准曲线制备程序(准备)

管号	1	2	3	4	5
校准液(μl)	0	20	40	80	160
0.9%NaCl	160	140	120	80	0
稀释因子(F)	0	0.125	0.25	0.5	1

3. 操作步骤　见表 10-3。

表 10-3　校准曲线制备程序(操作步骤)

标本	4μl
R1	240μl
混匀,置 37℃孵育 3~5min	
R2	60μl
混匀,孵育 10s 后,空白管调零,读取吸光度(A_1),5min 后,读取吸光度(A_2),$\Delta A=A_2-A_1$	

【实验结果计算及判断】

制作 RF 校准曲线[ΔA(ΔA 标准,ΔA 空白)],标本中 RF 浓度可以从校准曲线中求得。本法测定的血清 RF 正常值范围 0~30U/ml。建议各实验室建立自己的参考值范围。

【注意事项】

1. 空腹采血并尽快分离血清,避免溶血。标本于 2~4℃可存放 3 天。
2. 试剂与标本量可按生化分析仪要求恒比例增减。
3. 仪器内若无试剂盒要求的波长,可选择接近的波长。
4. 胶乳试剂(R2)在使用前应充分混匀。
5. 标准液按要求加入双蒸水或去离子水充分溶解后,于 2~8℃可保存 4 周。
6. 血清中 RF 可与 IgG Fc 段结合,致使 IgG 致敏胶乳出现非特异性凝集,严重影响检测结果。
7. 生物安全　校准品含有人血成分,虽经 HBsAg、丙型肝炎病毒抗体(Anti-HCV)和人类免疫缺陷病毒 1/2 型抗体(Anti-HIV 1+2)检测为阴性,但使用时仍须按感染性标本处理。试剂中含有动物源性材料,使用和处理时应严格执行实验操作规程。试剂如不慎溅到人体表面如皮肤、眼睛等,必须用清水冲洗,如果误食则需到医院处理。

实验二　抗环瓜氨酸肽抗体测定

抗环瓜氨酸肽抗体(antibodies against cyclic cirtrullinated peptide,ACCP)是环状聚丝蛋白的多肽片段,以 IgG 类为主。瓜氨酸残基是类风湿关节炎特异的抗中间丝相关蛋白(filaggrin)特异抗体识别表位的必要结构。抗环瓜氨酸肽抗体已被证实来源于患者的外周血、关节液及骨髓中具有特异性分泌抗环瓜氨酸肽抗体功能的 B 淋巴细胞。ACCP 是类风湿关节炎(rheumatoid arthritis,RA)特异度和灵敏度较高的自身抗体,对类风湿关节炎的诊断及鉴别诊断、治疗、疾病预后判断均有一定的临床指导意义。其方法学有三种:ELISA、电化学发光免疫分析技术、化学发光免疫分析技术等。电化学(或化学)发光免疫分析技术灵敏度较高,但成本较昂贵,而 ELISA 灵敏度相对较低,但特异度较高,且成本较低。本实验以 ELISA 检测为例进行介绍。

【实验目的】

1. 掌握 ELISA 间接法检测抗环瓜氨酸肽抗体的实验原理及临床意义。
2. 熟悉抗环瓜氨酸肽抗体的测定方法及注意事项。

【实验原理】

本实验采用ELISA间接法,在聚苯乙烯反应板孔中包被有环瓜氨酸肽(CCP)抗原,在反应板孔中加入稀释的待测血清和标准品(或参照品),如果被测血清中存有抗CCP成分的抗体,经温育后,血清中的这些抗体则会与固相CCP抗原结合,形成固相抗原-抗体复合物。洗去未结合的抗体成分,加入酶标记抗人IgG抗体后温育,固相抗原-抗体复合物再与酶标记抗人IgG抗体结合,洗去未结合的酶标抗体,再加入酶的底物。酶催化底物生成有色产物,通过全自动酶标仪测定待测血清和标准品(或参照品)的颜色强度,即可计算出待测血清中抗CCP抗体的浓度。

【实验器材】

1. 抗环瓜氨酸肽抗体酶联免疫检测试剂盒 包括环瓜氨酸肽(CCP)抗原包被微孔板、酶标羊抗人IgG抗体、标准品(梯度浓度)、阴阳性对照品、样本稀释缓冲液、浓缩洗涤液、TMB显色液A和B、终止液等。

2. 待测血清 临床筛选获得。

3. 器材 全自动酶标仪、移液器(加样枪)、加样吸头、量筒、试管、冰箱等。

【实验方法】

1. 配制应用洗涤液 将浓缩洗涤液按使用说明书用蒸馏水进行稀释。

2. 稀释待测血清 按试剂盒使用说明书要求将待测血清用样本稀释液做相应倍数比例稀释。

3. 测定方案设计 将所需环瓜氨酸肽抗原包被的微孔板条放置在酶标板架上,设空白1孔、标准品5孔及阴、阳性对照各1孔,其余为所需待测样本孔。

4. 加样温育 按测定方案空白孔加样本稀释液100μl,其余向相应微孔分别加入梯度浓度标准品、阴阳性对照品和稀释好的待测血清各100μl,用封板膜封板后,于室温(18~25℃)温育60min。

5. 洗板 手工,倒出反应板微孔中的液体,每孔加满应用洗涤液,振荡1min,倒掉孔内液体,并把反应板在吸水纸上倒扣拍干,重复3次。自动,程序设定应用洗涤液注入量400μl,洗涤3次,每次1min,最后在吸水纸上倒扣干反应板微孔。

6. 加酶标抗体温育 各孔加入酶标抗人IgG抗体100μl。封板膜封板后,室温(18~25℃)温育30min。

7. 洗板 同步骤5,重复5次。

8. 显色 每孔加入TMB显色剂A和B各50μl,室温(18~25℃)温育30min。

9. 终止反应 每孔加入终止液50μl,轻轻混匀即可。

10. 比色 450nm波长比色,参考波长620~650nm,30min内测定各孔OD值。

【结果计算与判定】

1. 定性

比值=样本OD值/参照品OD值。比值<1为阴性;比值≥1为阳性。

2. 定量 以标准品OD值为Y轴,以对应的浓度为X轴绘曲线,建议用四参数对数或点到点连线拟合方式绘制曲线。根据此标准曲线求出血清中抗CCP抗体浓度。

<25RU/ml为阴性;≥25RU/ml为阳性。

【注意事项】

1. 标本要求 溶血和高脂血清样本不宜。

2. 将试剂盒中试剂平衡至室温，约需 30min，各试剂在使用前应充分混合。

3. 配制应用洗涤液时，应根据测试样本孔数，取相应量的浓缩洗涤液，按 1：10 稀释后使用。稀释后的应用洗涤液可在 2~8℃环境下保存一周。

4. 稀释待检血清 稀释后的血清样本应在 8h 内使用。

5. 标准品和对照品充分混匀后直接使用。

6. 使用剩下的环瓜氨酸肽抗原包被微孔板条立即放回包装袋中，并将其密封好，尽量减少与水蒸气的接触，保持干燥。请勿将袋内干燥剂丢弃！

7. 定性检测时，将参照品、阴阳性对照品和稀释好的待测血清一起温育。定量检测时，将梯度浓度标准品和阴阳性对照品及稀释好的待测血清一起温育。

8. 阴阳性对照为实验可靠性的内部对照，每次实验都必须做。如室温低于 18℃，需在 18~25℃的恒温培养箱中温育。

9. 试剂中含有防腐剂和稳定剂，可能存在一定的刺激作用或毒性，请勿直接接触皮肤、眼睛。一旦接触，即用大量清水冲洗。请勿吞服。

实验三 抗核抗体测定

抗核抗体（antinuclear antibody，ANA）已被证实对很多自身免疫性疾病有诊断价值，特别是风湿性疾病，它在不同疾病中有不同的特征，有一定的特异性。ANA 的靶抗原为细胞核内的不同生化成分，包括核酸、细胞核蛋白和核糖体蛋白。在炎症性风湿病中 ANA 阳性率在 20%和 100%之间，其中类风湿关节炎中 ANA 阳性率最低，为 20%~40%。因而，检测 ANA 对于不同类型风湿病意义重大。其检测方法主要以荧光抗体技术为主，这里我们主要介绍间接免疫荧光法检测 ANA 为例进行实习。

【实验目的】

1. 掌握间接免疫荧光技术检测 ANA 的实验原理及结果观察。

2. 熟悉间接免疫荧光技术检测 ANA 的方法及影响因素。

3. 了解 ANA 检测的临床意义。

【实验原理】

以猴（或小鼠）肝细胞或某些培养细胞（如 Hep-2 细胞）作抗原片，将稀释血清标本加到抗原片上，如果血清中含有特异性的抗核抗体（ANA）IgG、IgA、IgM，就会与抗原片上的相应核抗原特异性结合；再加入荧光素标记的抗人 IgG 抗体，与结合在抗原片上的 ANA 结合，形成在荧光显微镜下可见的特异性荧光模式。

【实验器材】

1. 鼠（或猴）肝细胞抗原片或 Hep-2 细胞抗原片 有商品出售。如果需自行制备：以小鼠肝细胞印片比较简单，易于制作：①将小鼠断颈杀死，剖腹取肝，生理盐水洗去血液；②将鼠肝剪成平面，用滤纸吸干水分和渗出浆液，将切面轻压于洁净的载玻片上，使载玻片上留下一层薄薄的鼠肝细胞；③晾干后，再用标记笔围绕鼠肝细胞画一圆形标记；④用丙酮或 95%乙醇固定后，放于 4℃冰箱保存一周后再用（减少非特异性荧光反应）。

2. 异硫氰酸荧光素(FITC)标记的羊抗人 IgG 抗体　有商品出售,是否稀释临用前按说明书使用。

3. 0.01mol/L PBS-Tween-20(磷酸盐缓冲液)(pH 7.2~8.0)　有商品出售。配制方法见试剂盒说明书或本书附录。

4. 封片介质　取甘油 9 份加 PBS 1 份,混匀即可。

5. 阴、阳性对照血清　有商品出售,或临床筛选获得。

6. 待检血清　临床筛选获得。

7. 器材　荧光显微镜、冰箱、移液器(加样枪)、加样吸头、加样板、烧杯、量筒、试管、盖玻片、吸水纸、孵育箱等。

注:本试验有成套商品试剂盒出售。

【实验方法】

1. 稀释待测血清　待测血清用 PBS-Tween-20 作 1 : 100 和 1 : 1000 倍稀释,例如:①1 : 100倍:将 10.1μl 样本血清加到 1000μl PBS-Tween-20 缓冲液中;②1 : 1000 倍:吸取 1 : 100 倍稀释的血清 11.1μl 加到 100μl PBS-Tween-20 缓冲液中即可。

2. 加样　将加样板放在泡沫板上,用移液器吸取 25μl 稀释后的样本血清和阴阳性对照血清加至加样板的每一反应区(避免产生气泡)。

3. 温育　将抗原片覆有细胞薄膜的一面朝下,盖在加样板的凹槽里,反应立即开始,置室温(18~25℃)温育 30min。

4. 洗涤　用烧杯盛 PBS-Tween-20 缓冲液流水冲洗抗原片两次(不要直接冲洗细胞膜),然后立即将抗原片浸入装有 PBS-Tween-20 缓冲液的烧杯中浸泡 5min。

5. 加荧光二抗温育　将 20μl FITC 标记的抗人 IgG 抗体加至洁净加样板的反应区,从烧杯中取出抗原片,5s 内用吸水纸擦去背面和边缘的水分后,立即盖在加样板的凹槽里,室温(18~25℃)温育 30min。

6. 洗涤　重复步骤 4。

7. 封片　将盖玻片放在加样板的凹槽里,滴加封片介质约 10μl 至盖玻片上的每一个反应区。从烧杯中取出抗原片,用吸水纸擦干背面和边缘的水分,将抗原片覆有细胞薄膜的一面朝下盖在盖玻片上。

8. 结果观察　暗室荧光显微镜下观察荧光模型。用 40×物镜。激发滤片:488nm,分光滤镜:510nm,阻挡滤镜:520nm。光源:100W 汞灯。

【结果判断】

可用两种基质检测 ANA,人上皮细胞(Hep-2)和灵长类肝组织冰冻切片的组合适用于 ANA 的分型,对每一反应区,应同时观察分裂间期和分裂期的 Hep-2 细胞及肝细胞。

1. 阳性　抗原片中细胞核显示明亮、清晰、亮绿色的特异性荧光,常见的核型有:①均质型(homogenous,H),整个细胞核显示均匀绿色荧光,分裂期细胞染色体着亮绿色荧光(图 10-1,彩图 10-1);②颗粒型(granular,G),核内呈颗粒状荧光分布,分裂期细胞染色体无荧光(图 10-2,彩图 10-2);③核仁型(nucleolar,N),核仁着色荧光,分裂期细胞染色体无荧光(图 10-3A、B,彩图 10-3A、B);④着丝点型(centromere,C),核内呈大小、数目、强度均匀的点状荧光,分裂期细胞染色体呈浓缩的条状荧光(图 10-4A、B,彩图 10-4A、B);⑤混合型,重叠两种以上的核型。

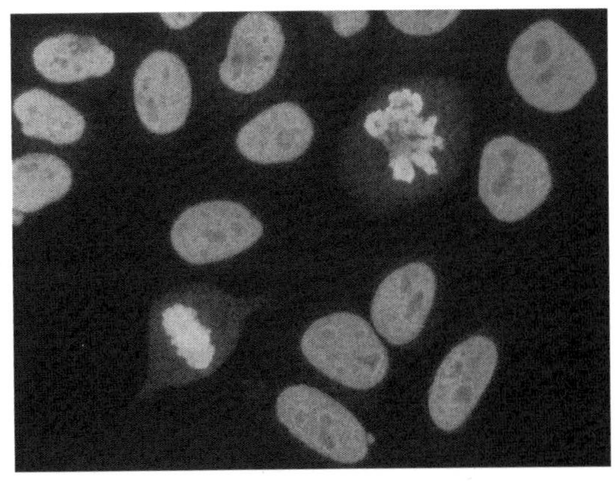

图 10-1 ANA 均质型(IIF 法检测 HEp-2)

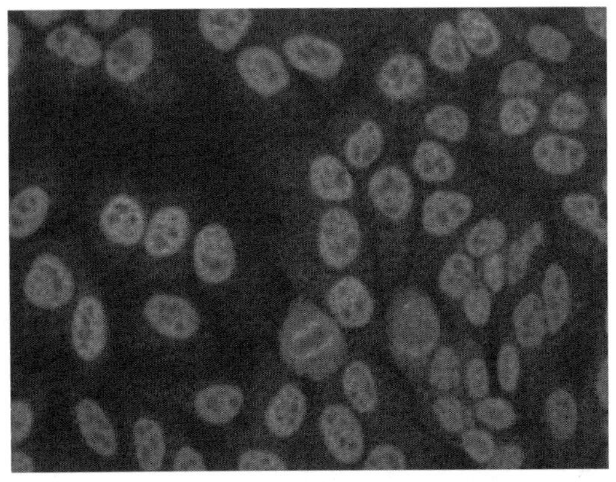

图 10-2 ANA 颗粒型(IIF 法检测 HEp-2)

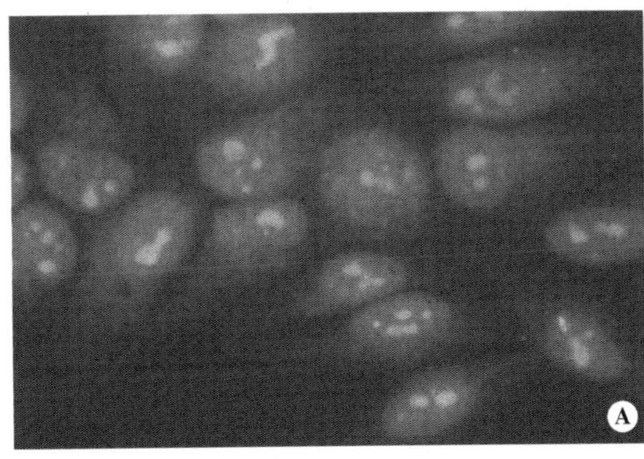

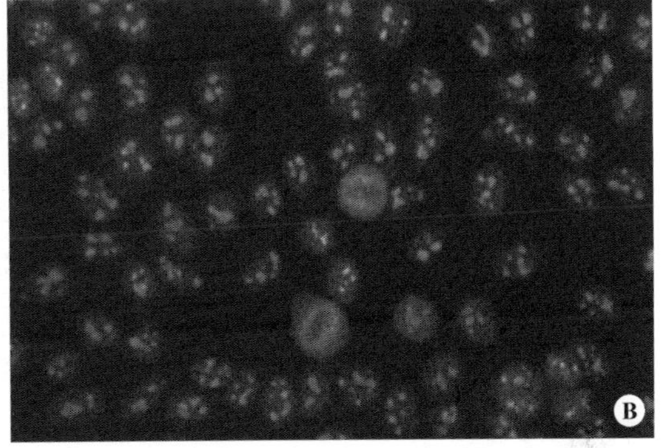

图 10-3 ANA 核仁型(IIF 法检测 HEp-2)

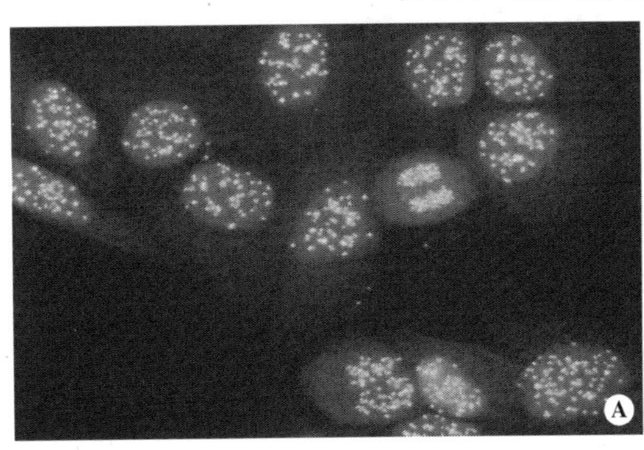

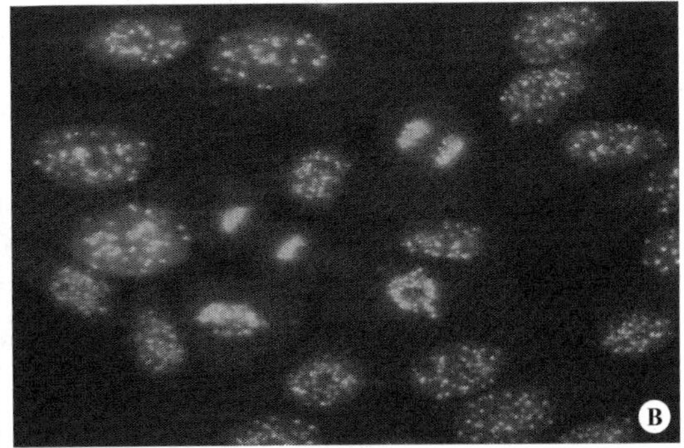

图 10-4 ANA 着丝点型(IIF 法检测 HEp-2)

2. 阳性强度 可以观察到特异性荧光反应的血清最高稀释倍数为阳性强度。血清稀释倍数:1∶100~1∶320 为弱阳性,1∶320~1∶1000 为阳性,>1∶1000 为强阳性。

3. 阴性 细胞不显示特异性荧光反应;或显示非特异性荧光,如模糊、较暗淡、块状或片状荧光。血清稀释倍数<1∶100 阴性者。

4. 实验失败 阳性对照血清未显示特异性荧光模式,或阴性对照血清显示特异性荧光模式。建议重新检测。

【注意事项】

1. 抗原片因表面产生的冷凝水可破坏细胞薄膜,只有在抗原片平衡至室温时方可打开包装袋,不能接触细胞薄膜。打开包装袋后,抗原片需在 15min 内使用。请不要使用包装袋破损的抗原片。

2. 配制好的 PBS 吐温缓冲液应保存在 2~8℃,尽快使用,如果溶液变浑或者出现污染则不能使用。

3. 载玻片或加样板一定要洁净,必要时用洗涤剂清洗,再用足量的蒸馏水冲洗,用纸巾擦干净。

4. 加样时避免产生气泡,加完所有待测血清后开始计时温育,每次最多加 200 份样本。稀释后的待测血清应在一个工作日内检测。

5. 盖抗原片时,注意有细胞薄膜的面朝下对好样本血清,确保每一样本血清均与细胞薄膜接触且样本血清间互不接触。

6. 洗涤,有条件可使用旋转摇床进行振荡浸泡,烧杯中的 PBS-Tween-20 缓冲液最多冲洗浸泡 16 张抗原片,之后要更换新的 PBS-Tween-20 缓冲液,避免交叉污染。

7. 完全加完所有的荧光二抗方可进行下一步温育,建议使用连续加样器。FITC 标记的二抗使用前需混匀。为节约时间,可在第一次温育的同时滴加荧光二抗至另一个加样板的反应区。荧光二抗对光敏感,应避光保存。

8. 避免破坏抗原片上的细胞膜,只能擦拭抗原片的背面和边缘的水分,不要擦拭反应区的间隙部分。应确保抗原片上的细胞薄膜与荧光二抗液滴接触良好。室温(18~25℃)温育 30min,应避免阳光直射抗原片。

9. 结果观察时,应在暗室进行,荧光显微镜观察使用参数为:观察组织器官用 20×物镜,观察细胞基质用 40×物镜。激发滤片:488nm,分光滤镜:510nm,阻挡滤镜:520nm。光源:100W 汞灯。

10. 所有试剂使用前需充分混匀。

11. 注意　部分试剂含有叠氮钠,有毒性,应避免接触。待测血清、阳性对照血清及抗原片必须作为传染源处理。

实验四　抗核抗体谱分析

抗核抗体谱主要包括 nRNP、Sm、SS-A(Ro-52)、SS-B、Scl-70、Jo-1、CENP B、dsDNA、核小体、组蛋白、核糖体 P 蛋白等抗原 IgG 类抗体,可特征性地出现于许多疾病中,特别是风湿性疾病,炎症性风湿疾病中,这些抗核抗体的阳性率为 20%~100%,其中风湿性关节炎的阳性率最低(20%~40%),因此抗核抗体谱的检测对个别风湿性疾病的确认十分重要,而且对自身免疫性疾病的诊断也有很好的价值。主要对夏普综合征(MCTD)、系统性红斑狼疮(SLE)、舍格伦综合征(干燥综合征)、进行性系统性硬化症、多发性肌炎/皮肌炎、重叠综合征和局限型系统性硬化病等有重诊断意义。

【实验目的】

1. 掌握免疫印迹法检测抗核抗体谱的实验原理及结果判断。
2. 熟悉免疫印迹技术检测抗核抗体谱的方法、影响因素及临床意义。

【实验原理】

先将高度纯化的多种细胞核组分(抗原)平行包被在硝酸纤维素(NC)膜条上。待测血清中的特异性抗体 IgG 与包被在 NC 膜条上的相应细胞核抗原结合形成抗原-抗体复合物，加入酶标抗人 IgG 抗体作为示踪二抗，与抗原-抗体复合物中的特异性 IgG 抗体结合，形成膜条核抗原-特异性 IgG-酶标抗人 IgG 抗体复合物，然后加入酶底物，产生可见的颜色反应，使区带显色。根据膜条上显色区带的位置，参比 ANA 标准带图谱，即可判断有无某种 ANA。

【实验器材】

1. 抗核抗体谱 IgG 检测试剂盒　包括包被有多种细胞核抗原的 NC 膜条、酶结合物（碱性磷酸酶标记的羊抗人 IgG 抗体）、样本缓冲液、浓缩清洗缓冲液、底物（四唑硝基苯胺兰/5-溴-4-氯啶-3-吲哚-磷酸盐）、温育盘、阳性对照（人 IgG）、ANA 标准带结果判定模板等。有商品供应。

2. 待测血清　临床筛选获得。

3. 器材　电动摇床、移液器（加样枪）、加样吸头、烧杯、量筒、吸水纸、试管、冰箱和孵育箱等。

【实验方法】

1. 稀释清洗缓冲液　浓缩清洗缓冲液用双蒸水或去离子水按试剂盒说明书进行稀释。

2. 稀释酶结合物　浓缩碱性磷酸酶标记的羊抗人 IgG 抗体用样本缓冲液按试剂盒说明书进行稀释。

3. 预处理　取出所需数目的 NC 膜条，放入温育槽内，包被有抗原的一面朝上，在温育槽中分别加入 1.5ml 样本缓冲液，于室温（18～25℃）摇床上摇摆温育 5min 后，小心倒去温育槽中的液体。

4. 加样温育　在温育槽中加入 1.5ml 样本缓冲液后，加入 15μl 待测血清或阳性对照，将温育槽置摇床上，室温（18～25℃）摇摆温育 30min。

5. 清洗　倒去温育槽中的液体，在温育槽中加入 1.5ml 清洗缓冲液于摇床上摇摆清洗膜条 5min，小心倒去槽中液体，重复 3 次，最后一次扣干。

6. 加酶结合物温育　在温育槽中分别加入 1.5ml 已稀释的酶结合物（碱性磷酸酶标记的抗人 IgG），于摇床上室温（18～25℃）摇摆温育 30min。

7. 清洗　同步骤 5。

8. 显色　在温育槽中分别加入 1.5ml 底物液，于摇床上室温（18～25℃）摇摆温育 10min。

9. 终止反应观察结果　倒去温育槽中底物液，用双蒸水或去离子水清洗膜条 3 次，每次约 1min。完后倒去槽中液体，将 NC 检测膜条置 ANA 标准带结果判定模板上，风干后观察结果。

【结果判断】

1. NC 检测膜条质控带出现强着色反应说明实验成功。

2. 将 NC 检测膜条上出现的显色区带与 ANA 标准带结果判定模板比较，根据表 10-4 顺序判定阳性自身抗体。

表 10-4　ANA 区带显色判定标准表

序号	ANA 类型	序号	ANA 类型
1	抗 nRNP/Sm 抗体	8	抗 CENP B 抗体
2	抗 Sm 抗体	9	抗 dsDNA 抗体
3	抗 SS-A 抗体	10	抗核小体抗体
4	抗 Ro-52 抗体	11	抗组蛋白抗体
5	抗 SS-B 抗体	12	抗核糖体 P 蛋白抗体
6	抗 Scl-70 抗体	13	质控带(人 IgG)
7	抗 Jo-1 抗体		

3. 根据膜条上抗原区带着色深浅可将结果分为阴性、可疑阳性、阳性和强阳性。参见表 10-5 判断。

表 10-5　抗原区带着色强度判断

抗原区带着色深浅	结果	等级
无色	阴性	(-)
着色非常弱	可疑阳性	(±)
着色强度介于弱与质控带间	阳性	(++)
着色强度深于或与质控带相同	强阳性	(+++~++++)

4. 有条件推荐使用 EUROLineScan 软件评价结果。Test 代码是 Ana1b。推荐使用 EUROIMMUN AG 台式扫描仪扫描。

【注意事项】

1. 试剂盒在 2~8℃保存,不能冷冻。避免膜条发生冷凝,因此使用时必须让膜条在室温(18~25℃)平衡 30min 后才可包装袋,取出膜条后应立即将余下的放回包装袋,并密封好放回 2~8℃保存。

2. 酶结合物和清洗缓冲液须在临用前 1∶10 稀释,即 1 份酶结合物(或清洗缓冲液)加 9 份蒸馏水。稀释后的应用液须在同一工作日内用完,用不完的应舍去。

3. 如果 NC 检测膜条上质控带位置出现强着色反应说明实验操作正确。抗原包被位置出现白色条带应判为阴性。

4. 使用此法检测自身抗体时,应同时采用间接免疫荧光法检测,这样可排除假阳性反应,确保结果的可靠性。

5. 严重溶血、黄疸、高脂血均对检测结果有影响。

6. 全部操作最好使用摇床摆动进行,改用手工间隙晃动也可检测,但敏感性会有所下降。

7. 整个操作过程,均不能触摸到 NC 检测膜条包被抗原的位置,以免污染,影响检测结果。

8. 同一病人不同时间的血清标本,不同的检测膜条,不同的操作者,着色均可能存在一定的差异,因此遇到可疑阳性结果时,应仔细观察,慎重报告。

9. 诊断不应该只建立在单个检测基础上,所有检测结果必须考虑病人的临床病史和

(或)其他检测结果。

10. 缓冲液和底物液有毒性应避免接触皮肤。待测血清、质控血清和使用过的检测膜条应视作传染源处理。

实验五　抗双链 DNA 抗体测定

有两种类型抗 DNA 抗体:抗天然的双链 DNA(anti-double strand DNA antibodies,Anti-dsDNA)抗体和抗变性的单链 DNA(ssDNA)。抗 dsDNA 抗体识别位点是双螺旋脱氧核糖磷酸骨架,因而可和 dsDNA 和 ssDNA 反应。抗 ssDNA 抗体识别位点是嘌呤和嘧啶碱基多聚体,因而不和 dsDNA 反应。抗 dsDNA 抗体是系统性红斑狼疮(SLE)活动期的特征性抗体,阳性率为 40%~90%,其浓度与病情活动有关,因此准确的检测抗 dsDNA 抗体较为重要,但检测抗 dsDNA 的方法较多,常用的有间接荧光免疫法(IIF)、斑点金免疫渗透法、酶联免疫吸附法(ELISA)、免疫印迹法等。这里介绍两种方法即 ELISA 和斑点金免疫渗透法供实验教学选用。

一、酶联免疫吸附法(ELISA)

【实验目的】

1. 掌握 ELISA 检测抗 dsDNA 抗体的实验原理及临床意义。
2. 熟悉 ELISA 检测抗 dsDNA 的方法及注意事项。

【实验原理】

本实验采用 ELISA 间接法,在聚苯乙烯反应板微孔中包被纯化 dsDNA 抗原,在反应板微孔中加入稀释的待测血清、校准品和对照品,如果被测血清中存有抗 dsDNA 抗体,经温育后,就会与固相 dsDNA 抗原结合,形成固相抗原-抗体复合物。洗去未结合的抗体成分,加入酶标记抗人 IgG 抗体后温育,固相抗原-抗体复合物再与酶标记抗人 IgG 抗体结合,洗去未结合的酶标抗体,再加入酶的底物。酶催化底物生成有色产物,通过全自动酶标仪测定待测血清和校准品在一定波长的吸光度值,即可计算出待测血清中抗 dsDNA 抗体的浓度值。

【实验器材】

1. 抗双链 DNA 抗体酶联免疫吸附法检测试剂盒　包括 dsDNA 包被微孔板、酶标记抗人 IgG、校准品(不同浓度)、阴阳性对照品、样本稀释缓冲液、浓缩洗涤液、显色液 A、显色液 B、终止液。
2. 待测血清　临床筛选获得。
3. 器材　全自动酶标仪、洗板机、移液器(加样枪)、加样吸头、量筒、试管、烧杯、冰箱等。

【实验方法】

1. 配制应用洗涤液　将浓缩洗涤液按使用说明书用蒸馏水进行稀释。
2. 稀释待测血清　按使用试剂盒说明书要求将待测血清用样本稀释液做相应倍数比例稀释。

3. 测定方案 将所需的 dsDNA 抗原包被微孔板条放置在酶标板架上,设空白 1 孔、校准品 3 孔及阴、阳性对照各 1 孔,其余为所需待测样本孔。

4. 加样温育 按测定方案在空白孔加样本稀释液 100μl,向相应微孔分别加入校准品、阴阳性对照品和稀释好的待测血清各 100μl,用封板膜封板后,于室温(18~25℃)温育 60min。

5. 洗板 手工,倒出反应板孔内液体,每孔加满应用洗涤液,水平轻摇 1min,倒掉孔内液体,并在吸水纸上扣干孔内液体,重复 3 次。机洗,程序设置洗涤液注入量 350μl,每次保留 1min,洗涤 3 次,最后在吸水纸上拍干。

6. 加酶标抗体温育 每孔加入酶标抗人 IgG 抗体 100μl,封板后室温(18~25℃)温育 30min。

7. 洗板 同步骤 5,洗涤 4 次。

8. 显色 将显色剂 A 和显色剂 B 以 1∶1 混合,充分混匀后每孔加入 100μl,室温(18~25℃)避光温育 15min。

9. 终止反应 每孔加入终止液 50μl,轻轻混匀。并在 20min 内读取吸光度值。

10. 吸光度(OD)测定 主波长 450nm,参考波长 620~650nm,测定各孔 OD 值。

【结果计算与判定】

1. 定性

比值=样本 OD 值/参照品 OD 值。比值<1 为阴性,比值>1.1 为阳性。

1.1≥比值≥1.0 为临界区域,建议重测。

2. 定量 以校准品吸光度值为纵坐标,以各校准品对应的浓度为横坐标,作直线回归。根据回归方程和测定待测血清的 OD 值,计算出待测血清的浓度(U/ml)。

<100U/ml 为阴性;≥100U/ml 为阳性。

【注意事项】

1. 待测血清最好采集当日检测,如果不能,2~8℃最多保存一周,时间过长,抗 dsDNA 会出现假阴性结果。但放置-20℃以下可以长期保存,勿反复冻融。

2. 溶血和高脂血清样本不宜。

3. 试剂使用前需室温平衡 30min,并充分混匀后使用。

4. 应用清洗液根据检测样品需要量稀释后使用,稀释后应用清洗液可在 2~8℃保存一周。

5. 稀释后待测血清样本应在 6h 内使用。

6. 使用剩下的 dsDNA 抗原包被微孔条立即放回包装袋中将其密封好,保持干燥。勿丢弃袋内干燥剂!

7. 实验温度需在室温(18~25℃)下完成,如低于 18℃,应放置 18~25℃恒温箱中温育完成。

8. 显色前混合的显色液 A 和 B 需在 10min 内用完。

9. 结果计算,根据校准品所作的直线回归,其回归系数的平方应≥0.95,否则重新检测。线性检测范围 10~100U/ml。

10. 部分试剂中含有防腐剂和稳定剂,存在一定的刺激性或毒性,请勿接触皮肤和眼睛,一旦接触,立即大量清水冲洗并就医。

11. 不同批次的试剂不能混用,更换新批号必须用校准品与原试剂对比。

12. 因目前抗 dsDNA 抗体的检测方法灵敏度有限,因此抗 dsDNA 抗体检测阴性不能排除 SLE 的诊断。

二、斑点金免疫渗透法

【实验目的】

1. 掌握斑点金免疫渗透法检测抗 dsDNA 抗体的实验原理及临床意义。

2. 熟悉斑点金免疫渗透法检测抗 dsDNA 抗体的方法及结果判定。

【实验原理】

将纯化的 dsDNA 抗原点加包被在固相硝酸纤维素(NC)膜上,并贴置于吸水材料上,加入待测血清,如果待测血清中含有特异性抗 dsDNA 抗体,就与固相 NC 膜上的 dsDNA 抗原结合,形成抗原-抗体复合物,再加入胶体金标记的抗人 IgG 抗体,形成固相 dsDNA 抗原-抗 dsDNA 抗体-金标记的抗人 IgG 抗体复合物,洗涤液洗涤使过量的抗体及试剂很快渗入吸水材料中,形成的大分子复合物聚集 NC 膜上,呈现红色斑点(胶体金聚集)。

【实验器材】

1. 抗 dsDNA 抗体胶体金免疫检测(斑点金免疫渗滤法)试剂盒 有商品供应,主要成分包括:

(1) 滴金反应板,由塑料小盒、吸水垫料、点加了 dsDNA 抗原(测试区 T)和人 IgG(质控区 C)的硝酸纤维素膜三部分组成。

(2) 胶体金标记抗人抗 IgG 体。

(3) 洗涤液(PBS)。

2. 待测血清 临床筛选获得。

3. 器材 移液器(加样枪)、加样吸头、冰箱等。

【实验方法】

1. 润膜 将已经包被 dsDNA 抗原的滴金反应板平放于实验桌面上,在反应区滴加洗涤液 2 滴,待渗入。

2. 加样 用移液器加 100μl 待测血清于反应区,待渗入。

3. 冲洗 滴加 2 滴洗涤液于反应区,待渗入。

4. 加金标记物 加胶体金标记抗人 IgG 抗体 3 滴,待渗入。

5. 冲洗 滴加 2~4 滴洗涤液于反应区渗入,尽量使滴金反应板 NC 膜冲洗干净。

6. 观察结果。

【结果判断】

1. 阳性 滴金反应板 C 区出现红色斑点,T 区也出现红色斑点且颜色随抗 dsDNA 抗体浓度增高而加深。

2. 阴性 滴金反应板 C 区出现红色斑点,T 区不出现红色斑点。

3. 失效 滴金反应板 C 区不出现红色斑点。

【注意事项】

1. 斑点金免疫渗透法操作简单、快速、可单人份检测、立等可取、无需仪器设备,且试剂稳定、结果易保存。所以非常适用于急诊检验或基层医院。

2. 缺点 不能准确定量,因而主要用于检测正常体液中不存在的物质,如传染病病原体的抗原抗体;或正常情况含量很低而在特殊(或异常)情况下异常升高的物质,如AFP、HCG等。

3. 特异度尚可,但灵敏度欠佳。

实验六 抗中性粒细胞胞质抗体测定

抗中性粒细胞胞质抗体(antineutrophil cytoplasmic antibodies,ANCA)是一组以中性粒细胞胞质成分为靶抗原,与临床多种小血管炎性疾病密切相关的自身抗体,其靶抗原主要包括髓过氧化物酶(myeloperoxidase,MPO)、蛋白酶3(proteinase 3,PR3)等。结合临床症状和ANCA血清学检查是临床诊断其相关疾病的基本方法,尤其是对各种形式的小血管炎,如韦格纳肉芽肿(Wegener's granulomatosis,WG)、显微镜下多血管炎(MPA)、肾局限性血管炎、Churg-Strauss综合征(CSS)。根据血管炎教会山会议提出的分类标准,WG、MPA和CSS属于ANCA相关性血管炎。

根据抗体的荧光模式(IFT)和其靶抗原对ANCA进行分类,检测ANCA的方法有多种,以乙醇固定中性粒细胞为检测基质的间接免疫荧光法(IIF)是检测ANCA的标准方法,通过IIF可将ANCA分出两种荧光模型,胞质颗粒型(cANCA)和核周平滑或细颗粒型(pANCA)。

多数WG病人血清cANCA阳性。累及肾小球的全身型WG病人cANCA阳性率90%,未累及肾小球的局限型WG病人cANCA阳性率为70%,而MPA的cANCA阳性率约为30%。cANCA的靶抗原主要是PR3,罕见抗MPO抗体或同时抗MPO和抗PR3表现为cANCA模式。抗细菌杀菌性/通透性增加蛋白(BPI)抗体常产生非典型ANCA的光滑均匀的胞质荧光。

MPA和CSS病人血清主要是pANCA阳性,其靶抗原主要为MPO。在非血管炎疾病,如炎症性肠炎、原发性硬化性胆管炎、自身免疫性肝病、胶原病、类风湿性关节炎等疾病中也可出现pANCA,目前已知的靶抗原有乳铁蛋白、弹性蛋白酶、BPI、组织蛋白酶G、溶菌酶、β-葡萄糖醛酸酶。有时也会出现不同于这些靶抗原的pANCA,因而说明还有其他未知靶抗原存在。

用IIF可检测出所有的ANCA。国际指南(International Consensus Statement)建议用IIF筛查ANCA,再用抗PR3抗体和抗MPO抗体ELISA法确认IIF检测的阳性结果。单独使用IIF或ELISA都会降低诊断特异性,而联合使用IIF、抗PR3及抗MPO-ELISA、抗GBM免疫印迹法可将疾病的特异性提高到99%。

一、抗中性粒细胞胞质抗体测定(间接免疫荧光法)

【实验目的】

1. 掌握间接免疫荧光法检测ANCA的实验原理及结果观察。
2. 熟悉间接免疫荧光法检测ANCA的方法及影响因素。
3. 了解ANCA检测的临床意义。

【实验原理】

将稀释的待测血清与生物抗原片(反应区内固定有包被中性粒细胞或猴肝细胞的生物膜)温育,如果待测血清中有特异性 IgG、IgA 和 IgM 抗体,就会与相应的核抗原结合;再加入荧光素标记的抗人 IgG 抗体,与结合在生物膜上的 ANCA 反应,形成荧光显微镜下可观察到的特异性荧光模式。

【实验器材】

1. 抗中性粒细胞胞质抗体间接免疫荧光法检测试剂盒　包括包被有粒细胞或猴肝细胞生物抗原片、荧光素标记的羊抗人 IgG 抗体、cANCA 阳性对照血清、pANCA 阳性对照血清、阴性对照血清、pH7.2 磷酸盐(PBS)、吐温(Tween)20、封片介质、盖玻片(62mm×23mm)。有商品试剂盒供应。

2. pH7.2 PBS-Tween-20 缓冲液　将试剂盒中的磷酸盐 1 包溶于 1L 蒸馏水或去离子水中,再加入 2ml Tween-20 后充分混匀。

3. 待检血清　临床筛选获得。

4. 器材　荧光显微镜、冰箱、移液器(加样枪)、加样吸头、加样板、烧杯、量筒、试管、吸水纸、孵育箱等。

【实验方法】

1. 稀释待测血清　待测血清用 PBS-Tween-20 作 1∶10 倍稀释,例如:将 11.1μl 样本血清加到 100μl PBS-Tween-20 缓冲液中并充分混匀备用。

2. 加样　将加样板放在泡沫板上,用移液器吸取 25μl 稀释血清或阴阳性对照血清加至加样板的反应区(避免产生气泡)。

3. 温育　将生物抗原片覆有粒细胞等基质的一面朝下,盖在加样板的凹槽里,反应立即开始,置室温(18~25℃)温育 30min。

4. 洗涤　用烧杯盛 PBS-Tween-20 缓冲液流水轻轻冲洗生物抗原片两次,立即将生物抗原片浸入 PBS-Tween-20 缓冲液烧杯中浸泡 5min。

5. 荧光二抗标记温育　将 20μl FITC 标记的抗人 IgG 抗体加至另一洁净加样板反应区;从烧杯中取出生物抗原片,立即用吸水纸擦去背面和边缘的水分后,基质膜朝下盖在加样板的凹槽里与荧光二抗充分接触,室温(18~25℃)温育 30min。

6. 洗涤　重复步骤 4。

7. 封片　将盖玻片放在加样板的凹槽里,滴加封片介质约 10μl 至盖玻片上的每一个反应区。从烧杯中取出生物抗原片,用吸水纸擦干背面和边缘的水分,将生物抗原片覆有细胞基质的一面朝下盖在盖玻片上。

8. 结果观察　暗室荧光显微镜下观察荧光模型。用 40×物镜。激发滤片:488nm,分光滤镜:510nm,阻挡滤镜:520nm。光源:100W 汞灯。

【结果判断】

1. ANCA 阳性　乙醇固定的粒细胞可分出两种 ANCA,一种是胞质型(cANCA),在中性粒细胞胞质中显示均匀分布的颗粒型荧光,而细胞核无荧光为 cANCA 阳性(图 10-5A、B,彩图 10-5A、B)。另一种是核周型(pANCA),在中性粒细胞核周显示光滑的荧光带,而细胞质无荧光为 pANCA 阳性(图 10-6A、B,彩图 10-6A、B)。

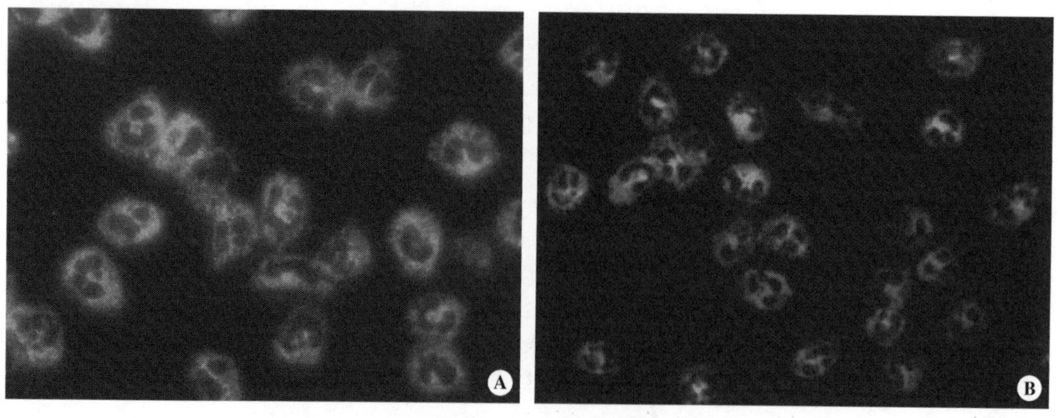

图 10-5 cANCA 阳性荧光图

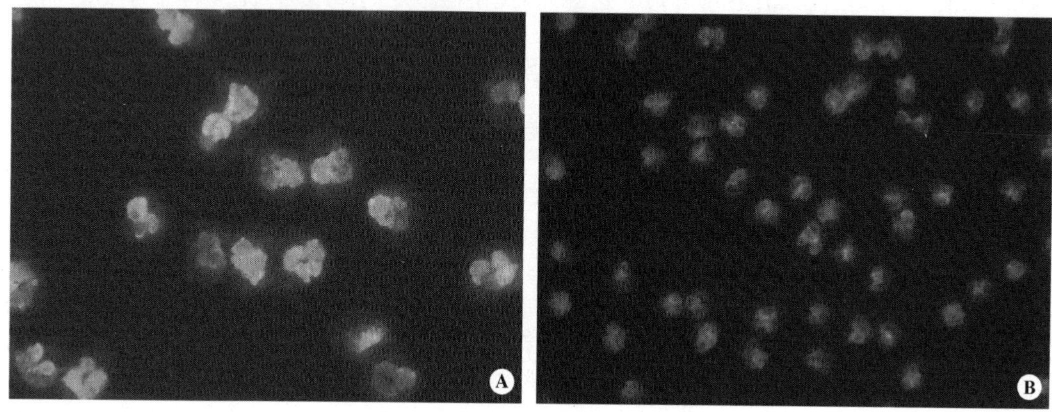

图 10-6 pANCA 阳性荧光图

2. ANCA 阳性强度 可观察到特异性荧光反应的血清最高稀释度。血清稀释度:1∶3.2~1∶10 可疑阳性,1∶10~1∶32 为弱阳性,1∶32~1∶100 为阳性,>1∶100 为强阳性。

3. ANCA 阴性 整个中性粒细胞胞质和核均不显示荧光。血清稀释度≤1∶3.2 阴性者。

4. 实验失败 ANCA 阳性对照血清未显示特异性荧光模式,或阴性对照血清显示特异性荧光模式。建议重新检测。

【注意事项】

1. 生物抗原片因表面产生的冷凝水可破坏细胞基质膜,只有在抗原片平衡至室温时方可打开包装袋,不能接触细胞基质膜。打开包装袋后,抗原片需在 15min 内使用。请不要使用包装袋破损的抗原片。

2. 配制好的 PBS 吐温缓冲液应保存在 2~8℃,尽快使用,如果溶液变浑或者出现污染则不能使用。

3. 加样板一定要洁净,必要时用洗涤剂清洗,再用足量的蒸馏水冲洗,用纸巾擦干净。

4. 加样时避免产生气泡,加完所有待测血清后开始计时温育,每次最多加 200 份样本。稀释后的待测血清应在一个工作日内检测。

5. 盖生物抗原片时,注意有细胞基质膜的面朝下对好样本血清,确保每一样本血清均与细胞基质膜接触且样本血清间互不接触。

6. 洗涤,有条件可使用旋转摇床进行振荡浸泡,烧杯中的 PBS-Tween-20 缓冲液最多冲洗浸泡 16 张生物抗原片,之后要更换新的 PBS-Tween-20 缓冲液,避免交叉污染。

7. 完全加完所有的荧光二抗方可进行下一步温育,建议使用连续加样器。FITC 标记的二抗使用前需混匀。为节约时间,可在第一次温育的同时滴加荧光二抗至另一个加样板的反应区。荧光二抗对光敏感,应避光保存。

8. 避免破坏生物抗原片上的细胞基质膜,只能擦拭生物抗原片的背面和边缘的水分,不要擦拭反应区的间隙部分。应确保生物抗原片上的细胞基质膜与荧光二抗液滴接触良好。室温(18~25℃)温育 30min,应避免阳光直射生物抗原片。

9. 结果观察时,应在暗室进行,荧光显微镜观察使用参数为:观察组织器官用 20×物镜,观察细胞基质用 40×物镜。激发滤片:488nm,分光滤镜:510nm,阻挡滤镜:520nm。光源:100W 汞灯。

10. 所有试剂使用前需充分混匀。

11. 注意　部分试剂含有叠氮钠,有毒性,应避免接触。待测血清、阳性对照血清及生物抗原片必须作为传染源处理。

二、抗蛋白酶 3(PR3)抗体检测(ELISA)

【实验目的】

1. 掌握 ELISA 检测抗 PR3 抗体的实验原理。

2. 熟悉 ELISA 检测抗 PR3 抗体的方法、结果判断及注意事项。

【实验原理】

本实验采用 ELISA 间接法,在反应板条微孔中包被重组和天然的 PR3 抗原,在微孔中加入稀释的待测血清温育,如果待测血清中含有抗 PR3 抗体,就会与固相 PR3 抗原结合,形成固相抗原-抗体复合物。洗去未结合的抗体成分,加入酶标记抗人 IgG 抗体温育反应,形成固相 PR3 抗原-PR3 抗体-酶标抗人 IgG 抗体复合物,洗去未结合的酶标抗体,加入酶底物。酶催化底物生成有色产物,通过全自动酶标仪测定待检血清和校准品在一定波长的吸光度值,即可计算出待检血清中抗 PR3 抗体浓度。

【实验器材】

1. 抗蛋白酶 3 抗体检测试剂盒(酶联免疫吸附法)　包括包被有蛋白酶 3(PR3)抗原的可拆聚苯乙烯微孔、过氧化物酶标记的兔抗人 IgG、标准品(2、20、200RU/ml)、阴阳性对照、样本缓冲液、浓缩清洗液(10×)、底物液(TMB/H_2O_2)、终止液(0.5mol/L 硫酸)。有商品试剂盒供应。

2. 待检血清样本　临床筛选获得。

3. 器材　全自动酶标仪、洗板机、移液器(加样枪)、加样吸头、量筒、试管、冰箱等。

【实验方法】

1. 配制应用洗涤液　将浓缩洗涤液按使用说明书用蒸馏水 1∶10 进行稀释。

2. 稀释待测血清　按使用试剂盒说明书要求将待测血清用样本稀释液做相应倍数比例稀释。

3. 测定方案　将所需的 PR3 抗原包被微孔板条放置酶标板架上,设空白 1 孔、校准品

3 孔及阴、阳性对照各 1 孔，其余为所需待测样本孔。

4. 加样温育 按测定方案在空白孔加样本稀释液 100μl，向相应微孔分别加入不同浓度标准品、阴阳性对照品和稀释好的待测血清各 100μl，于室温（18~25℃）温育 30min。

5. 洗板 手工，倒出反应板孔内液体，每孔加满应用洗涤液，水平轻摇 1min，倒掉孔内液体，并在吸水纸上扣干孔内液体，重复 3 次。机洗，程序设置洗涤液注入量 450μl，保留 1min，洗涤 3 次，最后在吸水纸上拍干。

6. 酶标抗体温育 每孔加入酶标抗人 IgG 抗体 100μl，室温（18~25℃）温育 30min。

7. 洗板 同步骤 5。

8. 显色 每孔加入 100μl 底物液，室温（18~25℃）避光温育 15min。

9. 终止反应 每孔加入终止液 100μl，轻轻混匀。并在 30min 内读取吸光度值。

10. 吸光度（OD）测定 主波长 450nm，参考波长 620~650nm，测定各孔 OD 值。

【结果计算与判断】

1. 定性

（1）计算：比值=待检血清吸光度值/标准品 20RU/ml 吸光度值。

（2）判断：比值<1.0 为阴性，比值≥1.0 为阳性。

2. 定量

（1）计算：以标准品的浓度为横坐标、其吸光度值为纵坐标（线性/线性），以点对点的方式做标准曲线，并根据标准曲线求出待测血清中 PR3 抗体浓度。

（2）判断：<20RU/ml 为阴性，≥20RU/ml 为阳性。

3. 如待测血清 PR3 浓度>200RU/ml 时，建议将待测血清 1∶400 稀释后重测，从标准曲线求出的数据乘以 4 即为待测血清中 PR3 抗体的浓度。

【注意事项】

1. 所有试剂需放 2~8℃保存，不能冰冻；注意试剂盒有效期；不能用过期和冰冻过的试剂。

2. 所有试剂在使用前均应在室温（18~25℃）平衡 30min，并充分混匀。打开使用后剩余的微孔板应立即放回包装袋用干燥剂密封保存。

3. 浓缩清洗缓冲液如出现结晶，稀释前应加热至 37℃并充分溶解。稀释后的清洗缓冲液 2~8℃最多稳定 4 周。如果溶液变浑或者出现污染则不能使用。

4. 待检血清在 2~8℃可保存两周。已稀释的待检血清须当天检测。

5. 底物液对光敏感，使用后应立即盖好瓶盖。底物液应为无色澄清的液体，如果变色，则不能使用。

6. 洗板一定要彻底干净，即至少清洗 3 次，每次至少 0.5~1min，且扣干孔内残存液体，否则会导致吸光度值偏高。

7. 阴阳性对照为实验有效的内部对照和保证，因此每次实验均必须做。

8. 需复检的样本应做双孔检测，取其均值进行计算，如两孔值相差太大，应重做实验。诊断必须结合病人临床症状和血清学检查结果综合分析。

9. 本检测系统的线性范围为 28~197RU/ml。最低检出限约为 0.6RU/ml。

10. 待测血清、对照血清、标准品和使用过的微孔板条必须作为传染源小心处理。部分试剂含有毒性的叠氮钠，应避免接触皮肤。

三、抗髓过氧化物酶(MPO)抗体检测(ELISA)

【实验目的】

1. 掌握 ELISA 检测抗 MPO 抗体的实验原理。

2. 熟悉 ELISA 检测抗 MPO 抗体的方法、结果判断及注意事项。

【实验原理】

本实验采用 ELISA 间接法,在反应板条微孔中包被纯化 MPO 抗原,在微孔中加入稀释的待测血清温育,如果待测血清中含有抗 MPO 抗体,就会与固相 MPO 抗原结合,形成固相抗原-抗体复合物。洗去未结合的抗体成分,加入酶标记抗人 IgG 抗体温育反应,形成固相 MPO 抗原-MPO 抗体-酶标抗人 IgG 抗体复合物,洗去未结合的酶标抗体,加入酶底物。酶催化底物生成有色产物,通过全自动酶标仪测定待检血清和校准品在一定波长的吸光度值,即可计算出待检血清中抗 MPO 抗体浓度。

【实验器材】

1. 抗髓过氧化物酶抗体检测试剂盒(酶联免疫吸附法)　包括包被有髓过氧化物酶(MPO)抗原的可拆酶联反应板微孔,过氧化物酶标记的兔抗人 IgG,标准品(2、20、200RU/ml),阴阳性对照(人 IgG),样本缓冲液,浓缩清洗液(10×),底物液(TMB/H_2O_2),终止液(0.5mol/L 硫酸)。有商品试剂盒供应。

2. 待检血清样本　临床筛选获得。

3. 器材　全自动酶标仪、洗板机、移液器(加样枪)、加样吸头、量筒、试管、冰箱等。

【实验方法】

1. 配制应用洗涤液　将浓缩洗涤液按使用说明书用蒸馏水 1∶10 进行稀释。

2. 稀释待测血清　按使用试剂盒说明书要求将待测血清用样本稀释液做相应倍数比例稀释。

3. 测定方案　将所需的 MPO 抗原包被微孔板条放置酶标板架上,设空白 1 孔、校准品 3 孔及阴、阳性对照各 1 孔,其余为所需待测样本孔。

4. 加样温育　按测定方案在空白孔加样本稀释液 100μl,向相应微孔分别加入不同浓度标准品、阴阳性对照品和稀释好的待测血清各 100μl,于室温(18~25℃)温育 30min。

5. 洗板　手工,倒出反应板孔内液体,每孔加满应用洗涤液,水平轻摇 1min,倒掉孔内液体,并在吸水纸上扣干孔内液体,重复 3 次。机洗,程序设置洗涤液注入量 400μl,保留 1min,洗涤 3 次,最后在吸水纸上倒扣拍干。

6. 酶标抗体温育　每孔加入酶标抗人 IgG 抗体 100μl,室温(18~25℃)温育 30min。

7. 洗板　同步骤 5。

8. 显色　每孔加入底物液 100μl,室温(18~25℃)避光温育 15min。

9. 终止反应　每孔加入终止液 100μl,轻轻混匀。并在 30min 内读取吸光度值。

10. 吸光度(OD)测定　主波长 450nm,参考波长 620~650nm,测定各孔 OD 值。

【结果计算与判断】

1. 定性

(1) 计算:比值=待检血清吸光度值/标准品 20RU/ml 吸光度值。

(2) 判断:比值<1.0 为阴性,比值≥1.0 为阳性。

2. 定量

(1) 计算:以标准品浓度为横坐标、其吸光度值为纵坐标(线性/线性),以点对点拟合标准曲线,并根据标准曲线以点对点方式计算待测血清中 MPO 抗体浓度。

(2) 判断:<20RU/ml 为阴性,≥20RU/ml 为阳性。

3. 如待检血清 MPO 浓度>200RU/ml 时,建议将待测血清 1∶400 稀释后重测,从标准曲线计算出的数据乘以 4 即为待检血清中 MPO 抗体的浓度。

【注意事项】

1. 所有试剂需放 2~8℃保存,不能冰冻;注意试剂盒有效期;不能用过期和冰冻过的试剂。

2. 所有试剂在使用前均应在室温(18~25℃)平衡 30min,并充分混匀。打开使用后剩余的微孔板应立即放回包装袋用干燥剂密封保存,在 2~8℃可保存至少 4 个月。

3. 浓缩清洗缓冲液如出现结晶,稀释前应加热至 37℃并充分溶解。稀释后的清洗缓冲液 2~8℃最多稳定 4 周。如果溶液变浑或者出现污染则不能使用。

4. 待检血清在 2~8℃可保存两周。已稀释的待检血清须当天检测。

5. 底物液对光敏感,使用后应立即盖好瓶盖。底物液应为无色澄清的液体,如果变色,则不能使用。

6. 洗板一定要彻底干净,即至少清洗 3 次,每次至少 0.5~1min,且扣干孔内残存液体,否则会导致吸光度值偏高。

7. 阴阳性对照为实验有效的内部对照和保证,因此每次实验均必须做。

8. 需复检的样本应做双孔检测,取其均值进行计算,如两孔值相差太大,应重做实验。诊断必须结合病人临床症状和血清学检查结果综合分析。

9. 该检测系统线性范围为 2~200RU/ml。最低检出限约为 1RU/ml。

10. 待检血清、对照血清、标准品和使用过的微孔板条必须作为传染源小心处理。部分试剂含有毒性的叠氮钠,应避免接触皮肤。

【思考题】

1. 简述类风湿因子检测的临床意义。

2. 抗环瓜氨酸肽抗体测定的实验原理是什么?测定它有何临床意义?

3. ANA 常见的荧光模型有哪些?各有什么临床意义?

4. 试述间接免疫荧光法检测 ANA 的实验原理。

5. 抗核抗体谱检测有何临床意义?

6. 抗 dsDNA 抗体检测的临床意义是什么?抗 dsDNA 抗体检测阴性能排除系统性红斑狼疮的诊断吗?为什么?

7. 试述抗 dsDNA 抗体的临床意义。

8. ANCA 分为哪几种类型?它们对应的基质抗原是什么?各有何临床意义?

9. 简述抗 PR3 抗体和抗 MPO 抗体的临床意义。

(何应中)

第十一章　感染相关免疫学检测

各类病原体的感染通常诱导机体产生适应性免疫应答，通过血清学试验检测相应抗原或抗体有助于感染的诊断及病情判断。

实验一　抗链球菌溶血素“O”抗体测定

【实验目的】

抗链球菌溶血素“O”(ASO)，简称抗“O”。溶血性链球菌产生的一种代谢产物能溶解红细胞，这种产物被取名为溶血素“O”，当人体感染了A组溶血性链球菌后，溶血素“O”在体内作为一种抗原物质存在，体内针对溶血素“O”产生的相应的抗体即为抗“O”。抗“O”没有保护机体的作用，但检测抗“O”值增高提示有过溶血性链球菌感染，可以作为溶血性链球菌感染的间接证据。

【实验原理】

检测ASO多采用快速胶乳凝集试验。胶乳凝集试验是一种间接凝集试验，它是以聚苯乙烯胶乳微粒作为惰性载体，将溶血素“O”与聚苯乙烯胶乳微粒共价交联形成抗原胶乳，当待检血清中抗“O”达到其检出下限时，抗“O”即与抗原胶乳形成肉眼可见的凝集颗粒。

【实验器材】

1. 抗“O”检测试剂盒。
2. 吸头、可调移液器等。

【实验方法】

1. 平衡试剂盒至室温。
2. 混匀抗原胶乳试剂。
3. 在反应板上加1滴(50ul)待检血清，再加1滴胶乳抗原试剂于血清上并搅匀。轻轻摇动2min观察结果，出现肉眼可见凝集者为阳性，无凝集者为阴性，阴性和阳性对照同上法操作。
4. 结果为阳性者，血清以生理盐水倍比稀释，可参照表11-1进行操作。

表11-1　血清生理盐水倍比稀释表

	稀释倍数		
	1∶2	1∶4	1∶8
	血清100μl	1∶2稀释血清100μl	1∶4稀释血清
	+	+	+
	100μl生理盐水	100μl生理盐水	100μl生理盐水
稀释血清	50μl	50μl	50μl
胶乳试剂	1滴	1滴	1滴
ASO含量(U/ml)	>400	>800	>1600

【实验结果】

出现肉眼可见大颗粒凝集的为阳性反应，保持均匀乳液状为阴性反应。

【注意事项】

1. 标本溶血、高脂血症、高胆红素血症、含 RF 以及被检血清被细菌污染时，都会影响本试验的结果。

2. 胶乳试剂不能冻结，冷藏储存，需平衡至室温再使用。

【思考题】

抗链球菌溶血素“O”检测的临床意义。

实验二　乙型肝炎病毒抗原抗体测定

【实验目的】

乙型肝炎病毒（HBV）是引起乙型肝炎的病原体，通过血液途径、接触、母婴垂直传染等方式进行传播。HBV DNA 检测是乙肝病毒抗病毒治疗唯一有效的监测指标，但目前国内检测 HBV 感染应用较多的仍是乙肝血清学标志物，即通常人们知晓的乙肝“两对半”。乙肝“两对半”包括乙肝表面抗原（HBsAg）、乙肝表面抗体（抗 HBs）、乙肝 e 抗原（HBeAg）、乙肝 e 抗体（抗 HBe）、乙肝核心抗体（抗 HBc），其临床意义主要用于判断患者是否感染过乙肝病毒。乙肝“两对半”五个项目有不同的组合模式，正确理解和解释这些项目的不同组合模式对于“两对半”检验的实际应用有重要价值。

【实验原理】

目前国内最常用的乙肝“两对半”测定方法为酶联免疫吸附试验（ELISA）两步法，以避免一步法的“HOOK”效应。其中 HBsAg、抗 HBs、HBeAg 采用双抗夹心法，抗 HBe 和抗 HBc 采用竞争法。

ELISA 双抗夹心法：用于检测相对分子质量较大的蛋白质。先将已知特异性抗体或抗原包被于固相载体上，加待测样本，若其中有相应的抗原或抗体，则抗原和抗体特异性结合，加入特异性酶标记抗体或抗原，使在固相上形成包被抗原-抗体复合物，加入酶底物及色原呈现显色反应，显色程度与待检测物含量成正比。加样同时设阴性及阳性对照。

ELISA 竞争法：可用于测定抗原，也可用于测定抗体。以检测抗体为例，用已知抗原包被固相载体，然后同步加入待测样本血清和酶标记抗体，使待测抗体与酶标记抗体竞争结合包被在固相载体上的抗原，加酶底物及色原。标本中待测抗体量越多，则与包被抗原结合的酶标记抗体量越少，呈色越浅。显色深浅程度与待测抗体的量成反比。加样同时设阴性及阳性对照。

【实验器材】

1. 乙肝两对半检测试剂盒。
2. 蒸馏水或去离子水。
3. 量筒、试管、吸头、可调移液器等。
4. 恒温水浴箱。
5. 吸水纸。
6. 混匀振荡器。

7. 全自动、半自动或手工洗板系统。

8. 酶标仪。

【实验方法】

1. 平衡　将试剂盒平衡至室温，微孔板开封后，余者及时以自封袋封存。

2. 配液　浓缩洗涤液配制前充分摇匀（如有晶体应充分溶解），浓缩洗涤液和蒸馏水或去离子水按 1∶19 稀释后使用。

3. 加样　分别在相应孔中加入阴、阳性对照血清或待测样本。

4. 加酶　分别在酶孔中加入酶标记抗体 50μl，轻拍混匀。

5. 温育　置 37℃温育 25min，室温平衡 5min。

6. 洗涤　用洗涤液充分洗涤 5 次，洗涤后扣干（每次应保持 30～60s 浸泡时间）。

7. 显色　每孔加底物 A、B 各 50μl，轻拍混匀，37℃暗置 15min。

8. 终止　每孔加入终止液 50μl，混匀。

9. 测定　用酶标仪单波长 450nm 或双波长 450nm/630nm 测定各孔 OD 值（用单波长测定时，需用空白对照调零），并记录结果。

【实验结果】

1. 使用酶标仪判读结果　根据阴性对照值计算临界值（Cut off），通过 Cut off 值判定结果，对于 HBsAg、抗-HBs、HBeAg，当标本吸光度值<Cut off 值为阴性，当标本吸光度值≥Cut off 值为阳性；对于抗-HBe 和抗-HBc，当标本吸光度值≤Cut off 值为阳性，当标本吸光度值<Cut off 值为阳性。

2. 肉眼观察，判读结果。

【注意事项】

1. 标本最好为新鲜采集，不可有溶血、脂血或浑浊。如需保存可于 2～8℃冷藏 1 周或冷冻长期保存，避免标本反复冻融。

2. 试剂盒冷藏储存，不能冷冻储存，需平衡至室温再使用。

3. 不同批号试剂盒不能混用。

4. 反应温度和时间必须严格控制，洗板步骤尤其重要，应严格按照规定规范进行操作。

5. 试剂避免阳光直接暴晒和接触次氯酸、漂白粉等强氧化性物质。

【思考题】

1. “HOOK”效应产生的背景如何避免？

2. 乙肝两对半检测项目的常见组合模式及临床意义是什么？

实验三　TORCH 抗体测定

【实验目的】

TORCH 是指可导致先天性宫内感染及围生期感染而引起围产儿畸形的病原体，它是一组病原微生物的英文名称缩写，其中 T（*Toxopasma*）是弓形虫，R（Rubella. virus）是风疹病毒，C（Cytomegalo. virus）是巨细胞病毒，H（Herpes. virus）即是单纯疱疹Ⅰ/Ⅱ型，o（others）指其他。TORCH 感染在围生医学中称之为“TORCH 综合征”，造成孕妇流产、早产、死胎或畸胎等以及引起新生儿多个系统、多个器官的损害,造成不同程度的智力障碍等症状。在怀孕后的早、中、晚期分别进行TORCH筛查,阳性者孕妇可被及时告知感染的危害性,让其自行决定或遵医嘱是否终止妊娠或及早进行治疗,以降低出生缺陷,提高出生人口质量。

【实验原理】

TORCH的检测方法有多种,如病毒分离培养、间接血凝抑制试验、荧光免疫法、放射免疫和ELISA法等,目前公认最方便的孕前与早期筛查方法是用ELISA方法检测人体血清中的特异性IgM、IgG抗体,以判断受感染的情况。仅IgM阳性一般代表近期感染或继发活动感染;仅IgG阳性一般为既往感染,若IgG滴度≥1∶512或双份血清IgG滴度呈4倍以上升高,也可证明现症感染;IgM和IgG抗体均呈阳性说明重复或复发感染;如IgG与IgM Ab均阴性,则说明该患者未受感染。

1. TORCH IgG抗体检测原理　采用酶联免疫间接法原理(ELISA)检测人血清中的TORCH IgG抗体,以辅助诊断TORCH综合征。以纯化人类TORCH病原体抗原(弓形虫、风疹病毒、单纯疱疹Ⅰ/Ⅱ型、巨细胞病毒)分别包被酶联板微孔,待检血清中的TORCH IgG抗体与包被抗原反应,再与酶标记的抗人IgG抗体结合,形成抗原-抗体-酶标记抗体复合物,若血清中有相应的IgG抗体,加入底物则显示相应的颜色,可以肉眼观察显色情况或者是采用酶标仪进行比色。检测过程需同时设阳性和阴性及空白对照。

2. TORCH IgM抗体检测原理　采用酶联免疫捕获法原理(ELISA)检测人血清中的TORCH IgM抗体,以辅助诊断TORCH综合征。在酶联板微孔中预包被抗人-IgM,首先加入待检标本的血清样品后,样品中的IgM抗体都可以被捕获,未结合的其他成分(包括特异的IgG抗体)将被洗涤除去。第二步,加入纯化的人类TORCH病原体抗原酶标记物,被捕获的所有IgM中的相应TORCH IgM抗体与加入的酶标抗原特异结合,若血清中有相应的IgM抗体,加入底物则显示相应的颜色,可以肉眼观察显色情况或者是采用酶标仪进行比色。检测过程需同时同时设阳性和阴性及空白对照。

【实验器材】

1. TORCH病原体抗体检测试剂盒。
2. 蒸馏水或去离子水。
3. 量筒、试管、吸头、可调移液器等。
4. 恒温水浴箱。
5. 吸水纸。
6. 混匀振荡器。
7. 全自动、半自动或手工洗板系统。
8. 酶标仪。

【实验方法】

1. 取出试剂盒置室温平衡30min,微孔板开封后,余者及时以自封袋封存。
2. 洗涤液用蒸馏水做20倍稀释。
3. 加样　将待检血清做1∶10稀释(取100μl标本稀释液加入反应孔内,再加10μl待检血清)混匀,同时预留阴性、阳性及空白对照。
4. 温育　封板后,放置37℃恒温水浴箱中反应30min。
5. 洗板　温育后,将封板膜揭掉,吸干孔内液体,用洗涤液洗涤5次,每次浸泡30s。

6. 加酶标记物　每孔加入 50μl 酶标工作液，空白除外。

7. 温育　封板后，置 37℃恒温水浴箱中反应 30min。

8. 洗板　参照上述洗板方法清洗。

9. 显色　每空加入底物 A、B 液各 50μl，轻轻振荡混匀，封板后，置 37℃恒温水浴箱中反应 10min。

10. 终止　每孔加入终止液 50μl，轻轻振荡混匀。

11. 判读结果。

【实验结果】

1. 使用酶标仪判读结果　根据阴性对照值计算临界值（Cut off），通过 Cut off 值判定结果，当标本吸光度值<Cut off 值为阴性，当标本吸光度值≥Cut off 值为阳性。

2. 肉眼观察，判读结果。

【注意事项】

1. 标本最好为新鲜采集，不可有溶血、脂血或浑浊。标本应充分离心，避免纤维蛋白的干扰。

2. 试剂盒冷藏储存，需平衡至室温再使用。

3. 不同批号试剂盒不能混用。

4. 反应温度和时间必须严格控制，应严格按照规定规范进行操作。

5. 实验用的血清和废弃物均应按医疗废弃物处理标准进行处理后丢弃。

【思考题】

1. 为什么捕获法测 IgM 较间接法特异？

2. TORCH 检测的临床意义有哪些？

实验四　EBV 相关抗体测定

【实验目的】

EB 病毒为 DNA 病毒，形态与疱疹病毒相似，基本结构包括核、衣壳和囊膜三部分。EB 病毒在人群中流行广泛，与 EB 病毒感染有关的疾病有传染性单核细胞增多症、EBV 相关性噬血细胞综合征、Burkitt 淋巴瘤、霍奇金淋巴瘤、鼻咽癌等，因此早期准确地诊断 EB 病毒感染尤为重要。EBV 分离培养困难，在有条件的实验室可用核酸杂交和 PCR 等方法检测细胞内 EBV 基因组及其表达产物，但临床上通常使用特异的血清学实验测定 EBV 相关抗体以证实 EBV 感染。EBV 相关抗体包括抗 EB 病毒衣壳（EBV-CA）抗体 IgA、IgG、IgM，抗 EB 病毒早期抗原（EBV-EA）抗体 IgA 等（表 11-2）。

表 11-2　EBV 病毒抗体检测的临床意义

	抗 EBV-CA IgG	抗 EBV-CA IgM	抗 EBV-EA IgA
既往无感染	-	-	-
急性期	+	+	+
恢复期	+	+/-	+/-
既往感染	+	-	+/-
慢性活动感染	高滴度阳性	+/-	高滴度阳性

抗 EBV-CA-IgA 是公认的鼻咽癌初筛的标志性抗体，抗 EBV-EA-IgA 对鼻咽癌有极高的疾病特异性，从而具有疾病确认的潜力，抗 CA-IgA 和抗 EA-IgA 也可作为鼻咽癌患者放疗疗效评价的重要指标，经过放疗病情好转者抗 EBV-CA-IgA 和抗 EBV-EA-IgA 滴度下降，而复发者滴度再次上升。

【实验原理】

EBV 分离培养困难，在有条件的实验室可用核酸杂交和 PCR 等方法检测细胞内 EBV 基因组及其表达产物，但临床上通常使用特异的血清学实验测定 EBV 相关抗体以证实 EBV 感染。EBV 相关抗体包括抗 EB 病毒衣壳抗原（EBV-CA）抗体 IgA、IgG、IgM，抗 EB 病毒早期抗原（EBV-EA）抗体 IgA。检测 EBV 相关抗体包括 ELISA 间接法和荧光法，但 ELISA 方法使用方便，灵敏特异，在临床上应用更为广泛。

1. 使用 EBV-CA 包被酶联板微孔，待检样本中的抗 EBV-CA 抗体 IgA、IgG、IgM 均可与预先包被的 EBV-CA 抗原结合，孵育后，再分别使用酶标抗人 IgA、IgG、IgM 与之反应，经过孵育后加入酶底物显色，颜色深浅与标本中的待检抗体成正比。

2. 使用 EBV-EA 包被酶联板微孔，待检样本中的抗 EBV-EA 抗体 IgA、IgG、IgM 均可与预先包被的 EBV-EA 抗原结合，孵育后，再使用酶标抗人 IgA 与之反应，经过孵育后加入酶底物显色，颜色深浅与标本中的待检抗 EBV-EA-IgA 成正比。

【实验器材】

1. EB 病毒抗体检测试剂盒。
2. 蒸馏水或去离子水。
3. 量筒、试管、吸头、可调移液器等。
4. 恒温水浴箱。
5. 吸水纸。
6. 混匀振荡器。
7. 全自动、半自动或手工洗板系统。
8. 酶标仪。

【实验方法】

1. 平衡试剂盒至室温，浓缩清洗缓冲液用蒸馏水 1∶10 稀释（1 份浓缩清洗缓冲液加 9 份蒸馏水）。

2. 加样　向相应微孔分别加 100μl 标准品、阳性对照、阴性对照、样本。

3. 温育　18～25℃放置 30min。

4. 洗板　倒掉微孔板内液体，用稀释后的清洗缓冲液清洗 3 次，每次 300μl。每次清洗时缓冲液在微孔中至少保留 30～60s，然后再倒掉，每次清洗后在吸水纸上拍打，以去除残留的清洗液。

5. 加酶标记物　相应微孔滴加酶结合物 100μl。

6. 温育　18～25℃放置 30min。

7. 洗板　倒掉微孔板内液体，参照上述洗板步骤清洗。

8. 显色　滴加 100μl 色原/底物液至相应微孔，18～25℃避光放置 15min。

9. 终止　滴加 100μl 终止液至相应加色原/底物液的微孔中并混匀。

10. 判读结果。

【实验结果】

1. 使用酶标仪判读结果　根据阴性对照值计算临界值(Cut off)，通过 Cut off 值判定结果，当标本吸光度值<Cut off 值为阴性，当标本吸光度值≥Cut off 值为阳性。

2. 肉眼观察，判读结果。

【注意事项】

1. 标本最好为新鲜采集，不可有溶血、脂血或浑浊。如需保存可于 2~8℃冷藏 1 周或冷冻长期保存，避免标本反复冻融。

2. 试剂盒冷藏储存，不能冷冻储存，需平衡至室温再使用。

3. 不同批号试剂盒不能混用。

【思考题】

EBV 病毒与哪些疾病相关？

实验五　梅毒螺旋体血清学检测

【实验目的】

梅毒是由苍白螺旋体(*Treponemapallidum*，TP)引起的一种性传播疾病，临床表现极为复杂，几乎可侵犯全身各个器官，给人们健康带来极大危害。梅毒的诊断必须依靠病史、症状及实验检查进行综合分析，而梅毒的实验室检查结果对诊断往往具有决定性意义。

【实验原理】

当人体感染梅毒螺旋体后 4~10 周左右，血清中可产生针对螺旋体表面脂质的非特异性的抗类脂质抗体(反应素)和抗梅毒螺旋体抗原的特异性抗体。目前，我国大部分临床检验室对梅毒的血清学检查多采用快速血浆反应素试验(RPR)或甲苯胺红不加热血清试验(TRUST)，RPR 和 TRUST 都是检测非特异性抗类脂质抗体的梅毒感染筛选试验，因其操作简易，费用低廉，在临床上得到广泛应用。以下介绍 TRUST 的原理，以胆固醇为载体，包被心磷脂形成胶体微粒，将此胶体微粒混悬于甲苯胺红溶液中，加入待测血清后，如果血清中存在待测抗体与之结合，出现肉眼可见的红色凝集块，则判断为阳性。呈粉红色均匀分散沉淀物而不发生凝聚者为阴性反应。

【实验器材】

1. 梅毒 TRUST 检测试剂盒。
2. 吸头、可调移液器等。
3. 反应卡片。

【实验方法】

1. 平衡试剂盒至室温。
2. 将 50μl 待测血清样本、阴性对照、阳性对照分别加至反应卡的样本圈内。
3. 混匀抗原试剂，垂直滴加 1 滴抗原于样本圈中。
4. 旋转摇动卡片 8min，立即肉眼观察结果。

【实验结果】

阴性：呈红色均匀分散状沉淀物。

阳性:呈红色凝集块。

【注意事项】

1. 标本最好为新鲜采集,避免污染。
2. 在规定时间内及时观察结果。
3. 本实验为非特异性梅毒血清学初筛实验,阴性结果不能排除梅毒感染,阳性结果需进一步做梅毒确证实验。

【思考题】

梅毒螺旋体感染的非特异性血清学实验包括哪些?

(渠　巍)

第十二章　肿瘤免疫学检测

肿瘤标志物（tumor marker，TM）是由肿瘤组织自身产生，可反映肿瘤存在和生长的一类生化物质。主要有胚胎抗原、糖类抗原、天然自身抗原、细胞角蛋白、与肿瘤相关的酶、激素以及某些癌基因等。在肿瘤的研究和临床实践中，早期发现、早期诊断、早期治疗是关键。肿瘤标志物在肿瘤普查、诊断、判断预后和转归、疗效评估和高危人群随访观察等方面都具有较大的实用价值。随着单克隆抗体的广泛应用，并与同时出现且方法先进的免疫学检测技术相结合，发展了众多的肿瘤标志物检测项目并不断地应用于临床，已成为临床的一类重要检查指标。本章节重点介绍临床常用的三种不同的肿瘤标志物检测方法，其目的是让同学掌握各类检测技术的基本原理和方法，以达举一反三、触类旁通的目的。

实验一　甲胎蛋白定量测定

【实验目的】

通过本实验掌握 ELISA 定量检测甲胎蛋白（AFP）的基本过程，特别是定量分析中标准曲线的绘制和校正。

【实验原理】

应用双抗体夹心测抗原的原理，即先将特异性单克隆抗体包被在微孔板内，和标本中 AFP 及特异性酶标抗体发生抗原-抗体反应，当加入底物后，据颜色深浅，和标准相比，利用双对数线性回归绘制标准曲线，计算出检测血清中 AFP 的含量。

【实验器材】

1. 酶标仪。
2. 洗板机。
3. 恒温水浴箱。
4. 移液器。
5. AFP 定量检测试剂盒。

【实验方法】

1. 将试剂盒从冰箱取出，平衡至室温。
2. 根据标本数量，将所需微孔条固定于支架，按序编号。
3. 加标准血清　每次实验必须带六个浓度的标准血清，各浓度应设置复孔。
4. 将标准血清，病人标本各 50μl 分别加入相对应孔中。
5. 每孔加酶结合物 50μl，混匀。
6. 置 37℃ 水浴箱浴育 30min。
7. 取出用洗板机充分洗涤 5 次，洗涤完后扣干（每次浸泡 30s）。

8. 每孔加底物一滴，再加显色剂一滴，充分混匀，室温避光置5min。

9. 每孔加终止液一滴，混匀。

10. 用酶标仪双波长450nm/630nm比色，测定记录各孔OD值。

【实验结果】

20ng/ml标准血清的OD值应>0.150，400ng/ml的OD值应>1.000，否则视为实验失败，需重做。比色后，以定量检测程序绘制标准曲线，计算结果。

附：用自动酶标仪绘制标准曲线的基本步骤

1. 设置标准品信息　标准品信息包括标准品的数量，浓度，单位。

2. 设置标准曲线　设置标准曲线包括曲线种类和坐标轴的设置。

3. 设置标准品数量　应设置6个标准品数量，在浓度选项里输入已给定浓度的大小，根据已知浓度的单位选择与之相一致的单位。

4. 设置曲线　酶标仪内备有多种曲线可供选择用于标准品的拟合。

5. 设置坐标轴　在选项里可对坐标轴的 *X* 轴与 *Y* 轴，进行线性或非线性的设置。

【注意事项】

1. 所有标本都应按传染源处理，需高压灭菌消毒后才能出实验室。

2. 不用的微孔条应尽快用自封袋封存，以防止产生冷凝水或被污染而影响结果。

3. 不同品名，不同批号的试剂不能混用。

【应用与评价】

1. 结果解释应结合临床和相关其他检查，本指标仅作为临床参考。

2. AFP来源于卵黄囊、未分化肝细胞和胎儿胃肠道。AFP是一种肿瘤相关抗原，主要由胎肝合成，出生后急剧下降，一年内降至正常水平（20ng/ml）。70%～95%的原发性肝癌患者的AFP升高，越是晚期，AFP含量越高。但尚未发现AFP含量与肿瘤大小、恶性程度等有关系。AFP含量显著升高一般提示原发性肝细胞癌。在转移性肝癌中，AFP一般低于350～400U/ml。

3. AFP中度升高也常见于酒精性肝硬化、急性肝炎以及HBsAg携带者。

4. 不推荐将AFP用于普通人群的癌症筛查项目。

5. 孕妇血清或羊水AFP升高提示胎儿脊柱裂、无脑症或多胎等。

实验二　癌胚抗原测定

【实验目的】

掌握时间分辨免疫荧光分析法定量检测癌胚抗原（CEA）的基本原理和操作过程。

【实验原理】

本实验介绍时间分辨免疫荧光分析法定量检测CEA。采用双抗体夹心一步法。鼠抗人CEA单抗包被于96孔微孔反应板；标准品或样品中的CEA与包被单抗及Eu^{3+}标记单抗于微孔内发生免疫反应，在微孔表面形成夹心免疫复合物（包被单抗-CEA-Eu^{3+}标记单抗），其与游离标记物单抗通过洗涤分离。加入荧光增强液，微孔表面免疫复合物上的Eu^{3+}被荧光增强液解离，并形成稳定的荧光配合物，荧光强度与标准或样品中的CEA浓度呈正比例，通过标准曲线可得出样品中 CEA 浓度。

【实验器材】

1. 时间分辨免疫荧光法诊断试剂盒　试剂盒主要组分应包括：癌胚抗原参考标准品、铕标记物、分析缓冲液、浓缩洗液等，使用前用 40ml 去离子水作 1∶25 倍稀释，荧光增强液，微孔反应板等。

2. 时间分辨荧光分析仪。

3. 微孔板洗涤机。

4. 微孔板振荡器。

【实验方法】

1. 试剂准备

(1) 洗涤液：将 40ml 浓缩洗液和 960ml 去离子水（1∶25 倍稀释）在干净的洗液瓶中混合，作为工作洗涤液备用。

(2) 铕标记：使用前 1 小时内，用实验缓冲液按 1∶50 稀释铕标记。

2. 将实验缓冲液、标准品、待测样品和所需数量的微孔反应条平衡至室温（20~25℃）。

3. 吸取 25μl 的标准品和样品，按顺序加入相应微孔。

4. 在各微孔内加入 200μl 已稀释的铕标记溶液，在室温下慢速振动 120min。

5. 洗板 6 次，将板条在洁净的吸水纸上拍干。

6. 在每个微孔内加入 200μl 的增强液，慢速孵育 5min。

7. 确定微孔反应条已固定在时间分辨荧光测定仪上，开始检测。

【实验结果】

用时间分辨荧光测定仪测量前，应检查程序的参数是否相符。如不符，应修改。

【应用与评价】

CEA 检测的临床意义主要在于：

1. 恶性肿瘤的辅助诊断　不少恶性肿瘤，特别是胃肠道恶性肿瘤、肺癌、乳腺癌患者，其血清 CEA 浓度常见明显升高。

2. 病情预后和判断　肿瘤患者血清 CEA 含量增高程度常与肿瘤转移有一定关系，如：肺癌伴有肝转移时其中约 85%可见 CEA 升高。

3. 疗效评估和预报复发　肿瘤患者经手术切除、抗癌药物治疗或放疗后病情好转时，血清 CEA 浓度一般逐渐降低；当治疗效果不佳时，CEA 浓度不下降或升高。

4. 对肿瘤分期和病变程度的判断　如：血清 CEA 阳性与乳腺癌分期有关，Ⅰ期约 14.8%阳性，Ⅳ期约 73%阳性。

5. 与 AFP 联合检测用于肝癌的辅助诊断　部分继发性肝癌可见血清 AFP 检测呈阴性而 CEA 检测呈阳性的现象。

【注意事项】

1. 实验室环境应尽量干净无尘，否则尘土中的金属离子会影响实验结果。

2. 吸取增强液和铕标记物时，请使用干净的吸头，避免尘土等不必要的污染。加增强液时探头应悬空，避免碰到小孔边缘或其中试剂。

3. 使用医用蒸馏水或去离子水配制洗液。

4. 用干净的一次性容器配制钌标记物，避免钌标记稀释液进入标记物原液中。

实验三　糖类抗原125测定

【实验目的】

掌握电化学发光免疫分析定量检测糖类抗原125（CA125）的基本原理和操作过程。

【实验原理】

本实验介绍电化学发光免疫分析法定量检测CA125。采用双抗体夹心法原理：将标本（待测抗原）、生物素化单克隆抗体和钌（Ru）标记的抗CA125Ⅱ单克隆抗体混合，形成夹心复合物，加入链霉亲和素包被的微粒，让上述形成的复合物通过生物素与链霉亲和素间的反应结合到微粒上。反应混合液吸到测量池中，微粒通过磁铁吸附到电极上，未结合的物质被清洗液洗去，电极加电压后产生化学发光，通过光电倍增管进行测定。

【实验器材】

以Elecsys 2010电化学发光免疫分析仪为例：

1. 试剂　用仪器配套使用的试剂盒应包括：链霉亲和素包被的微粒（透明瓶盖）；R1：生物素化的抗CA125单克隆抗体（灰盖）；R2：$Ru(bpy)_3^{2+}$标记的抗CA125单克隆抗体（黑盖）。

2. Elecsys 2010电化学发光免疫分析仪。

【实验方法】

1. 将血清标本吸入样品杯，避免产生气泡或吸入凝块。
2. 将样品杯依次放入样本盘，将终止码放入末位置。
3. 按Start开始运行。

【应用与评价】

CA125属肿瘤标志物，其测定值由使用单克隆抗体OC125来命名。正常人的卵巢上皮表面不表达CA125，但在上皮来源的非黏液性卵巢肿瘤中CA125表达率很高，并可在血清中检测到。CA125升高除可见于卵巢癌患者外，还可见于子宫内膜癌、乳腺癌、胃肠道癌和其他恶性肿瘤。各种恶性肿瘤引起的腹水也可见CA125升高。

CA125升高也可见于多种妇科良性疾病，如卵巢囊肿、子宫内膜病、宫颈炎及子宫肌瘤等。轻度升高可见于妊娠早期和其他良性疾病，如急、慢性胰腺炎，胃肠道疾病，肾功能衰竭，自身免疫病等。明显升高也可见于肝硬化、肝炎。

本法检测范围0.600～5000U/ml，分析灵敏度< 0.600U/ml。正常参考值：593例健康妇女的95%参考值为35U/ml。

附：肿瘤标志物的联合应用

一种肿瘤可分泌多种肿瘤标志物，而不同的肿瘤或同种肿瘤的不同组织类型可有相同的肿瘤标志物。因此，单独检测一种肿瘤标志物，可能会因为测定方法的敏感性不够而出现假阴性，联合检测多种肿瘤标志物有利于提高检出的阳性率。为此，选择一些特异性较高，可以互补的肿瘤标志物联合测定，对提高肿瘤的检出率是有价值的。常用肿瘤标志物的联合使用见表12-1。

表 12-1　常用肿瘤标志物联合检测的临床应用

肿瘤	首选标志物	补充标志物
肺癌	NSE、CYFRA21-1	CEA、TPA、SCC、ACTH、降钙素
肝癌	AFP	AFU、γGT、CEA、ALP
乳腺癌	CA15-3、CA549	CEA、HCG、降钙素、铁蛋白
胃癌	CA72-4	CEA、CA19-9、CA50
前列腺癌	PSA	f-PSA、c-PSA、PAP
结肠直肠癌	CEA	CA19-9、CA50
胰腺癌	CA19-9	CA50、CEA、CA125
卵巢癌	CA125	CEA、HCG、CA72-4
睾丸肿瘤	AFP、HCG	
宫颈癌	SCC	CEA、CA125、TPA
膀胱癌	无	TPA、CEA
骨髓瘤	β2-M、本周蛋白	

【思考题】

1. AFP、CEA 和 CA125 测定的临床意义有哪些？
2. 试述时间分辨免疫荧光分析双抗体夹心一步法测 ACE 的原理。
3. 试述电化学发光免疫分析双抗体夹心原理。

（张学宁）

第十三章　移植免疫相关检测

移植免疫相关检测包括移植前供受者之间的 HLA 相容性检测、受者免疫功能测定以及术后移植排斥反应监测等。本章节以 HLA 的分型实验为主,重点介绍临床常用的血清学(微量淋巴细胞毒试验)及细胞学(双向混合淋巴细胞培养)分型技术,并附加 PCR/SSP 技术(顺序特异引物聚合酶链反应技术),供参考、选择。

实验一　微量淋巴细胞毒试验

针对人类白细胞抗原(HLA)的抗体具有细胞毒性,能引起异体移植排斥反应。为提高器官移植的存活率,在施行同种异体器官移植手术前,对供受者进行 HLA 位点检测(组织配型)至关重要。作为抗 HLA 抗体的筛选,在器官移植时选择合适的供体。

【实验目的】

作为综合性技能性实验,了解组织配型的基本方法,掌握单个核细胞(PBMC)的分离提取、计数以及形态学观察。

【实验原理】

人类白细胞抗原 HLA-A、B、C、DR、DQ 抗原型别鉴定均借助补体依赖的细胞毒试验(CDC)。在预先加入各种已知抗 HLA 的特异性标准分型血清板中加入待检外周血淋巴细胞,则抗 HLA 抗体与细胞表面相应抗原结合。在补体的充分作用下,细胞膜通透性增加,细胞死亡。加入染料后,死细胞着染为阳性细胞,在倒置相差显微镜下观察。根据淋巴细胞着色程度判定其表面是否具有已知抗血清所针对的抗原。

【实验器材】

1. HLA ABC/DR 72 孔分型板。
2. 淋巴细胞悬液、兔补体、矿物油(医用液状石蜡)。
3. 5%伊红水溶液、12%甲醛溶液。
4. 倒置相差显微镜、微量连续加样器。

【实验方法】

1. 将冻存的含已知 HLA 抗体的分型板解冻,平衡至室温。
2. 按常规法分离淋巴细胞,调整细胞浓度至$(2.5\sim3)\times10^6$个/ml。
3. 微量反应板的每个孔中加入 5μl 无细胞毒性的液状石蜡,以避免反应物蒸发。
4. 每孔加 2×10^6个/ml 待测淋巴细胞悬液、阳性对照血清、阴性对照血清各 1μl(均设 3 个复孔)于液状石蜡下,室温放置 30min。
5. 每孔加兔补体 5μl 于液状石蜡下,室温 60min。
6. 每孔加 5%伊红水溶液 5μl 于液状石蜡下,染色 3~5min。
7. 每孔加 12%中性甲醛溶液 5μl 于液状石蜡下固定细胞。

8. 静置 1h，待细胞全部沉至孔底，轻轻盖上玻片，用倒置相差显微镜观察结果。

【实验结果】

阴性细胞发亮、带有折光性（活细胞），阳性细胞灰暗、没有折光性（死细胞）。通过计算死细胞的百分率判断结果。微量细胞毒试验的记分标准及结果判定见表 13-1。

表 13-1　微量细胞毒试验的记分标准

死亡细胞	记分	意义
0～10%	1 分	阴性
11%～20%	2 分	可疑阴性
21%～40%	4 分	可疑阳性
41%～80%	6 分	阳性
>80%	8 分	强阳性

【注意事项】

1. 淋巴细胞的活率和纯度要高，微量反应板本身对细胞无毒性。
2. 冻融后的补体不能再用。
3. 加血清时，应使血清沉到孔底，不要漂在液状石蜡上或贴在孔壁上，严格控制反应时间和温度。
4. 染液需经离心或过滤，甲醛 pH 应调至中性，以免影响结果判断。

【应用与评价】

补体依赖的微量细胞毒试验除可确定淋巴细胞的型别外，尚可用于移植受体血清中 HLA 抗体的筛选和鉴定，以及器官移植前供受者间的交叉配合试验。但由于 HLA-A、B、DR、DQ 的标准血清来源较困难，因此，此试验应用受一定限制。

附：HLA 分型血清板类型简介

HLA 具有高多态性，抗原特异性较多，另外 HLA 抗原频率因地区、民族的不同而有所差异，一个血清板上不可能备有全部应加的分型抗体，又因抗体有不同性状、来源，故有不同类型的 HLA 血清分型板，可按需要进行选择。

1. 按抗体来源　HLA 血清分型板有 HLA 同种血清分型板和 HLA 单克隆抗体分型板。
2. 按抗体性状　HLA 血清分型板有 HLA 冷冻分型板和 HLA 干燥分型板。
3. 按检测抗原类别　HLA 血清分型板有 HLA-Ⅰ类和 HLA-Ⅱ类抗原分型板。
4. 按检测人群地区　HLA 血清分型板有 HLA 国际分型板和 HLA 亚洲分型板。

实验二　双向混合淋巴细胞培养

混合淋巴细胞培养（mixed lymphocyte culture，MLC）方法鉴定的部分 HLA 称为 LD 抗原（lymphocyte defined antigen），包括 HLA-D、-DP。两个体的淋巴细胞在一起混合培养，如果 LD 抗原不同时，会相互刺激使得对方淋巴细胞发生转化。两个体的淋巴细胞相互刺激或应答对方为双向混合淋巴细胞培养，将其中一个体的淋巴细胞用丝裂霉素 C 失活则为单向 MLC。

【实验目的】

1. 掌握细胞分离、培养的基本技术。
2. 了解反应两个体细胞间 LD 抗原的差别。

【实验原理】

以供者和受者的淋巴细胞进行混合培养，做双向 MLC 交叉配合试验，各自的淋巴细胞既是刺激细胞，又作为反应细胞，用形态学方法进行检测，亦可用^{3}H-TdR 掺入法检测，通过计算来判断淋巴细胞的转化率。

【实验器材】

1. 含 10%人 AB 型血清的 RPMI 1640 培养液。
2. 植物血凝素、瑞氏染液等。
3. 培养瓶、小试管、吸管、CO_2培养箱、载玻片、显微镜。

【实验方法】

1. 无菌操作分离供者和受者的淋巴细胞，供者和受者的淋巴细胞悬液用含 10%AB 型血清的 RPMI 1640 培养液配成 $2×10^6$个/ml 的细胞浓度（参见教材第一篇第四章）。
2. 各取 0. 3ml 细胞悬液分别混合于加有 5ml 培养液的培养管中。同时做受者淋巴细胞培养的自身对照。
3. 置 37℃、5%CO_2培养箱中培养 6 天。1～2 次/天摇动培养瓶，使其充分接触。
4. 收取培养细胞，轻轻弃去各管上清液，沉淀部分移入离心管中，1500r/min 离心 10min，弃上清。
5. 用无血清的培养液重复洗 2 次，吸取白细胞沉淀物滴片，吹干，染色，晾干后镜检，计数 300～500 个淋巴细胞，计算其转化率。

【实验结果】

结果以淋巴细胞转化率表示，淋巴细胞转化的判定标准和转化率的计算（参照淋巴细胞转化试验）。对照组培养的转化率多<50%。MLC 的转化率高表示两者细胞的 LD 抗原不相同。

转化细胞形态比较大，有清晰的核仁，核质细致疏松，胞质偏蓝色，边缘清楚。有的转化细胞核呈分裂状。未转化细胞较小，有稠密的核，细胞质量少。要注意增殖淋巴细胞和大淋巴细胞、中性粒细胞、单核细胞形态上的区别，详见表 13-2。

表 13-2 各类白细胞形态区别

项目	小淋巴	大淋巴	粒细胞(中、酸、碱)	单核细胞	增殖期淋巴细胞
体形	小，圆	大，圆	中，圆或卵形，规则	大，巨大	很大
核仁	无	无	无	无	有，清晰
核染色	深，密	深，密			疏松，细致
胞质染色	淡，偏灰	淡，偏灰			深，偏蓝，边缘清楚，有时有伪足
空泡	有或无	有或无	圆，分叶		有或无
核形状	圆，染红色	圆，紫红		不规则，圆	哑铃型，荷花折叠状，杆型，丝状，双核等
胞质	甚少	丰富			有

采用下列公式计算转化率：

$$转化率=转化细胞数/计数细胞总数×100\%$$

【注意事项】

1. 试验从淋巴细胞的分离到培养结束，整个过程要求严格无菌操作。所有器材和试剂都必须经高压灭菌或过滤除菌。

2. 加细胞悬液时，力求细胞混匀，加量准确，以免影响复孔间的重复性。

3. 细胞培养需要一个稳定的 pH 环境，最好放在 5%CO_2培养箱中培养。

4. 在操作过程中，注意不要把一种细胞悬液带进另一细胞悬液或培养液，致使对照孔转化率升高。

【应用与评价】

该试验属于器官移植有关的免疫检测。转化率越高，表明供受者间抗原差距越大，移植成活率越低。临床选择转化率<10%的个体为供者时，适于移植。

试验采用形态学方法结果有一定的主观性，有条件者宜用^{3}H-TdR 掺入法。本试验为双向 MLC，只能反应两个体细胞间 LD 抗原的差别，不能做 LD 抗原的分型。

实验三　群体反应性抗体测定

群反应性抗体(panel reactive antibody，PRA)是一组抗人类白细胞抗原的抗体，主要是由于妊娠、器官移植、异体输血、感染等引起，在临床除引起器官移植急性排斥反应，导致移植物失功外，常可以引起非溶血性输血反应。

【实验目的】

检测受者群体反应性抗体(PRA)水平，以判断器官移植时受体血清致敏程度。

【实验原理】

ELISA 法检测群体反应性抗体。用已知纯化的 HLA 混合抗原包被在微孔板上，与加入的待检血清温育，如待检血清中含有与抗原特异性结合的抗体，可与加入的碱性磷酸酶标记的抗人 IgG 结合。在酶底物的作用下显色，通过颜色的变化判断 PRA 的水平和抗体的特异性。也可通过读板纸或相应软件判定 HLA 抗体特异性和 PRA 的阳性率。

【实验器材】

1. 混合抗原板。

2. 质控血清冻干粉(用无菌水溶解，再用抗体稀释液稀释)。

3. 抗体稀释液、无菌去离子水、洗涤缓冲液。

4. 碱性磷酸酶标记的抗人 IgG、底物、反应终止液。

5. 试管、移液器、振荡器、洗版机、酶标仪等。

【实验方法】

1. 取出冷藏的混合抗原板，室温平衡 30min 后，每孔各加入 10μl 的抗体稀释液。

2. 相应的孔中加入 10μl 抗体稀释液稀释的质控血清。

3. 待测血清用抗体稀释液按 1∶3 稀释后，取 10μl 加入检测孔中，室温温育 60min。

4. 用洗板机充分洗涤 5 次，洗涤完后扣干(每次浸泡 30s)。

5. 每孔各加入碱性磷酸酶标记的抗人 IgG 10μl，室温温育 40min。

6. 弃去各孔内的液体，拍干，用洗液洗板 2 次。

7. 每孔分别加入 10μl 底物液，37℃避光反应 10~15min。

8. 每孔加入 5μl 终止液，判读结果。

【实验结果】

1. 显蓝色的孔为阳性，无色为阴性。采用全自动微孔读板系统，630nm 处读板。

2. 待检者体内PRA(%)水平判断 PRA值=阳性孔数目/样品孔数目×100。如:抗原反应后有30个人的细胞溶解,其PRA为:30/60×100=50%。正常值低于10%。

【注意事项】

1. 需要稀释的液体,按要求要在加样前稀释。
2. 洗板时注意孔与孔之间不要污染。

【应用与评价】

PRA指用40~60人含已知HLA的T细胞或T、B混合细胞,检测待移植受者血清所得到的抗体阳性百分数。移植前后检测受体血清中PRA水平,了解受者致敏程度,能及时帮助临床医生有效的选择器官和决定移植时机,对于降低术后超急性排斥和急性排斥的发生,提高器官移植的存活率具有重要意义。高PRA血清可针对多个HLA抗原发生反应,受体对所接受的移植器官或组织威胁大。是判断移植受者免疫状态的常用指标。

该法不需要补体、操作简便、快速、结果易于观察判断,每板可同时检测多人份,并可以区分HLA-Ⅰ和HLA-Ⅱ抗体,特异性高。结果分析应考虑在不同HLA上可能出现的共同表位或称公共抗原(public antigens)与受体血清发生的交叉反应。

实验四 HLA基因分型

【实验目的】

了解顺序特异引物聚合酶链反应技术的基本原理和步骤。将待测样本同时作HLA-DRB基因类扩增和HLA-DR2组扩增PCR反应,以鉴定HLA-DR2型别。

【实验原理】

顺序特异引物聚合酶链反应技术(polymerase chain reaction with sequence-specific primers,PCR/SSP)通过核苷酸碱基序列的多态性和已知的DNA序列,设计各种具有型特异性、组特异性或等位基因特异性的引物,直接扩增特定HLA基因型别片段,通过普通凝胶电泳观察特异性PCR产物的格局来判断待测样品的HLA型别。其特异性可精确到分辨出一个碱基的差异,是目前临床器官移植配型的常用方法之一。

【实验器材】

1. PCR扩增仪、紫外透射仪、微量塑料离心管、可调微量加样器、塑料吸头、液状石蜡、琼脂糖、电泳仪等。

2. Taq DNA聚合酶、10×PCR buffer(500mmol/L KCl,100mmol/L Tris-HCl,15mmol/L $MgCl_2$,0.1%明胶)、dNTPs溶液(各1.25mmol/L)、引物(各5μmol/L)、溴化乙啶、液状石蜡、DNA Marker、HLA-DR2阳性标准DNA、HLA-DR2阴性标准DNA、加样缓冲液。

【实验方法】

1. HLA-DRB基因类扩增和HLA-DR2基因组扩增 PCR反应体系为20μl,在0.2ml离心管中进行。在加入各种组分后离心,最后加入2滴灭菌液状石蜡覆盖,根据所需条件设置程序开始扩增。

2. PCR各组分浓度

(1) HLA-DRB基因类扩增

1×PCR buffer	2μl
2mmol/L dNTP	2μl
引物 HLA-DRB AMP-A(5 pmol)	1μl
引物 HLA-DRB AMP-B(5 pmol)	1μl
1 U/μl Taq DNA 聚合酶	1μl
基因组 DNA	4μl
灭菌 ddH_2O	9μl

(2) HLA-DR2组特异性扩增(包括阳性对照样本、阴性对照样本和待测样本)

1×PCR buffer	2μl
2mmol/L dNTP	2μl
引物 HLA-DRB AMP-2(5 pmol)	1μl
引物 HLA-DRB AMP-B(5 pmol)	1μl
1U/μl Taq DNA 聚合酶	1μl
基因组 DNA	4μl
灭菌 ddH_2O	9μl

(3) HLA-DRB基因类扩增空白对照

1×PCR buffer	2μl
2mmol/L dNTP	2μl
引物 HLA-DRB AMP-A(5 pmol)	1μl
引物 HLA-DRB AMP-B(5 pmol)	1μl
1U/μl Taq DNA 聚合酶	1μl
灭菌 ddH_2O	13μl

反应参数见下：

预变性95℃ 1min ⟶ 95℃ 15s,61℃ 60s,72℃ 60s ⟶ 72℃ 5min ⟶ 4℃保存。

35个循环

3. 扩增产物的检测　制备2%琼脂糖凝胶。称取2g琼脂糖,加100ml电泳缓冲液(0.5×TBE),煮沸溶解,加溴化乙啶5μl(100μg/ml)。胶冷却后按常法制板,取PCR扩增产物5μl与2μl加样缓冲液混匀,点于胶孔中,5V/cm电压,电泳10min,紫外灯下观察结果。

【实验结果】

1. HLA-DRB基因类扩增所有HLA-DRB基因第二外显子2~93密码区域,长274bp;HLA-DR2组扩增仅特异性扩增HLA-DR2基因第二外显子7~93密码子区域,长261bp。

2. HLA-DR2阳性标本在HLA-DRB类扩增和HLA-DR2组扩增中均有明显的特异性PCR扩增产物条带。HLA-DR2阴性标本仅在HLA-DRB基因类扩增有明亮的特异性PCR扩增产物条带。

3. HLA-DRB基因类扩增阴性对照　无任何PCR产物。

【应用与评价】

PCR/SSP 法设计出一整套等位基因组特异性引物(sequence specific primer,SSP),借助PCR 技术获得 HLA 型别特异的扩增产物,可通过电泳直接分析带型决定 HLA 型别,从而大大简化了实验步骤。优点是简单易行, 分辨率可从低到高, 成本低。缺点是不易自动化,不能检测新的等位基因,试剂盒需不断升级。此方法适宜零散和纯度低样本,重复实验时要重提 DNA 和必须使用紫外凝胶成像仪保留原始资料,增加实验成本(三种效果比较)。PCR-SSP 和 PCR-SSO 均需大量试剂(引物),且不能识别非经典的 HLA 基因和假基因(绿)。针对 HLA 外显子和内含子序列精心设计引物可避免这些问题。HLA 基因分型可用于进行人类学的研究、器官移植配型、与疾病的关联性及亲子鉴定等。

【思考题】

1. 简述微量淋巴细胞毒试验的原理。
2. 为什么标准分型血清要取自多份已知抗血清?
3. 简述 PRA 试验的原理。
4. 为什么移植前后要检测 PRA?

(张学宁)

第十四章　临床免疫学检验质量控制

实验一　移液器的校准

【实验目的】

1. 掌握微量移液器的正确使用方法。
2. 掌握微量移液器的正确维护方法。
3. 掌握水称重法校准微量移液器的步骤。

【实验原理】

微量移液器是根据“虎克定理”设计的，即在一定弹性限度内，弹簧伸展的长度与弹力成正比，微量移液器的吸液体积与加样器内弹簧伸展的长度成正比。

【实验器材】

微量移液器一套，容量范围包括 0.5～1000μl 之间，最大移液量分别为 10μl、50μl、100μl、200μl、500μl、1000μl 的多支移液器，配套吸头、电子天平、小烧瓶、蒸馏水。

【实验方法】

1. 微量移液器的使用方法

（1）根据移液量选择合适的移液器，移液量应在移液器的容量范围之内。

（2）旋转按钮，设定容量值。旋转速度应均匀缓慢，不可超出最大和最小容量范围。

（3）选择合适的吸头安放在移液器套筒上，稍加旋转使吸头与套筒间无间隙。应选择环口密封良好、壁薄和嘴口尖细无毛刺、表面光洁平滑的吸头。在 PCR 试验中，要避免样品与样品、样品与加样器或样品与操作人员之间的污染，应选择带滤芯吸头。

（4）移液时，将移液器按钮压至第一档，垂直握持移液器，吸头进入液面的深度视移液器型号或吸取的液体量而不同，一般为 1 至数毫米。

（5）吸液时要缓慢、平稳地松开控制按钮，避免液体进入吸头较快导致液体进入移液器内部，或使吸入液体量减少。等待大约 1s，然后将吸头提离液面，靠在容器内壁，使吸头外部附着的液滴流下，或用无菌滤纸抹去吸头外部附着的液滴。

（6）放液时将吸头贴容器壁并保持 10°～40°角倾斜，先按到第一挡，稍微停顿 1s，待剩余液体积聚后，再按到第二挡将剩余液体全部打出。

（7）按吸头弹射器除去吸头。

2. 微量移液器的维护方法　为了保证移液器的准确性，延长移液器的使用寿命，应对移液器进行日常维护和清洁。

（1）一般性维护：移液器不用时，应以直立方式保存于移液器架上，避免移液器平放时鼻尖部或活塞被折弯。应始终保存移液器的清洁，因移液器鼻尖部的灰尘和污垢会影响吸头的密闭性，从而影响移液器吸入和排出的液体量。应经常检查移液器的鼻尖部，确保其没有堵塞、折弯或外部污垢。移液器不准可能是因为泄露所致，可以通过更换O形圈或密封件即可解决加样不准问题，因此，应经常检查移液器是否发生漏气问题。

(2) 漏气检查方法：移液器设置在最大移液量，装好吸头，吸入液体，手持移液器在垂直位置保存12s，如果没有液滴泄漏，表明密封性好，不需更换O形圈或密封件，如果有液滴泄漏，表明密封性差，需更换O形圈或密封件。

(3) 移液器清洁：加样器的清洁应参考相应加样器生产厂家的说明书上的建议或指导，需要有系统地进行，先从外部开始清洁，然后从外至内。通常可遵循以下步骤进行：

1) 先使用肥皂液或异丙醇清洗加样器外部。

2) 再在弹出吸头的情况下，露出加样器鼻尖部。检查确认吸头弹出器中不再含有碎片或残留物。彻底清洁鼻尖部外部。

3) 取下鼻尖部，通常鼻尖部是通过螺口旋紧固定在加样器手柄上的。这时会看到活塞、密封圈和O型圈。清洁鼻尖部的孔口，保证不存在残留物。

4) 检查活塞、O形圈和密封圈的情况。活塞上应没有任何残留物。使用70%乙醇清洁陶瓷或不锈钢活塞。O形圈应与密封圈匹配，并可以灵活的在活塞上移动。

5) 清洁后，再依次安放好密封圈和O形圈，旋紧加样器鼻尖部，恢复加样器完整状态，检测无泄漏后备用。

3. 移液器的校准　微量移液器应定期(每年至少1次)校准，发现异常情况应随时进行校准。标定方法包括有色溶液光谱分析法、称量校准法、同位素计数法以及使用配套校准盒等。校准多道移液器时，必须保证每一个加样头都能够连续、准确地加样。移液器的精密度应在厂家说明书规定的范围内。

(1) 校准环境和用具要求

室温：20~25℃，测定中波动范围不大于0.5℃。

电子天平：放置于无尘和震动影响的台面上，房间尽可能有空调。称量时，为保证天平内的湿度(相对湿度60%~90%)，天平内应放置一装有10ml蒸馏水的小烧杯。

小烧杯：5~10ml体积。

测定液体：温度为20~25℃的去气双蒸水。

(2) 选定校准体积：拟校准体积；加样器标定体积的中间体积；最小可调体积(不小于拟校准体积的10%)。

(3)校准步骤

1) 将加样器调至拟校准体积，选择合适的吸头；如为固定体积加样器，则只有一种校准。

2) 调节好天平。

3) 来回吸吹蒸馏水3次，以使吸头湿润，用纱布拭干吸头。

4) 垂直握住加样器，将吸头浸入液面2~3mm处，缓慢(1~3s)一致地吸取蒸馏水。

5) 将吸头离开液面，靠在管壁，去掉吸头外部的液体。

6) 将加样器以30°角放入称量烧杯中，缓慢一致地将加样器压至第一挡，等待压至第二挡，使吸头里的液体完全排出。

7) 记录称量值。

8) 擦干吸头外面。

9) 按上述步骤称量10次。

10）取10次测定值的均值作为最后加样器吸取的蒸馏水质量，按表14-1所列蒸馏水质量与体积换算因子计算体积，将结果填入记录表中。然后，按校准结果调节加样器。

表14-1　蒸馏水质量与体积在不同温度和气压下的换算因子 hPa(mbar)

温度(℃)	800	853	907	960	1013	1067
15	1.0018	1.0018	1.0019	1.0019	1.0020	1.0020
15.5	1.0018	1.0018	1.0019	1.0019	1.0020	1.0020
16	1.0019	1.0020	1.0020	1.0021	1.0021	1.0022
16.5	1.0020	1.0020	1.0021	1.0022	1.0022	1.0023
17	1.0021	1.0021	1.0022	1.0022	1.0023	1.0023
17.5	1.0022	1.0022	1.0023	1.0023	1.0024	1.0024
18	1.0023	1.0023	1.0024	1.0024	1.0025	1.0025
18.5	1.0023	1.0024	1.0025	1.0025	1.0026	1.0026
19	1.0024	1.0025	1.0025	1.0026	1.0027	1.0027
19.5	1.0025	1.0026	1.0026	1.0027	1.0028	1.0028
20	1.0026	1.0027	1.0027	1.0028	1.0028	1.0029
20.5	1.0027	1.0028	1.0028	1.0028	1.0030	1.0030
21	1.0028	1.0029	1.0030	1.0030	1.0031	1.0031
21.5	1.0030	1.0030	1.0031	1.0031	1.0032	1.0032
22	1.0031	1.0031	1.0032	1.0032	1.0033	1.0033
22.5	1.0032	1.0032	1.0033	1.0033	1.0034	1.0035
23	1.0033	1.0033	1.0034	1.0035	1.0035	1.0036
23.5	1.0034	1.0035	1.0035	1.0036	1.0036	1.0037
24	1.0035	1.0036	1.0036	1.0037	1.0038	1.0038
24.5	1.0037	1.0037	1.0038	1.0038	1.0039	1.0039
25	1.0038	1.0038	1.0039	1.0039	1.0040	1.0041
25.5	1.0039	1.0040	1.0040	1.0041	1.0041	1.0042
26	1.0040	1.0041	1.0042	1.0042	1.0043	1.0043
26.5	1.0042	1.0042	1.0043	1.0043	1.0044	1.0045
27	1.0043	1.0044	1.0044	1.0045	1.0045	1.0046
27.5	1.0044	1.0045	1.0046	1.0046	1.0047	1.0047
28	1.0046	1.0046	1.0047	1.0048	1.0048	1.0049
28.5	1.0047	1.0048	1.0048	1.0049	1.0050	1.0050
29	1.0049	1.0049	1.0050	1.0050	1.0051	1.0052
29.5	1.0050	1.0051	1.0051	1.0052	1.0052	1.0053
30	1.0052	1.0052	1.0053	1.0053	1.0054	1.0055

（4）移液器合格的判定：除了通过移液器平均体积、标准差、变异系数、不准确度和不精密度的计算来进行移液器判定外，可以通过表14-2对不同规格的移液器是否合格进行判定，标准为10次校准称量均在要求的质量范围内为合格，贴上合格标签，注明校准日期，不合格移液器要请生产厂家进行校准，填写和保存校准记录。

表 14-2 称重法移液器校准判定范围

移液器规格	蒸馏水量	要求质量范围
0.5~5μl	2μl	1.75~2.25mg
1~10μl	10μl	9.8~10.2mg
40~200μl	70μl	69.4~70.6mg
200~1000μl	300μl	298.0~302.0mg

(5) 移液器的调节:通过计算移液器平均体积、标准差、变异系数、不准确度和不精密度,所得结果与厂商在技术规格中的说明进行比较,或用表 14-2 内数据进行判断。如果移液器所得的数据在标出的校准范围内,或在表 14-2 范围内,表明了其通过了校准测试。否则,必须对移液器进行调节。调节的方法有两种,根据移液器的品牌和类型来决定,参照移液器说明书进行,一种是调节移液器活塞冲程的长度来实现,因为活塞冲程的长度决定移液器的吸液量。另一种是调节移液器的显示体积,使其与实际移液量一致。对移液器调节后,则需重新启动上述校准步骤进行验证。

【实验计算】

按以下公式计算移液器平均体积、标准差、变异系数、不准确度和不精密度。将结果填入表 14-3。

平均体积($\bar{X}$):所有质量之和除以称量次数。

调整体积:按表中 Z 因子对体积进行调整。

$$V = \bar{X} \times Z$$

不准确度(A)计算:

$$A = (V - SV)/SV$$

其中:V 为调整后体积,SV 为移液器设定体积。

标准差(SD)计算:每次实际称量重量与 SV 差值的平方和除以(称量次数-1)的开方值。

不精密度的计算:通过变异系数(CV)计算。

$$CV = SD/V \times 100\%$$

【实验结果】

校准结果见表 14-3。

表 14-3 移液器校准结果记录表

室温(℃):________ 蒸馏水温度(℃):________ 当地大气压(Pa):________

校准体积(单位:μl):											
	1	2	3	4	5	6	7	8	9	10	均值
水称量值(mg)											
换算体积(μl)											
不准确度(A)			标准差(SD)					不精密度(CV)			
校准体积(单位:μl):											
	1	2	3	4	5	6	7	8	9	10	均值
水称量值(mg)											
换算体积(μl)											
不准确度(A)			标准差(SD)					不精密度(CV)			
校准体积(单位:μl):											
	1	2	3	4	5	6	7	8	9	10	均值
水称量值(mg)											
换算体积(μl)											
不准确度(A)			标准差(SD)					不精密度(CV)			

【注意事项】

1. 移液器每日用完后，应旋转到最大刻度，让弹簧恢复原形，以保持其弹性。

2. 微量移液器在移取易挥发或较稠的液体时，可在吸液前先用液体预湿吸头内部，即反复吸打液体几次使吸头预湿，吸液或排出液体时最好多停留几秒。或采用反向吸液法，即吸液时按到第二挡，慢慢松开控制按钮，打液时按到第一挡，部分液体残留在吸头内。

3. 当安上一个新吸头（或改变吸取的容量）时应预洗吸头，即先吸入一次液体并将之排回原容器内。

4. 为防止液体进入移液器套筒内，压放按钮要保持缓慢、平稳，移液器不得倒转，吸头中有液体时不可将移液器平放，尽可能使用带滤芯的吸头。

5. 切勿用油脂等润滑活塞或密封圈。

6. 使用了酸或有腐蚀性的溶液后，最好拆下套筒，用蒸馏水清洗活塞及密封圈。

实验二　酶标仪性能评价

【实验目的】

1. 了解酶标仪的原理和结构。

2. 掌握酶标仪的性能评价指标和测试方法。

【实验原理】

酶标仪是酶联免疫吸附试验（ELISA）的最常用的检测仪器，是固相酶免疫测定的技术之一。在检测过程中，将待测抗原或抗体先固定于固相载体（多用聚苯乙烯微孔板）表面，再用酶标记的抗体或抗原与已固定的相应抗原或抗体发生特异性反应，加入酶底物及色原后显色，用酶标仪测定反应液的吸光度值（A），所测 A 值与待测抗原或抗体呈相关关系。酶标仪即是一台变相比色计，按光电比色或分光光度比色来检测抗原或抗体的含量。它与普通光电比色计的不同之处在于：比色用的容器不是比色皿，而是用的塑料微孔板；酶标仪以垂直光束通过微孔板中的待测液，而不是水平通过待测液。

酶标仪基本工作原理为：光源灯发出的光波经过滤光片或单色器变成一束单色光，进入塑料微孔极中的待测标本，该单色光一部分被标本吸收，另一部分则透过标本照射到光电检测器上，光电检测器将这一待测标本不同而强弱不同的光信号转换成相应的电信号，电信号经前置放大、对数放大、模数转换等信号处理后送入微处理器进行数据处理和计算，最后由显示器和打印机显示结果。

酶标仪的性能合格与否直接影响检验结果的准确性，因此各实验室的酶标仪应定期进行一些性能指标的测试，以确保仪器保持良好的状态。酶标仪性能评价指标包括滤光片波长精度检查及其峰值测定、灵敏度和准确度的监测、通道差与孔间差检测、零点漂移、精密度评价、线性测定、双波长评价等。性能优良的酶标仪的读数一般可精确到 0.001，准确性为±1%，重复性达 99.5%。酶标仪的可测范围视各酶标仪的性能而不同，普通的酶标仪在 0.000～2.000，新型号的酶标仪上限拓宽达 2.900，甚至更高。超出可测上限的 A 值常以“*”或“over”或其他符号表示。应注意可测范围与线性范围的不同，线性范围常小于可测范围，比如某一酶标仪的可测范围为 0.000～2.900，而其线性范围仅 0.000～2.000，这在定量 ELISA 中制作标准曲线时应予注意。

【实验器材】

酶标仪一台,高精度紫外可见分光光度计一台,96 孔酶标板若干,6μg/ml 重铬酸钾溶液,0. 05mol/L 硫酸溶液,1mmol/L 对硝基苯酚水溶液,10mmol/L NaOH 溶液,甲基橙溶液,蒸馏水。

【实验方法】

1. 灵敏度和准确度的评价 仪器的灵敏度和准确度主要受两个因素影响:一是滤光片波长的精度,二是检测器的质量。通常情况下,滤光片原因导致仪器的灵敏度和准确度下降比较容易检查;而检测器质量差异则不易被发现,由于 6μg/ml 重铬酸钾溶液和 1mmol/L 对硝基苯酚水溶液在 450nm 波长处有一较为恒定的测定值,可采用上述两种标准物质溶液对仪器检测器的质量进行定期监测,从而保证了仪器检测结果的可靠性。

(1) 灵敏度:精确配制 6μg/ml 重铬酸钾(干燥)溶液(0. 05mol/L 硫酸溶解),加入 200μl 重铬酸钾溶液于小孔杯中,以 0. 05 mol/L 硫酸溶液作空白,于 450nm(参比波长 650nm)测定,其吸光度应≥ 0. 01*A*。重复检测 3 次,观察每次吸光度的准确性和精密度。

(2) 准确度:准确配制 1mmol/L 对硝基苯酚(提纯品)水溶液,然后以 10mmol/L 氢氧化钠溶液 25 倍稀释之,加入 200μl 稀释液于小孔杯中,以 10mmol/L NaOH 溶液作空白,于 405nm(参比波长 650nm)检测,其吸光度应在 0. 4*A*(0. 395 ~ 0. 408*A*)左右。重复检测 3 次,观察每次吸光度的准确性和精密度。

2. 滤光片波长精度检查 酶标仪的滤光片质量好坏,直接影响仪器的灵敏度高低,而滤光片的质量又是以其波长精度及其峰值指标来衡量的,因此滤光片波长精度及峰值是衡量酶标仪的重要参数之一,这在厂家的仪器说明书中虽未曾提及,但在仪器的实际使用过程中,对滤光片波长精度和峰值进行检查是重要的也是必要的,通过检查可以发现滤光片的波长标定值与实测值的符合程度,可以发现滤光片的质量是否符合要求。

将不同波长的滤光片从酶标仪上卸下,用紫外-可见分光光度计(波长精度±0. 3nm)于可见光区对每个滤光片进行扫描,其检测值与标定值之差为滤光片波长精度,其差值越接近于零且峰值越大表示滤光片的质量越好,波长精度越高。一般酶标仪无 585nm 滤光片,可选用 550nm 或 630nm 滤光片。450nm 滤光片的检定选用普鲁兰溶液(校正波长为 630nm)。

3. 通道差与孔间差检测 目前大多数厂家的中、高档酶标仪采用了 8 通道的检测器(部分中、低档酶标仪仍采用单通道),每个通道的检测能力是不尽相同的,它是仪器内部的固有误差,所以通道差是衡量酶标仪性能良好与否的重要指标之一。其衡量指标用极差表示,极差值越接近于零,通道差越小,说明同一样品于不同通道检测结果的一致性越好。如果是单通道酶标仪则不需要进行这项检测。

由于不同厂家、不同批号酶标板之间的质量差异,导致孔与孔之间的检测结果也不完全一致,因此存在孔间差。这是仪器外部的固有误差,只有准确测知孔间差,并对结果做出相应的校正,才能使检验结果更符合实际情况、更准确可靠。

通道差检测:是取一只酶标板小孔杯(杯底须光滑,透明,无污染),以酶标板架作载体,将其(内含吸光度调至 0. 500*A* 左右 200μl 甲基橙溶液)置于 8 个通道的相应位置,蒸馏水调零,采用双波长(测定波长 490nm,参比波长 630nm 或 650nm,以下均相同)连续测 3 次,取均值,观察其不同通道的检测器测量结果的一致性,用极差值来表示。

孔间差的检测:选择同一厂家,同一批号酶标板条(8 条共 96 孔)分别加入 200μl 甲基橙溶液(吸光度调至 0. 100*A* 左右)先后置于同一通道,蒸馏水调零,采用双波长检测,计算均值和标准差,其误差大小用±1.96s 衡量,即表示酶标仪每孔测量值有 95%的概率在均值±1.96s 的范围内为合格。

4. 零点飘移(稳定性观察)　零点飘移是评价仪器在一定时间内零点吸光度的变化趋势,与波长无关,它间接地反映了仪器内部检测系统在单位时间内处于工作状态下的稳定性及仪器的机械性能情况(连续进板、检测、退出),故它是评估仪器内部电路系统、光学系统(检测器)及机械系统良好与否的指标。

取 8 只小孔杯分别置于 8 个通道的相应位置,均加入 200μl 蒸馏水并调零,于 490nm 单波长或双波长每隔 30min 测一次,观察各个通道 4 h 内吸光度的变化。

5. 精密度评价　美国临床和实验室标准化协会(CLSI)发布的《临床化学仪器精密度性能的用户评价》方案在生化分析仪、血细胞计数仪、酶标仪等仪器和试剂的评价中得到了广泛的应用,使评价仪器的方法得到了统一。各指标的意义为:批内精密度系由 20 天中每天两批,每批两次之差经统计学处理后所得的结果;批间精密度系由 20 天中每天两批测定结果均值之差经统计学处理后所得的结果;日间精密度表示 20 天中每天所测均值的标准差即标准误,反映了每日均值的离散度;总精密度则是对批内、批间和日间精密度进行加权统计的结果。其中以批内精密度和总精密度的应用最为广泛,与传统的批内精密度的计算方法(即对同一标本在同一天内同时重复测定多次)相比,前者更符合实验室的实际情况,更有代表性,也更加合理;而总精密度则客观地全面地反映了实验室的总体变异情况。

每个通道 3 只小杯分别加入 200μl 吸光度值 0.500A 左右的甲基橙溶解,蒸馏水调零,于双波长作双份平行测定,每日测两次(上下午各一次),连续测定 20 天。分别计算其批内精密度、批间精密度、日间精密度和总精密度值。

6. 双波长测定评价　在比色测定过程中,由于标本中干扰组分的存在以及小孔杯本身质量等原因,常常导致测定结果的假性增高,而酶标仪提供的双波长测定功能则可以消除干扰组分或因素对测定结果的影响。对于标本中干扰组分的清除,在选择参比波长时,我们应对干扰组分的光谱进行研究,以正确选择参比波长;而对于小孔杯本身质量问题等干扰因素的消除,只要选择远离测定波长的参比波长即可以了,这对保证测定结果的准确性是非常重要的。

取同一厂家、同一批号的酶标板一条 12 孔,每孔加入 200μl 吸光度值 0.500A 左右的甲基橙溶液,先后于 8 个通道分别采用单波长和双波长(测定波长 490 nm,参比波长 630/650 nm)进行检测,每个通道测 3 次,计算单波长和双波长检测结果的均值和标准差,比较各组之间是否具有统计学差异,以考察双波长消除干扰组分的效果。

【实验结果】

将实验结果记录于表 14-4~表 14-11 中,便于观察和计算。

表 14-4　酶标仪灵敏度和准确度评价结果

	灵敏度(吸光度值 A)	准确度(吸光度值 A)
第一次测量值		
第一次测量值		
第一次测量值		
均值		
结论		

注:灵敏度判定标准为三次测量吸光度均值应≥0.01A,准确度判断标准为三次测量吸光度均值应在 0.395~0.408 A 范围内

表 14-5　酶标仪滤光片精度检测结果　（单位：mm）

标定值									
检测值									
差值									
结论									

注：差值越接近于零表示滤光片的质量越好，波长精度越高

表 14-6　酶标仪通道差检测结果（吸光度值 A）

通道号	1	2	3	4	5	6	7	8
浓度 1 均值								
浓度 1 极差								
浓度 2 均值								
浓度 2 极差								
浓度 3 均值								
浓度 3 极差								
结论								

注：极差值越接近于零，通道差越小，不同通道检测结果的一致性越好

表 14-7　酶标仪孔间差检测结果（吸光度值 A）

↓	A	B	C	D	E	F	G	H
1								
2								
3								
4								
5								
6								
7								
8								
9								
10								
11								
12								
均值 $\bar{x}$		标准差 s			$\bar{x}\pm1.96s$ 范围			
超出 $\bar{x}\pm1.96s$ 范围孔数				超出 $\bar{x}\pm1.96s$ 范围孔数/96×100%				

注：百分率小于 5%为合格

表 14-8　酶标仪零点漂移检测结果（吸光度值 A）

通道号	1	2	3	4	5	6	7	8
0 点检测值								
30min 检测值								
60min 检测值								
90min 检测值								

续表

通道号	1	2	3	4	5	6	7	8
120min 检测值								
150min 检测值								
180min 检测值								
210min 检测值								
240min 检测值								
与 0 点检测值极差								

注:与 0 点检测值极差越接近于零,零点漂移越小,检测结果的一致性越好

表 14-9　酶标仪精密度检测记录结果(吸光度值 *A*)

	第一批			第二批			
天数	结果 1	结果 2	均值 1	结果 1	结果 2	均值 2	日均值
1							
2							
3							
4							
5							
6							
7							
8							
9							
10							
11							
12							
13							
14							
15							
16							
17							
18							
19							
20							

表 14-10　酶标仪双波长评价测结果(吸光度值 *A*,单波长 490nm)

通道号	1	2	3	4	5	6	7	8	9	10	11	12
通道 1												
通道 1												
通道 2												
通道 3												

续表

通道号	1	2	3	4	5	6	7	8	9	10	11	12
通道 4												
通道 5												
通道 6												
通道 7												
通道 8												
均值						标准差						

表 14-11 酶标仪双波长评价测结果(吸光度值 A,双波长 490/650nm)

通道号	1	2	3	4	5	6	7	8	9	10	11	12
通道 1												
通道 1												
通道 2												
通道 3												
通道 4												
通道 5												
通道 6												
通道 7												
通道 8												
均值						标准差						

注:对两组波长的数据进行统计学分析

【实验计算】

酶标仪精密度评价计算公式:

1. 批内精密度

$$S_r = \sqrt{\frac{\sum_{i=1}^{1}\sum_{j=1}^{2}(x_{ij1} - x_{ij2})^2}{4I}}$$

式中:I:总的运行天数(通常为 20);j:每日的批次(1 或 2);x_{ij1}:每 i 日第 j 批第 1 次的结果;x_{ij2}:每 i 日第 j 批第 2 次的结果。

在使用上述公式时每批都需要两个结果。

2. 批间精密度、批间标准差 S_{rr} 计算见下列公式:

$$S_{rr}^2 = A^2 - \frac{S_r^2}{2}$$

$$S_r = \sqrt{\frac{\sum_{i=1}^{1}(\bar{x}_{i1} - \bar{x}_{i2})^2}{2I}}$$

式中:I:总的运行天数(有两个批次);$\bar{x}_{i1}$:第 i 天第 1 批运行结果的均值;$\bar{x}_{i2}$:第 i 天第 2 批运行结果的均值;如果 S_{rr}^2 为负数,说明批间变异几乎都由批内变异形成,因此取值为 0。

3. 日间精密度、日间标准差 S_{dd} 计算见下列公式：

$$S_{dd}^2 = B^2 - \frac{A^2}{2}$$

$$B = \sqrt{\frac{\sum_{i=1}^{I}(\bar{x}_{i..} - \bar{x}_{...})^2}{I - 1}}$$

式中：I：总的运行天数；$\bar{x}_{i..}$：第 i 日所有结果的均值；$\bar{x}_{...}$：所有结果的均值。

如果 S_{dd}^2 为负数，说明日间变异几乎都由批间变异形成，因此取值为 0。

4. 总精密度的评价　按如下公式计算：

$$S_T = \sqrt{S_{dd}^2 + S_{rr}^2 + S_r^2}$$

精密度评价的变异系数为 S_r 除以检测物的浓度再乘以 100，结果以百分比表示（表 14-12）。

表 14-12　酶标仪精密度评价结果计算

	第一批	第二批		
天数	（结果 1-结果 2）^{2}	（结果 1-结果 2）^{2}	（均值 1-均值 2）^{2}	（日均值-总均值）^{2}
1				
2				
3				
4				
5				
6				
7				
8				
9				
10				
11				
12				
13				
14				
15				
16				
17				
18				
19				
20				
求和	（1）	（2）	（3）	（4）

批内精密度：$S_r = \sqrt{\frac{(1)+(2)}{4I}}$；其中 I 为天数。

日间精密度 B 值：B =“日均值”的标准差 $B = \sqrt{\frac{(4)}{I-1}}$

批间精密度 A 值：$A=\sqrt{\frac{(3)}{2I}}$

总精密度 S_T：$S_T=\sqrt{S_{dd}^2+S_{rr}^2+S_r^2}=\sqrt{\frac{2B^2+A^2+S_r^2}{2}}$

精密度评价的变异系数=总精密度 S_T/100×100%

【注意事项】

1. 在使用酶标仪的检测中，应尽量采用双波长，这样既能消除干扰组分和干扰因素的影响，又能保证不同仪器之间测定结果的一致性。

2. 实验所用的各种溶液应用分析天平准确称量配制。

3. 实验所用的分光光度计最好用高精密度产品，波长精度±0.3nm，在使用前能对其进行校准最好。

4. 在精密度的计算中，如果 S 和为负数，说明其变异为产生，取值为 0。

5. 实验中可以用不同实验组的数据代替不同的天数或批次数据。

实验三 ELISA 法乙肝表面抗原检测试剂盒评价

【实验目的】

1. 了解临床定性试验分析性能的评价方法。

2. 掌握 ELISA 法乙肝表面抗原检测试剂盒的性能评价方法。

【实验原理】

定性试验是医学检验的重要组成部分，在各种疾病的筛查、诊断和治疗中起着重要作用。目前，有关定性试验的评价方法较多，有国际生物化学联盟出版的分析指南，有欧洲临床实验室标准化委员会出版的定性试验评估指南，美国临床和实验室标准化协会（CLSI）发布的 GP10 文件也提供了定性试验准确度评价方法。几乎所有的方法都强调实验结果与病人的关系，但是，一般检验科难以获取足够的临床信息。因此，定性试验可以采取与“参考方法”或“金标准”，以及与常规方法进行比较的方法进行。

通常以灵敏度和特异性来评价定性试验的分析性能，表 14-13 是一个 2×2 列联表，常用于定性试验和金标准结果的分析，通过表格计算可描述灵敏度、特异度、预测值和实验效率。

表 14-13 定性试验方法和金标准比较的列联表

试验方法	金标准		合计
	阳性	阴性	
阳性	a	b	$a+b$
阴性	c	d	$c+d$
合计	$a+c$	$b+d$	$a+b+c+d=n$

被评价的各项性能指标按以下公式计算：

灵敏度（%）$=a/(a+c)\times100\%$

特异性（%）$=d/(b+d)\times100\%$

疾病患病率 $=(a+c)/n\times100\%$

阳性结果预测值(PVP) $=a/(a+b)\times100\%$

阴性结果预测值(PVN) $=d/(c+d)\times100\%$

预测效率或符合率(%) $=(a+d)/n\times100\%$

研究阳性结果预测值(PVP)、阴性结果预测值(PVN)和预测效率是为了预测灵敏度、特异性、疾病患病率。一般认为灵敏度或特异性>90%为良好,预测效率是综合灵敏度和特异性的指标。

【实验器材】

ELISA 乙肝表面抗原检测试剂盒,酶标仪,洗板机,加样器及配套吸头,孵箱,乙肝表面抗原血清盘。

【实验方法】

目前临床上使用的乙肝表面抗原 ELISA 试剂主要为定性试剂,其评价分两个方面:一是试剂本身的质量评价,符合一定要求后才能生产供应;二是在临床应用中效果的评价。定性乙肝表面抗原 ELISA 诊断试剂不同于定量诊断试剂,主要进行临床应用评价。其评价要点:从临床应用角度考核检验试剂的可靠性,是以其能否区分健康与疾病的能力作为依据的。判断试剂的性能常以其灵敏度及特异性作为考核标准,临床应用的灵敏度用疾病患者试验阳性的百分率表示,特异性以无病者试验阴性的百分率表示。

1. 血清盘的制备　收集有关的病人血清,然后用公认或常规的检测方法检测乙肝表面抗原,以确定其为阳性或阴性。血清盘的结果即相当于表 14-13 中的金标准结果。血清盘的制备要求如下:①最好采用人的原血清;②血清盘应具有相应的稳定性;③血清盘中样本不含防腐剂,或只含极微量的、不影响检验结果的防腐剂;④血清盘所包含的阴性样本和阳性样本约各占一半;⑤阳性样本中,应有一定数量的强阳性和弱阳性样本;⑥血清盘中应有一定数量的临界值上、下含量的样品,以检验试剂的灵敏度;⑦血清盘中应包含与该项检验相关的病种样本和已知具有干扰性的物质(如 RF 因子)的样本,以检验试剂的特异性。

2. 血清盘的检测　按 ELISA 乙肝表抗试剂盒说明书对血清盘进行检测,记录检测结果。

【试验结果】

根据血清盘的实验记录结果,统计检测出的真阳性数(a)、假阳性数(b)、假阴性数(c)和真阴性数(d)。

【实验计算】

按表 14-13 下方的公式计算评价试剂盒的灵敏度、特异性、阳性结果预测值(PVP)、阴性结果预测值(PVN)、预测效率或符合率等指标,对试剂盒做出评价。

【注意事项】

1. 未使用完的血清盘按传染源标本高压处理。

2. 在实际的评价工作中,如果是两种方法的比较或评价,两种试验应同时进行,持续时间以 10~20 天为宜。

3. 评价所用的样本数量取决于评价目的,作为最低要求,至少要求 50 例阳性样本和 50 例阴性样本,每份样本量要足而且稳定。

【思考题】

1. 简要说明移液器移液的正确操作步骤。
2. 简要说明微量移液器在实验室中的校准方法。
3. 说明应用移液器进行移液的注意事项。
4. 简述临床定性试验分析性能的评价指标有哪些？
5. 简述 ELISA 法乙肝表面抗原试剂盒的性能评价方法和步骤。
6. 简述参考血清盘制备的注意要求。
7. 简述酶标仪的工作原理。
8. 酶标仪性能评价指标有哪些？如何测试？
9. 简述酶标仪精密度评价的计算过程。

（黄　山）

第三篇　创新性实验

第十五章　创新性实验概述

大学生创新性实验是指本科学生个人或团队，在导师的指导下，自主进行研究性学习，自主进行实验方法设计、组织设备和材料、实施实验、分析处理数据、撰写总结报告等所完成的实验项目，是以培养学生提出问题、分析和解决问题的兴趣和能力为出发点的项目，是高等学校本科教学质量与教学改革工程的重要组成部分。

创新性实验项目的开展旨在探索并建立以问题和课题为核心的教学模式，倡导以学生为主体的创新性实验改革，调动学生的主动性、积极性和创造性，激发学生的创新思维和创新意识，逐渐掌握分析问题和解决问题的方法，提高其创新实践的能力。

创新性实验是在完成基础性实验和综合性实验的基础上进行的，与一般性传统实验相比有本质的区别。创新性实验从提出问题开始，到设计、实施、解决问题为止，学生始终处于独立思考、积极探索的学习情景中。通过开展创新性实验项目，带动广大学生在本科阶段得到科学研究与发明创造的训练，改变目前高等教育培养过程中实践教学环节薄弱，动手能力不强的现状，改变灌输式的教学方法，推广研究性学习和个性化培养的教学方式，形成创新教育的氛围，进一步推动高等教育教学改革，提高教学质量。

创新性实验项目以“兴趣驱动”、“自主实验”、“重在过程”为实施原则，一般由学生个人或团队向学校或国家申请项目，项目经专家评审后，择优给予资助完成。创新性实验项目的申请书一般包含项目简介（包括项目名称、团队组成、指导教师等），申请理由（包括自身具备的知识条件、自己的特长、兴趣和已有的知识基础等），项目方案（项目科学性、技术可行性、实施步骤计划、经费预算、人员分工等），预期成果以及审核意见等内容（参见附录二）。

（李永念）

第十六章 创新性实验的实施原则和方法

创新性实验过程与科学研究过程相一致，整个过程包括实验选题、设计、实施和总结，全过程都由学生自主完成，教师只给予适当的指导。本章的重点介绍创新性实验选题、设计、实施和总结的一般原则和基本过程。

一、创新性实验的选题

科研选题是指经过选择来确定所要研究的中心问题。选择和确定研究课题是进行科学研究的第一步，是关键的一步。选题在一定程度上决定了科学研究应采取的方法与途径，也决定了研究成果的大小，能否确定一个有创见、有意义的问题也是争取科研立项及获得项目资助的关键，它关系到整个科研工作的成败。爱因斯坦曾经说过："提出一个问题往往比解决一个问题更重要，因为解决问题也许仅仅是一个数字或技术上的技能而已，而提出新的问题、新的可能性，从新的角度去看旧的问题却需要创造性的想像力，而且标志着科学的真正进步。"因此，正确地选择课题，是科学研究中具有战略意义的首要问题，必须认真对待。创新性实验是科学研究的初级形式，与科研选题基本一致。

（一）创新性实验选题应遵循的原则

1. 创新性　创新应是前人没有研究过的或是已有研究工作上的再创造，研究结果应该是前人所不曾获得的成就。它可以是结合临床实践提出的新发现、新设想、新见解，也可以是通过研究建立的新理论、新技术、新方法或开拓的新领域。创新是科学发展的动力。科研创新主要表现在三个方面，一是概念和理论上的创新，二是方法上的创新，三是应用上的创新。

2. 科学性　选题要符合客观规律、要有一定的理论根据和实践依据。选题的理论依据、设计的原则、实施的方法与技术路线都必须以一定的科学理论和事实材料为并以此为基础，借助文献资料和个人的经验体会，经过归纳、演绎、类比、分析、推理等科学思维而形成科学假说。大胆的创新结合科学的论证是研究工作不断进步的杠杆。为保证选题的科学性必须做到：①选题要以辩证唯物主义为指导思想，与客观规律相一致；②以事实为依据，从实际出发、实事求是；③正确处理继承与发展的关系，选题不能与已经确认的基本规律和理论相矛盾；④要充分反映出研究者研究思路的清晰度和深刻性。

3. 实用性　实用性是指选题应从实际出发，满足实际需求、社会需要和社会发展的要求。不论是侧重于解决理论问题还是实践问题，科学研究最终应用于生产领域，因此必须选择有理论意义和实用价值的研究课题。医学生创新性实验选题必须以危害人民健康的常见病、多发病和疑难病为重点，以提高医疗质量和发展医学科学为目的。

4. 可行性　科研工作是认识世界、改造世界的一种探索性活动，总要受到一些条件限制。如果选题不具备可以完成的主客观条件，再好的选题也只能是一种愿望，因此可行性原则是决定选题能否成功的关键。选题要考虑到完成该课题所具备的各项条件和因素，要根据实际情况安排切实可行的课题。选题时还必须考虑将要遇到的困难,如理论方面、技术方面、设备方面、资料方面的等困难,而且应当具有解决这些困难的可能性。

大学生创新性实验选题主要由学生自主选择,因此,除遵循以上基本原则以外,创新性实验选题还应注意以下几个方面。

(1) 创新项目的选题要贴近学生的需要。选题在遵循创新性原则的同时,不要过分苛求创新,要将重点放在培养学生对科学研究或者创造发明的兴趣上。在校大学生大多数都具有一定的创新意识,但由于其自身知识积累以及认识能力等方面的局限,往往很难把握本学科最新发明的前沿动态和相关学科知识的横向关系,由此使选题的创新性、方案设计的合理性都受到了一定的限制,若盲目确定选题和方案,则很难使项目在研究过程中使学生的知识水平和创新能力真正得到提高。

(2) 选题要重视创新技能的培养。通常愿意参与创新项目的学生多数都具有创新意识和敏捷的思维,但缺少必备的创新技能。只有通过参与一些科技创新活动,参与社会实践,进行实地研究与调查,开展实实在在的工作,才有可能提高创新能力。创新实验的选题要引导学生脚踏实地从具体工作做起,使他们在经历创新项目的实践中提高各种技能。

(3) 选题要与培养大学生团结精神相结合。大学校园深厚的科研氛围,有助于创新人才的培养。创新人格与创新思维的形成,有赖于学术氛围的长期熏陶。和谐、安全的精神环境,是创新素质成长不可缺少的土壤与气候。只有在和谐的氛围当中,才会有人格的自由与舒展,才会有思维的活跃与激荡,进而才有创新潜能的迸发。

(二) 临床免疫学创新性实验选题的类型

创新性实验选题类型包括基础研究、应用基础研究、应用研究和开发研究,临床免疫学检验的选题主要定位于应用基础研究以及应用与开发研究范围内,具体选题类型包括以下几个方面。

1. 实验研究　介于基础医学与临床应用研究之间的课题。如 Th1/Th2 免疫失衡与自身免疫病的关系。

2. 新技术　自行研发或从其他领域移植来的新技术。如荧光定量 PCR 在感染性疾病诊断中的应用。

3. 新观点　对现有理论的补充修正。如慢性乙肝病人血在 HBsAg、抗-HBs 共存与“a”决定簇变异有关。

4. 经验体会　对常规检验中存在问题的思考与分析。如 HBsAg 检测结果弱反应的分析与处置。

5. 调查研究　有助于指导医学实践的调查研究。如孕期妇女血清抗弓形虫抗体(IgG,IgM)以及弓形虫循环抗原的检测及其意义。

6. 临床应用总结　某种新技术、新试剂、新仪器临床应用总结和评价。如糖尿病肾病病人血清炎性因子水平的变化及其临床意义。

7. 资料分析　通过对文献资料的回顾总结提出指导性意见。如溶血性输血反应不规则抗体的 20 年国内文献分析。

(三) 创新性实验选题的基本过程

1. 提出问题　所谓科学研究,就是对人类未知的问题做出解答。科学研究始于问题,发现并提出有意义的问题是科学研究的起点。研究问题往往是根据自己掌握的知识提出的。虽然科学研究问题的提出与研究问题的水平与研究者的水平及研究基础密切相关,但在校大学生创新意识较强,应该勇于提出自己的设想。

2. 文献调研　通过查阅中外文期刊和书籍,检索工具以及互联网获取大量相关信息和资料,并根据文献资料进一步修订完善初步设想。

3. 确定选题　对从文献资料中获得的信息和知识进行分析、整理,构思课题研究的思路,确定课题的名称。

通过上述三个步骤基本上能形成科研选题,但是在后续的课题设计过程中要不断地对所选课题进行修正,使研究课题不断完善。

二、创新性实验项目申请书的撰写

项目申请书是衡量和决定资助与否的重要依据。选择好课题后,如何将自己的思想充分表达出来,使同行专家和主管部门认可便成为关键。要写好一份高质量的申请书,有以下几点需要注意。

(一) 选题范围大小要适当,主攻方向要明确

一个课题只能解决某一领域的某一问题,不能将整个领域定为一个课题,命题必须确切。如"满山红对老年单纯性慢性支气管炎的近期疗效观察",从题目上就反映出明确而具体的研究对象和目的。但"中药的免疫调节研究"、"呼吸道疾病的病理、生理和药理"之类的题目就属研究内容过广、主攻目标和重点不突出的例子。

(二) 立论论据要充分

立论根据这一栏,要申请者说明选择课题的出发点和目的,提出申请的理由和必要性。在填写申请书时,要在原来大量查阅国内外文献资料、广泛调研的基础上,尽可能地把自己的研究意义、特色和创新之处充分表达出来。在分析综述时,要清楚、客观、全面地说明国内外同行的研究状况,已研究到什么程度、用什么方法和手段研究的、发展趋势怎样;要特别指出目前还有哪些问题因何原因还没解决,拟在哪些方面针对没解决的问题进行什么研究,将达到什么目的。

(三) 预期目标和研究内容要明确统一

预期目标是指研究课题经过努力完成后,在理论上、方法上或技术上预计达到的水平、产生的效益及其应用前景。研究目标确定后,研究内容就必须紧紧围绕这一方向开展,必须避免预期目标与研究内容相互脱节、联系不够密切的现象。研究内容是研究课题所需解决的科学技术问题的具体化,它包括课题研究范围、内容和可供参考的具体指标等。

(四) 研究方法和技术路线要先进可行

能否制定出具体合理、先进可行的技术路线以及是否选择新颖正确的研究手段,在很大程度上决定着该项目是否有立项的价值,也直接关系到研究的时效及结果的准确性和可靠性。研究方法和技术路线是为完成研究内容而设计的研究方案和技术措施,填写时要注意做到设计周密,方法科学,路线合理,技术先进可行,措施要具体明确。

最后还要反映出有较好的研究条件、仪器设备基本具备、研究群体优化组合、分工明确具体、研究进度以及经费预算正确合理等。

上报的申请书要求做到清楚工整、语言精练、文字通顺、层次分明。创新性实验项目申请书的撰写与科研课题申请书一样，其内容包括以下方面。

1. 题目　也叫课题名称，即对科研选题做一个准确的命名。题目应该反映研究的目标、内容和特点，做到言简意赅、主题明确、准确涵盖，切忌大项目带小帽，小项目带大帽。

2. 研究背景与立项依据　这部分内容反映申请者对本课题国内、外发展动向的熟悉程度及学术思路是否宽广，通常包括以下内容。

（1）本课题研究背景和现状：包括过去研究情况，已解决的问题以及有何新技术、新方法，国内外达到的研究水平。

（2）国内外动向与发展趋势及立题的科学依据：阐明和分析课题的动向和发展趋势，找出该领域中尚未解决的问题或空白点，作为立题的科学依据。

（3）课题研究的内容和重要意义：提出本研究拟解决的问题，阐述研究的重要意义。

3. 研究目标或研究内容　明确研究目标，即具体要解决什么问题，根据研究目标确定研究内容（具体任务），要求研究内容和研究目标相一致，即完成研究内容能达到研究目标。

4. 研究方案和技术路线　包括研究工作的总体安排、理论分析、计算、实验方法和步骤及工艺流程，试验规模和质量控制。具体包括以下内容。

（1）研究工作的总体安排及设计方案：概括该课题的整个安排及各阶段的关键所在。在执行措施中遇到的问题及采取解决的技术措施。

（2）明确研究对象及检测指标：研究对象要说明标本来源（人、动物或培养的细胞）、样本数量及选择标准，分组的方法以及如何保持基线的一致性。选择效应（检验）指标，应与课题密切相关，具有较好的敏感性、特异性，结果确实可信。

（3）确定技术路线与实验方法：技术路线指为执行研究方案所采取的研究方法和手段，应详细写明具体的方法和操作步骤，包括重要的仪器和试剂。技术路线要求周密、完善、科学、可行。

（4）质量控制：防止偏倚及系统误差的措施。

5. 可行性分析　阐述研究方案和技术手段是否可行；说明实验设备、试剂器材、实验动物或标本来源是否有保障。

6. 研究进度与预期结果　制定研究进度计划，按照计划可能得到什么结果和结论。

7. 经费预算　包括实验材料、动物、加工、测试及小型仪器等具体预算。

8. 项目组成员与分工　列出研究小组成员名单和分工情况。

以上是各种课题设计的基本步骤，不同课题涉及的方法技术、关键问题各不同。要写好课题申请书只有通过不断实践才能达到要求。创新性实验申请书的撰写是对学生科研能力的培养的一种很好的形式，通过申请书的撰写能培养学生的科研思维和创新意识。为便于学生理解创新实验书写的各个环节，本书最后列举一申请书范例供参考（见附录二）。

三、创新性实验的组织和实施

创新性实验强调以学生为主体，以教师为指导，充分发挥学生在选题、研究、管理等方面的自主性，但是由于学生受到自身各方面因素的影响，还需要高水平的教师给予指导。创新性实验的组织和实施的过程一般包括以下几个环节。

(一) 科研基本知识和创新性实验讲座

在创新性实验开展之前应该组织学生以讲座的形式进行科研基本知识的学习,同时向学生介绍创新性实验的基本过程,向学生介绍如何进行选题、如何设计实验、怎样填写申请书、如何做好开题报告等。然后介绍相关研究领域的研究参考性选题,以及实验室能提供的条件。最后安排学生进行实验分组和实验进度。

(二) 撰写项目申请书

学生以课题小组为单位,在指导老师指导下进行科研选题,并完成创新性实验申请书的撰写,申请书经指导老师修改定稿后,制作电子幻灯片,准备开题。

(三) 课题评审和立项

课题评审可采用评审与答辩相结合的形式进行,可将课题申请书请3~5位教学经验丰富、科研能力较强的教师评审,根据初评结果择优确定参与答辩的项目。答辩中课题汇报人员介绍立题依据、研究目标、研究内容和具体实施计划,并与会人员提出的问题,认真听取提出的意见和建议。项目组织者根据评审确定立项课题。

(四) 提交正式实验申请书

研究小组根据评审老师和答辩中提出的意见进一步修改项目申请书,在指导老师的指导下进一步修改实验方案,并将完整的申请书提交项目组织机构。

(五) 实验的实施

实验在指导老师的指导下和实验室技术人员的协助下进行,实验过程中必须注意以下几个方面。

1. 周密的实验计划和安排　制订实验进度的时间表,做到心中有数,合理安排实验程序,提高工作效率。

2. 充分的实验准备　实验组成员分工合作,准备好实验对象、药品试剂、仪器设备、器材等。

3. 详细的实验记录　对实验结果做详细记录,包括技术条件与参数、各种数据和结果,对图像、照片要保存完好,实验记录不得任意涂改,并有指导教师签名。

四、实验结果的总结

创新性实验完成后应该对实验结果做全面的总结,形成书面报告。创新性实验研究成果的主要形式包括论文、设计说明书、专利等,但以研究论文多见。研究论文格式可参考国内相关期刊的征文要求,内容主要包括以下各部分。

1. 文题　文题是论文的高度概括,要揭示论文的主题,简短、扼要、鲜明。

2. 作者与单位署名　署名包括作者和作者所在单位,署名者是参与课题研究与论文撰写者,应能回答读者质疑和承担学术责任。作者排名顺序按贡献大小排列。

3. 摘要　摘要对论文内容做简单介绍,一般在200~300字。国内期刊的摘要大多包括目的、方法、结果和结论。目的是说明为什么研究、达到何目的。方法包括分组、所用材料和技术、数据的统计分析方法。结果列出研究结果与数据，本项研究的新发现、新贡献，主要局限。结论主要为研究结果的理论意义与实用价值。

4. 前言　简单介绍本论文相关领域的国内外研究概括、立题依据、研究思路、研究目的和意义、拟采用的研究方法。

5. 材料与方法　列出研究对象（包括各种对照），有直接关系的试剂与仪器（包括 PCR 用的引物序列与设计依据），方法的原理与主要操作，对方法可靠性的考核以及统计学分析方法。

6. 结果　方法建立与考核的结果；实验（临床）研究结果；对结果的统计学分析。可用图表表示，但勿与文字说明重复。

7. 讨论　对研究结果评价（包括不足）；与他人研究的比较，指出本研究的创新与贡献；对研究结果的理论和实用意义进行分析。同时要客观分析存在问题和不足，提出有待解决的问题和进一步研究的方向。

8. 参考文献　列出与本研究相关的、必要的参考文献。

9. 致谢　对在课题研究和论文写作过程中给予过指导和帮助的人致谢。

（李永念）

第十七章　创新性实验示例

为了便于同学们学习,以下提供几个创新性实验示例。同学们可以根据研究背景和设计提示查找相关文献,再结合实验室的条件在指导老师的指导下进行实验设计。

一、弓形虫感染的检测及其临床意义

【研究背景】

弓形虫是一种重要的专性细胞内寄生的机会致病性原虫,是弓形虫病的病原体,人和动物感染较普遍,是孕妇流产、死产、畸胎和新生儿畸形,智力低下的重要病因,也是畜、禽弓形虫病的病原。被列为优生必检项目之一,检测弓形虫感染,对及时发现隐患,流行病学调查,优生监测,临床诊断,动物病检疫等具有重要价值。弓形虫感染不仅对妊娠妇女与优生优育有严重危害,还与恶性肿瘤、免疫缺陷以及智力障碍、精神异常等疾病有关。目前用于诊断弓形虫病的方法主要有病原学方法、免疫学方法和分子生物学方法等。病原学检查通过直接镜检、滋养体分离等直接确定病原体。免疫学方法多采用 ELISA 方法检测弓形虫抗原或抗体做出诊断。以核酸扩增技术为基础的分子生物学技术可为弓形虫病的诊断提供快速、灵敏、特异及稳定的检测方法,还能对病原体的基因型进行分析鉴定。

【设计提示】

1. 选择什么方法、检测什么指标。
2. 确定纳入研究的对象。
3. 设立合适的对照组。
4. 血液样本采集的时间及注意事项,确定各组的样本数。
5. 采用什么样的统计分析方法。

【实验目的和要求】

1. 通过查阅文献,做出正确的实验设计,撰写创新性实验申请书。
2. 通过实验将解决如下问题:了解人群中弓形虫感染状况并比较分析几种不同方法检测弓形虫感染的优劣。
3. 根据实验结果总结出实验研究报告或科研论文。

二、糖尿病肾病病人血清炎性细胞因子水平的变化及其临床意义

【研究背景】

糖尿病肾病(diabetic nephropathy,DN)是糖尿病严重的微血管并发症之一,DN 的发生发展是多因素综合作用的结果,其中糖代谢紊乱、肾血流动力学的改变、细胞因子以及遗传背景等均起非常重要的作用。既往研究主要集中在血糖、血脂代谢紊乱和血流动力学异常

等方面,近来越来越多的实验与临床研究表明炎症是糖尿病肾病发生与持续进展的关键因素。因此,检测糖尿病肾病病人血清炎症细胞因子水平的变化不仅对探讨炎症反应与糖尿病关系有重要意义,而且也可以为糖尿病肾病的抗炎症治疗提供观察指标。

【设计提示】

1. 选择什么方法、检测哪几种炎症细胞因子。
2. 要确定纳入研究对象,需要考虑病人的严重程度、治疗状况等。
3. 全面的临床资料和实验室常规检查资料。
4. 设立合适的对照组。
5. 血液样本采集的时间及注意事项,确定各组的样本数。
6. 采用什么样的统计分析方法。

【实验目的和要求】

1. 通过查阅文献,做出正确的实验设计,撰写创新性实验申请书。
2. 通过实验将解决如下问题

(1) 糖尿病肾病病人炎症细胞因子水平与正常对照组是否有差别,与病人病情、治疗状况是否相关,与糖尿病肾病常规实验室检查指标的相关性。

(2) 初步掌握新的检查指标在某种疾病辅助诊断、疗效观察中的意义及同类研究课题的实验设计要点。

3. 根据实验结果总结出实验研究报告或科研论文。

三、中药抗同种移植排斥反应的实验研究

【研究背影】

近年来,器官移植技术取得了突破性的进展,而术后的免疫排斥反应已成为阻碍该项技术开展的主要因素。移植排斥反应的主要机制为细胞免疫,同时也有体液因素的参与。目前应用于抗排斥反应的药物主要为环孢素 A(CysA)、FK506,同时配合硫唑嘌呤、糖皮质激素治疗。这些药物毒副作用大,长期应用往往诱发感染、肿瘤等,同时对肝脏、肾脏造成损害。而且这些药物价格昂贵,病人往往难以承受。目前,具有不同程度免疫抑制作用的多种中草药正逐渐被人们发现和研究。如已经发现雷公藤、冬虫夏草、苏木、青风藤等在抗移植排斥反应的实验和临床研究中都有较好的效果。

【设计提示】

1. 选择哪一种中药及其剂型。
2. 采用什么样的器官移植动物模型。
3. 怎样设立对照组。
4. 选择哪些观察指标。
5. 选择合适的统计学处理方法。

【实验目的和要求】

1. 通过查阅文献,做出正确的实验设计,撰写详细的创新性实验申请书。
2. 通过实验将解决如下问题

(1) 所选中药是否可以延长同种器官移植物存活?

（2）所选中药抑制同种移植排斥反应的初步机制是什么？

3. 根据实验结果总结出实验研究报告或科研论文。

四、新型肿瘤标志物的检测及其临床意义分析

【研究背景】

根据世界卫生组织的报道，肿瘤的发病率在逐年上升，并有年轻化的趋势，早期发现、早期诊断、早期仍然是肿瘤最有效的措施。为了提高对肿瘤的早期检测、鉴别诊断、疗效观察以及预后判断，许多学者从肿瘤细胞的化学特性、细胞病理、免疫反应和基因表达产物等诸多方面入手，寻找各种特异性强、灵敏度高的肿瘤分子标志。肿瘤标志物是细胞癌变过程中所产生的、正常细胞缺乏或含量少的物质，检测该类物质的存在或量的变化可以提示肿瘤的性质，借以了解肿瘤的组织发生、细胞分化、细胞功能，以帮助肿瘤的诊断、预后判断以及指导。肿瘤标志物常常是无症状者能早期发现肿瘤的重要线索，其检测交换早期诊断与有极其重要的意义，有助于其早期治疗。

【设计提示】

1. 检测什么标志物用于何种肿瘤的诊断。
2. 选择用何种技术检测目的肿瘤标志物。
3. 与目前临床应用的某种肿瘤标志物相比有何优缺点。

【实验目的和要求】

1. 通过文献调研，做出正确的实验设计，撰写详细的创新性实验申请书。
2. 通过实验将解决如下问题：检测的肿瘤标志物用于何种肿瘤的鉴别诊断、预后判断、疗效监测、肿瘤复发的指标，或其中某一方面的应用。
3. 根据实验结果总结出实验研究报告或科研论文。

（李永念）

参 考 资 料

巴德年.1998. 当代免疫学技术与应用. 北京:北京医科大学、中国协和医科大学联合出版社

葛海良,张冬青. 2009. 免疫学技术. 北京:科学出版社

金伯泉.2008. 医学免疫学. 第5版. 北京:人民卫生出版社

刘辉. 2007. 临床免疫学与检验实验指导. 第3版. 北京:人民卫生出版社

吕世静. 2004. 临床免疫学检验实验指导. 北京:中国医药科技出版社

司传平.2006. 医学免疫学实验. 北京:人民卫生出版社

王兰兰,吴建民. 2010. 临床免疫学与检验. 第4版. 北京:人民卫生出版社

徐军发.2010. 临床免疫学检验实验. 北京:科学出版社

叶应妩,王毓三,申子瑜. 2006. 全国临床检验操作规程. 第3版. 南京:东南大学出版社

赵玲莉,刘淑敏,马慧英等. 2008. 多种自身抗体联合检测在类风湿性关节炎诊断中的应用. 第四军医大学学报, 29(19):1817~1819

Dykman LA,Bogatyrev VA. 2000. Use of the dot immunogold assay for the rapid diagnosis of acute enteric infections. FEMS Immunol Med Miccrobiol, 27 (2):135~140

Feng XH, Wen H, Zhang ZX, et al. 2010. Dot immunogold filtration assay(DIGFA) with multiple native antigens for rapid serodiagnosis of human cystic and alveolar echinococcosis. Acta Tropica,113(2): 114~120

Fritsch C, Hoebeke J, Dali H,et al. 2005. 52-kDa Ro/SSA epitopes preferentially recognized by antibodies from morhers of children with neonatal lupus and congenital heart block. Arthritis Res Ther,8:R4

Harrison MJ, Paget SA. 2007. Anti-CCP antibody testing as a diagnostic and prognostic tool in rheumatoid arthritis. QJM,100 (4):193~201

James K, Carpenter AB, Cook L,et al. 2000. Development of the antinuclear and anticytopiasmic antibody consensus panel by the Association of Medical Laboratory Immunoiogists. Clin Diagn Lab Immunol,7:436~443

Mahler M,Stinton LM,Fritzler MJ. 2005. Improved serological differentiation between systemic lupus erythematosus and mixed connective tissue disease by use of an SmD3 peptide-based immunoassay. Clin Diagn Lab Immunol,12:107~113

Savige J,Pollock W,Trevisin M. 2005. What do antineutrophil cytoplasmic antibodies(ANCA) tell us? Best Practice & Res Clin Rheumatol , 19:263~276

Schellekens GA,Visser H,De Jong BA,et al. 2000. The diagnostic properties of rheumatoid arthritis antibodies recognizing a cyclic citrullinated peptide. Arthritis Rheum, 43(1): 155~163

van Venrooij WJ, Charles P, Maini RN. 1991. The consensus workshops for the detection of autoantibodies to intracellular antigens in rheumatic diseases. J lmmunol Methods,5:181~189

Ye Y, Zhou YX, Mo ZZ, et al. 2010. Rapid detection of aflatoxin B1 on membrane by dot-immunogold filtration assay. Talanta, 81(3): 792~798

附　　录

附录一　免疫学实验常用试剂及配制方法

免疫学实验常用试剂及配制方法

1. 0. lmol/L 磷酸盐缓冲液(PBS)的配制附表 1

附表 1　0. 1mol/L 磷酸盐缓冲剂(PBS)的配制表

pH	1mol/L K_2HPO_4(ml)	1mol/L KH_2PO_4(ml)
5. 8	8. 5	91. 5
6. 0	13. 2	86. 8
6. 2	19. 2	80. 8
6. 4	27. 8	72. 2
6. 6	38. 1	61. 9
6. 8	49. 7	50. 3
7. 0	61. 5	38. 5
7. 2	71. 7	28. 3
7. 4	80. 2	19. 8
7. 6	86. 6	13. 4
7. 8	90. 8	9. 2
8. 0	93. 2	6. 8

用蒸馏水将混合的两种 lmol/L 储存液稀释至 1000ml。

2. 0. 015mol/L pH7. 2 PBS

NaCl	6. 8g
Na_2HPO_4	1. 48g
KH_2PO_4	0. 43g
加蒸馏水至	1000ml

3. pH7. 4 PBS

KH_2PO_4	0. 2g
$Na_2HPO_4 \cdot 12H_2O$	3. 58g
KCl	0. 2g
NaCl	8g
加蒸馏水至	1000ml

4. 0. 05mol/L pH8. 6 巴比妥缓冲液(BB)

巴比妥	1. 84g

巴比妥钠	10. 3g
加蒸馏水至	1000ml

5. 0. 2mol/L pH5. 6 醋酸-醋酸钠(HAC-NaAC)缓冲液

(1) 0. 2mol/L 冰醋酸

冰醋酸	11. 6ml
加蒸馏水至	1000ml

(2) 0. 2mol/L 醋酸钠

无水醋酸钠	16. 4g
加蒸馏水至	1000ml

(3) 0. 2mol/L pH5. 6 HAC-NaAC 缓冲液

取 0. 2mol/L 冰醋酸 0. 9ml 加入 0. 2mol/L 醋酸钠 9. 1ml,混匀即成。

6. pH7. 4 巴比妥缓冲液(BB)

(1) 储存液

NaCl	85g
巴比妥	5. 75g
巴比妥钠	3. 75g
$MgCl_2$	1. 017g
无水 $CaCl_2$	0. 166g

上述逐一加入热蒸馏水中溶解,冷却后加蒸馏水至 2000ml,过滤,4℃保存。

(2) 应用液

储存液 1 份加入蒸馏水 4 份,当日配用。

7. 0. lmol/L pH8. 4 硼酸盐缓冲液

四硼酸钠($Na_2B_4O_7 \cdot 10H_2O$)	4. 29g
硼酸(H_3BO_3)	3. 40g

溶解后加蒸馏水至 1000ml,用 G3 或 G4 玻璃滤器过滤。

8. Alsever 液

枸橼酸钠	8. 0g
枸橼酸	5. 5g
葡萄糖	20. 5g
NaCl	4. 18g
加蒸馏水至	1000ml

配好后经 55℃ 160kPa 灭菌 20min,4℃保存 7~10 天。

9. Hank's 液

NaCl	4. 5g
KCl	0. 2g
$NaHCO_3$	0. 175g
$Na_2HPO_4 \cdot 12H_2O$	0. 076g
KH_2PO_4	0. 03g
葡萄糖	0. 5g
0. 4%酚红	2. 5ml

加蒸馏水至	500ml

10. RPMI 1640 培养液

RPMI 1640 培养基 10.4g，溶于 1000ml 双蒸水中，过滤除菌后分装，存放于-30℃冰箱中备用。临用前加入 10%小牛血清及 100U/ml 青霉素、100μg/ml 链霉素、50mg L-谷氨酰胺，并用 60.0g/L $NaHCO_3$调至 pH 7.2~7.6。

11. 饱和硫酸铵溶液

硫酸铵	767g
加蒸馏水至	1000ml

将硫酸铵 767g 边搅拌边缓慢加到 1000ml 蒸馏水中，用稀氨溶液或硫酸调至 pH7.0，此即饱和度为 100%的硫酸铵溶液（4.1mol/L，25℃）。

12. PEG-NaF 稀释液

PEG 6000	4.1g
NaF	1.0g

溶于 0.1mol/L pH8.4 硼酸盐缓冲液 100ml 中。

13. 0.05mol/L pH9.6 碳酸盐缓冲液（包被稀释液）

Na_2CO_3	1.6g
$NaHCO_3$	2.9g
NaN_3	0.2g
加蒸馏水至	1000ml

14. PBS-1%BSA（酶标用稀释液）

pH7.4 PBS 中按终浓度 1%加入牛血清白蛋白（BSA）。

15. PBS-Tween-20（酶标用洗涤液）

pH7.4 PBS 中按终浓度 0.05%加入 Tween-20。

16. TMB-过氧化氢尿素溶液（HRP 显色底物溶液）

（1）底物液 A（3,3′,5,5′,-四甲基联苯胺，TMB）

TMB	200mg
无水乙醇	100ml
加双蒸水至	1000ml

（2）底物液 B（缓冲液）

Na_2HPO_4	14.6g
枸橼酸	9.33g
0.75%过氧化氢尿素	6.4ml
加双蒸水至	1000ml

调至 pH5.0~5.4

（3）TMB-过氧化氢尿素溶液

将底物液 A 和底物液 B 按 1∶1 混合即成。

17. OPD-H_2O_2溶液（HRP 显色底物溶液）

（1）OPD（邻苯二胺）稀释液

19.2g/L 枸橼酸	48.6ml
71.7g/L $Na_2HPO_4 \cdot 12H_2O$	51.4ml

(2) OPD-H_2O_2溶液

OPD	40mg
OPD 稀释液	100ml
30%H_2O_2	0.15ml

18. DAB 溶液(HRP 显色底物溶液)

DAB (3,3′-二氨基联苯胺)6mg 溶于 50mmol/L pH7.6 Tris 溶液 10ml,滤纸过滤,并加 30%$H_2O_2$10μl。

19. 台盼蓝染液

(1) 2%台盼蓝水溶液

台盼蓝	2g
蒸馏水	100ml

将台盼蓝 2g 放入研钵中,边研磨边加蒸馏水溶解。

(2) 1.7%NaCl 水溶液

(3) 台盼蓝染液:临用前取 2%台盼蓝水溶液和 1.7%NaCl 水溶液等量混合,离心 10min,取上清供染色用。混合后的染液存放过久易出现沉淀,故应新鲜配制使用。

20. 瑞氏染液

瑞氏粉	0.1g
甲醇	60ml

将瑞氏粉 0.1g 放入研钵内,充分研细后缓慢加入 60ml 甲醇,边加边研磨,直至染料溶解,置棕色瓶中密封,经常摇动,一周后可使用。

21. 吉姆萨染液

吉姆萨粉	0.5g
甘油	33ml
甲醇	33ml

将吉姆萨粉 0.5g 加入甘油 33ml 中,置 60℃水浴箱内 2h,再加入甲醇成分溶解,混合即成。

22. 瑞氏-吉姆萨染

瑞氏染液	5ml
吉姆萨染液	5ml
双蒸水(或 pH6.4~7.0 PBS)	6ml

三者混匀即成,如有沉淀出现,则需重新配制。

23. 清洁液

清洁液分为强液和弱液两种,可根据需要选择。

(1) 弱液

重铬酸钾	50g
浓硫酸	90ml
自来水	1000ml

(2) 强液

重铬酸钾	120g
浓硫酸	160ml
自来水	1000ml

由于清洁液具有强腐蚀性,故操作时要特别注意。先将重铬酸钾倒入自来水中,然后加入浓硫酸,边加硫酸边用玻璃棒搅拌。由于加入浓硫酸后产生高热,故加酸时要缓慢。容器应用耐酸塑料或陶瓷制品。需要浸泡的玻璃器皿一定要干燥。配制好的清洁液应存放于有盖的玻璃器皿内。如果清洁液经过长期使用已呈黑色,表明已经失效,不宜再用。

（黄　山）

附录二　××大学大学生创新性实验计划项目申请书

××大学

大学生创新性实验计划项目申请书

项目名称＿＿＿＿牙体解剖立体图库平台的建立＿＿＿＿

负 责 人＿＿＿＿×××＿＿＿＿

学　　院＿＿＿＿××××学院＿＿＿＿

年级专业＿＿＿＿2003 级口腔医学七年制＿＿＿＿

联系电话＿＿＿＿135×××××156＿＿＿＿

电子信箱＿＿＿＿××××××@163. com＿＿＿＿

指导教师＿＿＿＿×××＿＿＿＿

所在学院＿＿＿＿××××医学院＿＿＿＿

联系电话＿＿＿＿138×××××264＿＿＿＿

教务处制表

填表日期：＿××＿年＿××＿月＿××＿日

<table>
<tr><td colspan="2">项目名称</td><td colspan="6">牙体解剖立体图库平台的建立</td></tr>
<tr><td colspan="2">申请经费</td><td colspan="2">6800 元</td><td colspan="2">起止时间</td><td colspan="2">×× 年 7 月至××年 6 月</td></tr>
<tr><td colspan="2">申请项目类别</td><td colspan="6">一般项目(　　)　重点项目(√)　请打“√”</td></tr>
<tr><td rowspan="5">项目组成员</td><td>姓名</td><td>年级</td><td colspan="2">所在院系、专业</td><td colspan="2">联系电话</td><td>E-mail</td></tr>
<tr><td>×××</td><td>2003</td><td colspan="2">××医学院口腔医学七年制</td><td colspan="2">1364120××××</td><td>×××××@ 163. com</td></tr>
<tr><td>×××</td><td>2004</td><td colspan="2">××医学院口腔医学五年制</td><td colspan="2">1378057××××</td><td>×××××w@ 163. com</td></tr>
<tr><td>×××</td><td>2004</td><td colspan="2">××医学院口腔医学五年制</td><td colspan="2">1397044××××</td><td>××××××@ 163. com</td></tr>
<tr><td>×××</td><td>2004</td><td colspan="2">××医学院口腔医学五年制</td><td colspan="2">1389048××××</td><td>××××××@ 126. com</td></tr>
<tr><td rowspan="2">导师</td><td>姓名</td><td>×××</td><td>单位</td><td>××大学口腔医学院</td><td>职务/职称</td><td colspan="2">教授</td></tr>
<tr><td>电话</td><td colspan="3">1368219××××</td><td>E-mail</td><td colspan="2">×××5wang@ 163. com</td></tr>
</table>

1. 项目来源：□科研　☑教学　□设计　□工程　□自选　□其他(　　　　　)

2. 项目简介(300~500 字左右)

牙体解剖形态的研究是最早开始的口腔研究之一,“牙体解剖立体图库平台的建立”是一项创新性的服务于教学领域的实验计划项目。本项目利用牙体三维立体成像、X 线成像、数码成像以及牙体动画制作等多种技术手段,建立人类全口牙齿的牙体立体图库,配合牙体解剖形态的测量和分析,研发出一套完整的可不断更新的牙体解剖图库平台。

本项目分为牙体搜集、牙体测量、牙体三维形态扫描成像、数据库的建立等具体步骤。通过搜集并挑选具有典型牙体形态的离体牙,采用显微 CT 扫描,运用图像处理软件、计算机辅助软件将图形数据调入三维有限元程序,绘制出人体三十二颗标准牙的三维立体图像。同时,对牙体的解剖形态数据进行测量和分析,与标准牙平均范围进行比较,对已有的测量数据库进行更新和补充。其后将全口三十二颗牙的相关数据一次调入,用于完整牙列排列规律及牙列(牙合)面形态的研究。对其他一些形态变异特征明显的牙,采用数码相机进行多方位图像采集、X 线拍摄、电脑小动画的制作等方法进行保存。

该项目特色鲜明,具有突出的创新性、可行性、自主性、参与性。本次牙体立体解剖图库平台的建立,对于牙体解剖形态的基础研究,以及口腔基础学科的教学都具有重要意义。

3. 申请理由(包括自身具备的知识条件、自己的特长、兴趣等)

申请此次大学生创新性实验计划项目,具有一定的知识储备是必需的。作为 03、04 级的学生,我们已经完成了所有基础课和部分口腔专业课的学习,在实验操作和动手能力方面也有突出表现。对于与本课题相关性最强的《口腔解剖生理学》,本小组中已有三人(胡海琨、王了、窦磊)完成了这门课程的学习并取得了优异的成绩,另两名成员(曾兴琪、肖力)也正在进行本门课程的学习,并代表班级参加了“林则杯”口腔特色技能大赛,表现优异。另外,本组有三名成员获得了国家计算机二级证书,窦磊曾任科技实践部部长,完全有能力胜任本项目涉及的图像三维重建、数据库建立、flash 制作等计算机操作。

也正是在口腔解剖生理学的学习过程中我们对牙体解剖形态产生了浓厚的兴趣,但大多只能借助于现行教科书中的牙体形态文字或数据的描述,加以二维示意图或该课程实验教程中的离体牙及雕刻成形的蜡牙,并且现有离体牙数量有限加之多年的人为损耗,为基础教学带来不便,使得一种新型的牙体解剖立体图库平台的建立成为当务之急。

作为跨专业、跨年级的团队组合,本团队成员知识面广、专业知识扎实,团队中的每一个人都拥有强烈的团队合作意识和创新意识,具有严谨的求学态度、活跃缜密的思维方式、饱满的工作热情和持之以恒、顽强拼搏的科研精神。胡海琨现为口腔医学院学生会主席，肖力任社团管理办公室主任,曾兴琪任联合新闻中心部长，王了任权益部部长,窦磊曾任科技实践部部长。学生会的工作经历使我们深知团队协作的重要性,不仅建立了广泛良好的交际网络,也锻炼了我们的合作交流、统筹规划等各方面的综合能力。

4. 立项背景(研究现状、趋势、研究意义等,参考文献和其他有关背景材料)

(1) 研究现状及趋势

关于牙体解剖形态的研究资料较多,但大部分以牙体测量为主,其中许多参考资料中的测量局限于牙体表面(如牙冠、牙根),而没有对牙体内部结构(如髓室、根管)进行测量。对于牙体整体形态的研究中,所用的方法还很有限,如果能用显微 CT,关于牙体整体形态的研究将会取得质的飞跃。

从国内外同类研究情况来看，牙体解剖形态的研究是最早开始的口腔研究之一，早期的研究样本量较大，而由于测量工具以及统计方法的限制，测量结果较现在有所差异。而近年来相关研究中，测量工具及统计方法均有较大改善，但是样本多限于某一地区，未见同时期不同地区间的大样本比较研究。

1969 年 Housefield 等发明计算机体层摄影（computed tomography）简称 CT，并于 1972 年用于临床，给医学影像学带来一场深刻的革命，使原来的重叠图像成为层面图像。1990 年 Tachibana 等首次将 CT 技术应用于牙体病领域，主要是评价牙体病的治疗。但其空间分辨率为 0.6mm，不能用于牙齿结构的详细分析，因此 CT 的应用受到限制。1995 年 Nielsen 等使用分辨率为 127μm 的显微 CT 成功测量牙齿表面区域，但该分辨率不能分析根尖的细微情况。随着扫描技术、显微 CT 分辨率的提高以及配套软件的开发，目前显微 CT 的分辨率可达到 5～10μm。显微 CT 作为一种能详尽地观察牙齿形态学特征，而不破坏牙齿结构的非侵入性技术，能够提供 3D 数据重现，受到部分牙科学者的关注。而现在我院口腔生物医学工程教育部重点实验室中拥有显微 CT、电子游标卡尺等高精尖的设备，并且拥有一批高水平的实验操作人员，为本次测量工作的顺利开展提供了有利条件。

如今，研究牙体解剖形态所应用的方法大多是利用牙齿的系列薄层 CT 截面影像、图像处理软件、计算机辅助设计软件建立三维模型。在现有资料中，有部分牙体解剖形态研究已对某些特定牙体（如中切牙，尖牙）采用显微 CT 机术，但仍缺乏对全部牙体（暨形态典型的 32 颗牙体进行 CT 扫描）的参考文献。对于口腔的基础教学造成了一定的局限性。因此我们完全可以充分地利用重点实验室这个平台开展这方面的研究。

（2）研究意义

本次牙体解剖立体图库平台的建立，对于牙体解剖形态的基础研究，以及口腔基础学科的教学都具有重要意义。现行的口腔教科书中对于牙体解剖形态的介绍以文字、数据为主，加入一定的二维图像，总体来说形式单一且缺乏直观性，很难让学生全面、整体的了解牙体的形态结构。另外，现在离体牙资源十分缺乏，加之人为损害严重等方面的原因，给口腔基础学科教学带来了较大的困难。通过牙体解剖立体图库平台的建立，我们可以从以下三方面改变现有的情况：

1）为学生提供更先进的教学模式，增加学生的参与性

牙体解剖立体图库平台使得学生能够有更加直观的方式学习牙体形态，使学生不仅能掌握牙体的外部结构，对于牙体的内部形态也可熟练掌握。此平台还可制作为光碟形式，让大部分学生随时随地都可对所学的牙体解剖形态进行查询和温习，不但实用性强，也让枯燥的口腔基础课程变得更加生动形象。同时，牙体解剖立体图库平台的建立是一个长效机制，如果有同学在学习过程中发现了形态结构更好的牙体，可将其制作后导入平台当中，既锻炼了学生的能力，又增加了学生的参与性，还能使平台得以不断更新。

2）服务教育、促进学科发展

此图库的研究，其最重要的一方面就是在于服务教学，促进学科发展。首先，牙体解剖立体图库平台的建立，为口腔基础学科教育提供了良好的辅助手段和先进的教学方法，将会成为口腔基础学科教育的一大亮点。其次，此平台应用了现今较先进的技术，如显微 CT 技术，图像软件制作技术。对于现今仍局限于二维图像教学的口腔基础学科来说，是一大突破和创新，同时也对口腔基础学科技术上的发展有一定的促进作用。

3）为同类研究提供可靠的参考依据

虽然现在牙体解剖形态研究的资料较多，但大多停留在牙体数据测量阶段，无法直观的展现典型牙体的解剖形态。此次牙体解剖立体图库平台的建立，很好地解决了这一方面的问题。我们将挑选形态典型的 32 颗牙体进行 CT 扫描，并且将其他具有明显变异或特点鲜明的牙体进行数码照相，X 线片拍照和动画制作。目的是为口腔学科教育更加全面，实用性更强的教学资料，并为同类研究提供可靠的参考依据。

（3）参考文献

〔1〕吕渭莉，石红光，郭崇志．上颌中切牙三维有限元模型的 CT 扫描建模．国际医药卫生导报，2006，12（19）

〔2〕陈琼．三维有限元建模方法的研究现状．口腔医学，2006，26（2）

〔3〕魏洪涛，张天夫，曾晨光等．牙颌三维有限元模型生成方法的探讨．白求恩医科大学学报，2000，26（2）

〔4〕赵志河，房兵，赵美英．颅面骨三维有限元模型的建立．华西口腔医学杂志，1994，12（4）

〔5〕贾刘合，黄明，谭红等．恒前牙牙体硬组织解剖学特征的初步研究．四川医学，2005，（7）

〔6〕Feichtinger Matthias，Mossbock Rudolf，Karcher Hans. Assessment of bone resorption after secondary alveolar bone grafting using three-dimensional computed tomography. Cleft Palate-Craniofacial Journal，2007，44（2）：142-148

〔7〕Minami Katsuhiro, Mori Yoshihide, Tae-Geon Kwon. Maxillary distraction osteogenesis in cleft lip and palate patients with skeletal anchorage. Cleft Palate-Craniofacial Journal. 2007,44(2):137-141

〔8〕Matsumura H,Tsukiyama Y, Koyano K. Analysis of sagittal condylar path inclination in consideration of Fischer′s angle. Journal of Oral Rehabilitation,2006,33(7):514-519

5. 项目方案

(1) 收集阶段

收集足够的离体牙标本,计划用三个月的时间收集约300~500颗。标本牙的主要来源是在××市及其周边县市的各大中小医院及牙科诊所因牙周病、正畸需要等拔除的恒牙。要求所收集的离体牙牙冠形态基本完整,龋损不超过中龋。拔除后的离体牙分别置盛有生理盐水的玻璃瓶内,登记性别、年龄、牙位等基本情况,并按牙位分别存放。

(2) 外形形态测量阶段

用电子游标卡尺测量各牙的牙齿全长、冠长、根长、颈宽、近中远中径、颊舌径、根分叉距离。并制定统一的牙体外型测量标准,如下:

冠长:前牙为唇侧切缘到颈缘釉牙骨质界最凸点的垂直距离;前磨牙为唇侧(下颌为舌侧)切缘到颈缘釉牙骨质界最凸点的垂直距离;磨牙为近颊尖(下颌为舌尖)至颈缘釉牙骨质界最凸点的垂直距离。

根长:前牙为颈缘釉牙骨质界最凸点到根尖处的垂直距离;前磨牙为颈缘釉牙骨质界最凸点到根尖处的垂直距离;磨牙为颈缘釉牙骨质界最凸点到根尖处的垂直距离。

牙齿全长:前牙为切缘至根尖处的垂直距离;前磨牙为颊尖至根尖的垂直距离;磨牙取牙体长轴垂直于卡尺臂时,牙冠最高点至根尖最大距离。

颈宽:牙颈部釉牙骨质界向冠侧最凹点之间垂直距离。

近中远中:近中远中邻面之间的最大垂直距离。

颊舌径:唇面(颊面)最凸出点与舌面最突点之间的垂直距离。

根分叉距离:前磨牙为近中边缘嵴最凹处至根分叉之间垂直距离;磨牙为颊面沟起点至颊侧根分叉的垂直距离。

参照以上标准由同一实验者进行测量,每个数据测量3次,记录平均值。

(3) 恒牙的三维重建

按牙位分类,对32颗恒牙进行三维重建。首先,认真筛选要进行三维重建的牙,要求满足发育良好,解剖标志明显,无龋坏,外形形态数据最接近平均值。然后,通过分辨率为68 μm的显微CT对离体牙样本进行扫描,将样本扫描后的原始灰度图像经图片处理软件调整对比度、确定边界及图像分割后得到牙体层面图像的二维图像数字信息,再用三维重建软件对层面图像进行三维影像重建后获得高分辨率的三维图像。最后,利用绘图软件上的标尺软件对三维数据中的相关数据进行测量,并在三维图像中引入比例标尺。

(4) 制作基于数据库的应用软件

完成数据库后,用VC++编程软件及Flash制作软件设计一个基于该数据库的软件,通过该软件可以查询到各种牙的数据及我们建立的恒牙三维立体图,并且可从不同层面观看三位重建牙的表面积内部结构。

(5) 离体牙多方位图库的建立

针对形态标准的32颗恒牙以及收集到的形态变异性很大的牙,可通过其他多种方式建立立体图库。利用数码照相的方式可对牙体外形进行多方位的纪录。在临床实践中,通过X线片的拍摄,可以纪录具有典型形态特征的离体牙及非离体牙,并可探求其髓腔形态。为了方便教学,生动形象的牙体电脑小动画的制作也是一类可行的方法。以上成像方法虽不及显微CT扫描技术先进真实,但却拥有价格低廉、操作简便等优点,可以弥补实验经费上的不足,又可将更多的牙体形态录入图库。让我们知道标准的牙的同时也了解牙体的变异性,增加了图库的广度。

(6) 数据处理,建立数据库

将我们在第2、3阶段所获得的数据录入数据库(计划用SQL server),然后利用医学统计软件(SAS及SPSS)对数据进行处理,包括分类、变异系数、各数据的相关性分析等。从而得到一个处理后逻辑化了的数据库。

6. 特色与创新

（1）自主创新

作为大学生创新性实验项目，自主创新是必需的，虽然以往也有一些相关的研究，例如牙体尺寸的测量等，但在本项目中，我们将把电脑三维成像等技术结合起来，牙体表面尺寸的测量只是一个方面，它的主要作用在于为牙体的电脑三维成像提供数据。而且本项目要建立的不仅仅是一个牙体外形的立体图库，我们还将运用 CT 断层扫描，电脑三维重建等技术展示牙体的内部解剖形态，如根管，并可在此基础上开发出互动的教学软件。我们还可以通过这个项目更新一些相关的统计数据。

（2）可行性高，参与性强

我们从选题到各实验环节的设计都立足于自身的知识储备等条件，做到了从实际出发，并整合了现有的各种资源，因此，本项目具有极高的可行性。也正是因为这样，这是一个本科生通过全程参与实验即可完成的项目。

（3）影响深远

这一项目将长期服务于教学和科研，而且，这一图库在今后的工作中还可以不断地得到补充，资源量将不断增加。口腔解剖生理学为四川大学精品课程，本项目的实施将为本课程的教学和研究注入新的活力，将进一步推动我校口腔解剖生理学的发展。

7. 进度安排

（1）2007.7～2007.11 离体牙搜集阶段

参与人员通过与当地口腔医院及牙科诊所联系，以便得到足够数量的离体牙。

（2）2007.12～2008.5 测量和扫描阶段

参与人员先对搜集到的离体牙进行各个方面的手工测量，随后根据测得的数据以及牙体表面形态的典型性选择相对最合适的牙（每个牙位 1 到 2 颗）做 CT 扫描，随后将部分结构很典型的牙用数码相机摄影保存。

（3）2008.6～2008.12 数据处理及立体图库建立阶段

研究人员通过整理数据资料并运用相应的统计软件分析得出本次研究所需要的各项数据。应用 CT、数码相机等设备得到的图像信息通过 FLASH 等软件处理得到更加直观的小动画。

（4）2009.1～2009.6 项目完善阶段

通过对前期数据及图像资料的分析，结合书本及临床补充并完善数据库。

8. 中期目标及考核方式

（1）中期目标

由于牙体解剖立体图库平台是一个动态的数据库，需要在本次以及今后的学习和实践中不断更新，完善。因此，本次我们的中期目标就是建立起这个数据库的雏形并加以一定量的数据、动画以及图像资料，到本次项目完成以后我们将会将我们的数据库制作成一张光盘并用于教学实践。

（2）考核方式

将我们制作的光碟用于教学过程中，并搜集师生对本光盘实用性，科学性，创新性等方面的满意程度。并将我们的研究成果在相关文献上发表。

9. 所需经费及使用计划

（1）显微 CT：以 40 颗离体牙算，每颗费用以 120 元计 40×120＝4800 元

（2）X 线照片/数码相机：500 元

（3）统计及动画制作：500 元

（4）材料及用品费：500 元

（5）研究人员差旅费：500 元

共计：6800 元

导师意见：   签名： 年　月　日
专家组意见：   组长签名： 年　月　日
系部意见：   签名盖章： 年　月　日
学校意见：   （盖　章） 年　月　日

（李永念）

彩 图

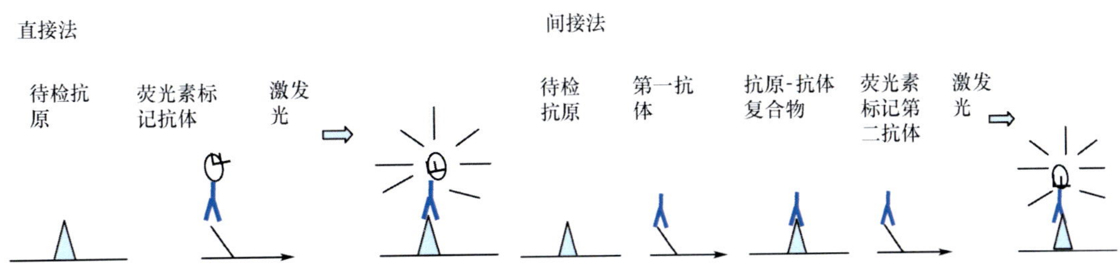

彩图3-1　荧光免疫染色技术原理示意图

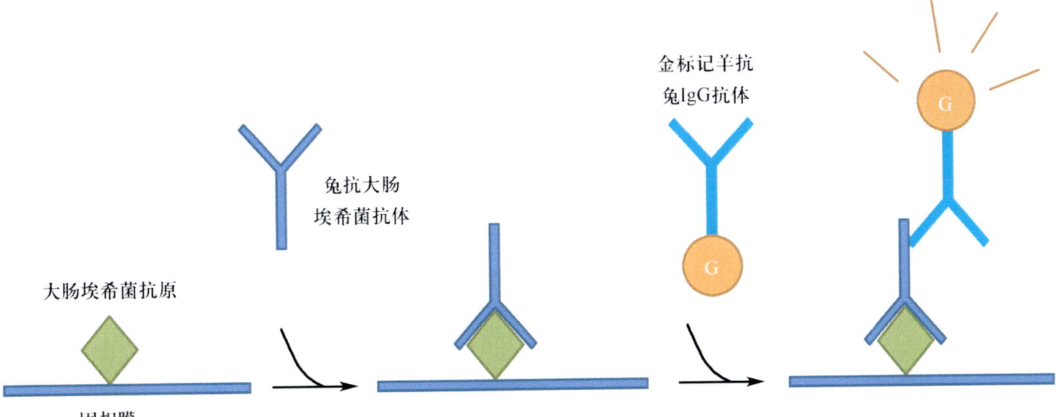

彩图3-2　大肠埃希菌的DIGFA检测原理示意图

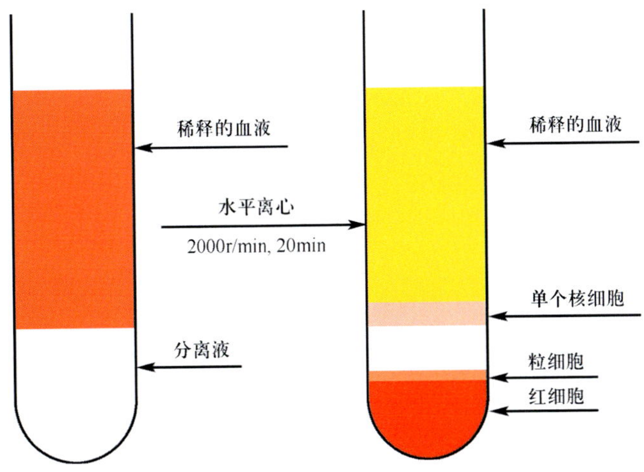

彩图4-1　Ficoll分离液分离单个核细胞示意图

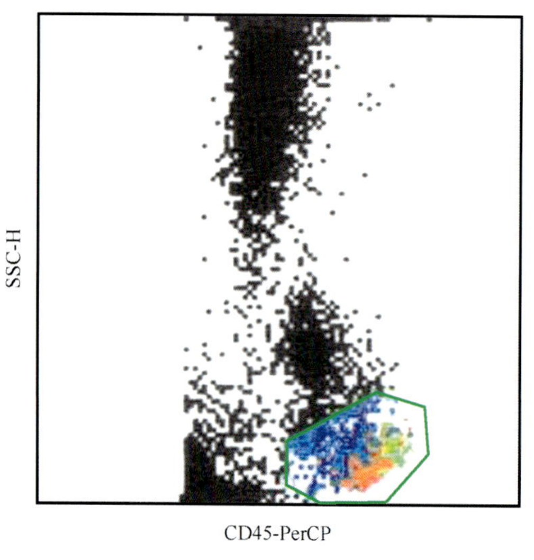

彩图7-1　CD45/SSC设门散点图

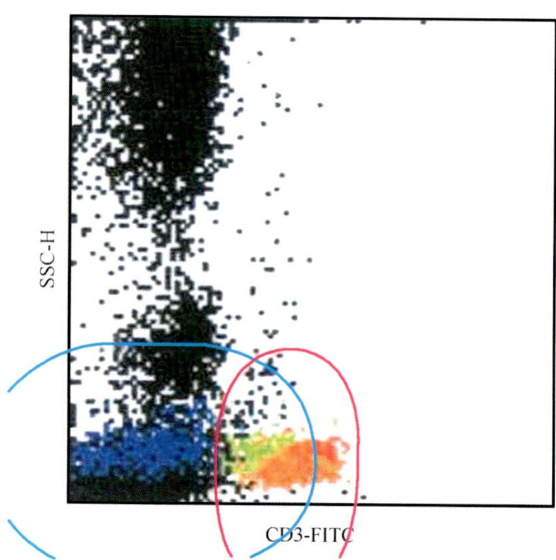

彩图7-2　$CD3^{+}$/SSC 设门散点图

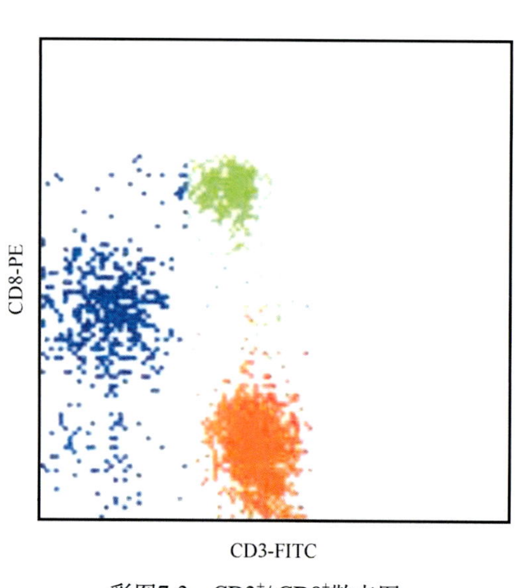

彩图7-3　$CD3^{+}$/ $CD8^{+}$散点图

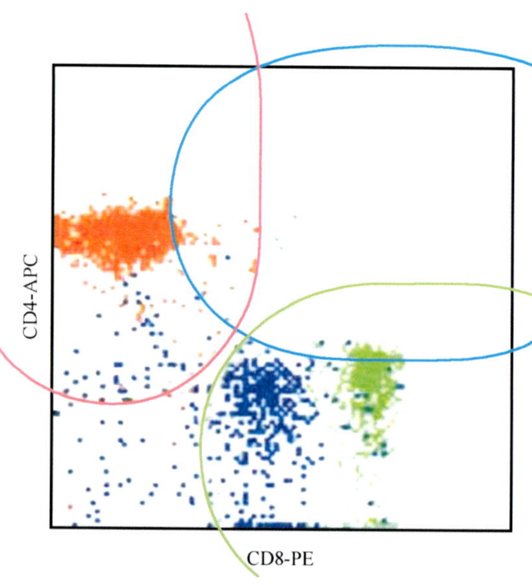

彩图7-4　$CD8^{+}$/$CD4^{+}$散点图

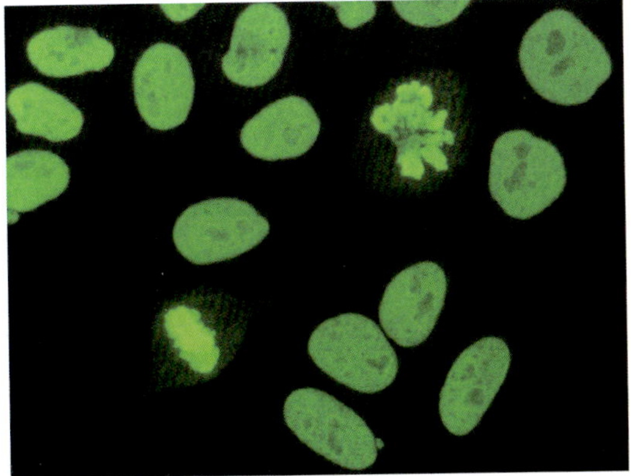

彩图10-1　ANA均质型（IIF法检测HEp-2）

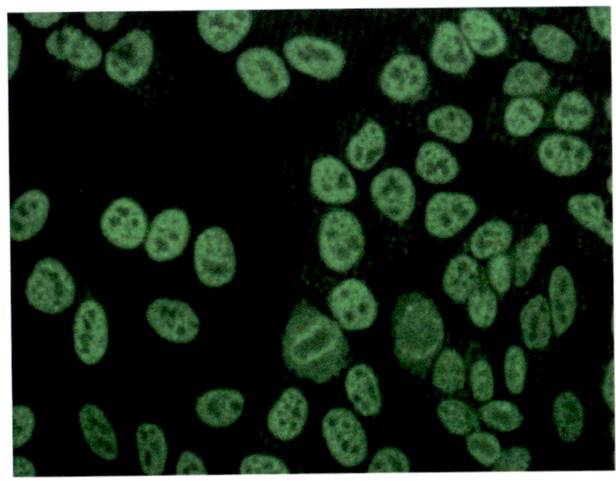

彩图10-2　ANA颗粒型（IIF法检测HEp-2）

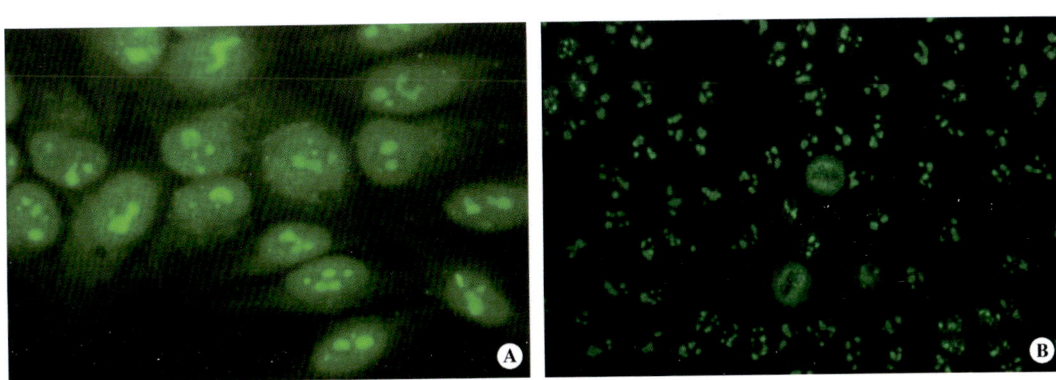

彩图10-3　ANA核仁型（IIF法检测HEp-2）

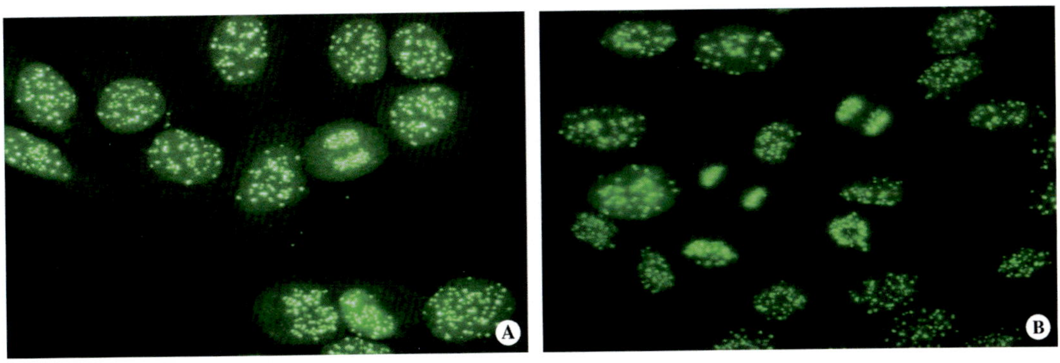

彩图10-4　ANA着丝点型（IIF法检测HEp-2）

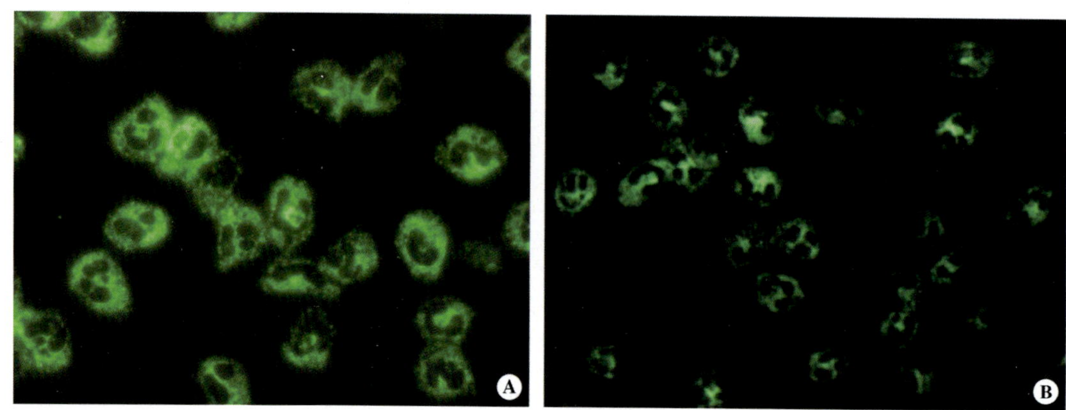

彩图10-5　cANCA阳性荧光图

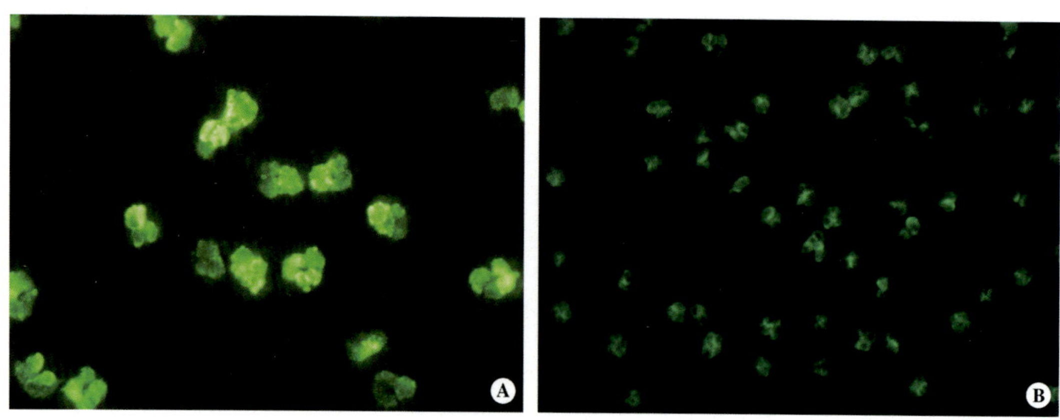

彩图10-6　pANCA阳性荧光图